社区卫生服务专业人员岗位培训系列教材

X线专业人员培训教材

（第二版）

主　　编　唐光健　孙永光

编者名单（按姓氏汉语拼音排序）

白荣杰　北京积水潭医院放射科
陈启航　北京医院放射科
程克斌　北京积水潭医院放射科
程晓光　北京积水潭医院放射科
高树明　北京市海淀医院影像科
胡立斌　北京市海淀医院影像科
李大胜　北京市海淀医院影像科
刘　霞　北京积水潭医院放射科
孙永光　北京市海淀医院影像科
唐光健　北京大学第一医院影像科
燕树林　北京市同仁医院放射科

北京大学医学出版社

图书在版编目（CIP）数据

X线专业人员培训教材（第二版）/唐光健，孙永光主编.
—北京：北京大学医学出版社，2009.9
（社区卫生服务专业人员岗位培训系列教材）
ISBN 978-7-81116-684-2

Ⅰ.X…　Ⅱ.①唐…②孙…　Ⅲ.X射线诊断—技术培训—教材　Ⅳ.R814

中国版本图书馆CIP数据核字（2009）第134365号

X线专业人员培训教材（第二版）

主　　编：唐光健　孙永光
出版发行：北京大学医学出版社（电话：010-82802230）
地　　址：（100191）北京市海淀区学院路38号　北京大学医学部院内
网　　址：http://www.pumpress.com.cn
E - mail：booksale@bjmu.edu.cn
印　　刷：北京画中画印刷有限公司
经　　销：新华书店
责任编辑：邱　阳　**责任校对**：杜　悦　**责任印制**：郭桂兰
开　　本：787mm×1092mm　1/16　**印张**：13　**字数**：332千字
版　　次：2009年9月第2版　2009年9月第1次印刷　**印数**：1—6000册
书　　号：ISBN 978-7-81116-684-2
定　　价：35.00元

《社区卫生服务专业人员岗位培训系列教材》
评审委员会名单

《社区卫生服务专业人员岗位培训系列教材》
编审委员会名单

第二版序

我国卫生事业正处于改革与发展的关键时期。《中共中央国务院关于深化医药卫生体制改革的意见》明确提出要“建立住院医师规范化培训制度，加强社区卫生人才和农村卫生人才培养”。这为我国的医学教育提供了难得的历史发展机遇，也提出了新的任务和更高的要求。

建立以社区卫生服务为基础的新型城市医疗卫生服务体系是我国卫生事业发展的重要任务。近几年，为加快社区卫生服务建设，培养全科医师和社区护士，国家和各级政府投入了大量人力物力，使社区卫生服务工作得到了长足的发展。但是，我们必须清楚地看到，人才问题仍然是目前社区卫生服务健康发展的重要制约因素。培养大批素质高、能力强、扎根基层的社区卫生专业人才，是各级政府和卫生机构一项长期而艰巨的任务。

社区卫生服务主要是以维护社区居民健康为中心，提供疾病预防控制等公共卫生服务、一般常见病及多发病的初级诊疗服务、慢性病管理和康复服务等，逐步承担起居民健康“守门人”的职责。要承担起如此重任，必须充分发挥社区卫生团队服务的特色。在社区卫生人才培养上，不仅要培养全科医师和社区护士，还要加强检验、康复等其他专业卫生技术人员的培训，更新他们的观念和服务模式，提高知识水平，规范技能操作，培养以全科医师为核心，以社区预防保健医师、社区护士以及其他专业技术人员相互配合的社区卫生服务团队，才能实现为居民提供连续、及时、便捷的高质量卫生服务的目标。也只有团队素质得到全面提升，才能保证社区卫生服务工作的健康可持续发展。

卫生部科教司根据社区卫生服务发展对社区各专业人才的需求，借鉴北京等省市开展社区康复等 7 个专业岗位人员岗位培训的做法和经验，制订并颁发了康复、口腔、X 线、超声、药学、心电图、检验专业岗位的岗位培训大纲，指导各省、市、自治区开展相应的培训工作。

为配合卫生部工作，北京市卫生局和北京医学教育协会以卫生部颁布的社区康复等 7 个专业岗位培训大纲为依据，在总结北京地区使用上述专业岗位培训教材的基础上，组织专家对第一版系列教材进行全面修订。现在出版的社区康复等 7 个专业岗位培训新版教材，以社区需求为导向，以社区专业人员应掌握的基本知识、基本技能为核心，强调教材的实用性和可操作性，体现了社区特色。应该说，这套教材既是北京多年来开展岗位培训工作实践的结晶，也是我国立足当前社区卫生人才培养需要的一次可贵探索和创新。

我希望这套教材能在社区卫生人员的岗位培训中发挥应有的作用，也期待本套教材在使用的过程中不断得到完善。希望编者能够及时听取多方面的意见，特别是社区基层人员的反映，作为今后修订、补充和完善的依据，不断提高社区卫生人员培训教材的质量和水平。

最后，向为编写这套教材付出大量心血和辛勤劳动的专家致以崇高的敬意和真诚的谢意！

2009 年 6 月

第二版前言

社区卫生专业人员的培训已进行3年了，在广大社区医生的努力下，专业水平有了一定的提高。与其他专业一样，社区X线专业人员的工作条件仍较为简单，但却负担着维护社区群众健康的重要任务。他们既是医生又是技术员，还要兼负着设备保养与维护的工作。他们在日常工作中不仅要对常见病、多发病进行常规X线的检查诊断，也会接触到康复病人带来的CT或MR等影像资料。

改革30年来，我国在各方面均出现了飞速发展，社区卫生机构虽然相对较为滞后，但毕竟是在21世纪，在迅速发展的时代背景下，社区医疗水平迅速进展的时期迟早是要到来的。

因此，在第二版的编写中，除对常规X线的内容作了一些调整与补充，更换了一些质量较差的图像外，我们保留了医学影像新技术的原理及临床应用的简单介绍，并改写了其中的难点，如MR原理等的部分内容，使之更容易理解，让社区专业人员更容易学习，初步达到能够看懂CT、MRI影像，了解CT、MRI的临床应用特点的水平，能够根据常规X线检查提供的线索建议患者选择这些检查方法，使病情及时得到诊断。

希望这本教材能够对社区X线专业人员提高专业水平，更好地为社区群众服务起到应有的作用。

唐光健　孙永光

2009年9月

第一版序

2004年全国卫生工作会议指出，建设一支党和人民信得过的卫生医疗队伍，是卫生事业改革与发展取得成功的关键。这支队伍的思想、品德、作风、能力和水平决定着我国卫生事业的未来。

医疗卫生行业联系千家万户，与广大人民群众切身利益密切相关。而我国现状是卫生技术人才匮乏，整体素质不高，在农村和城市社区尤为突出。这将直接影响到卫生事业的可持续发展。

中共中央《关于进一步加强人才工作的决定》，强调要树立人才资源是第一资源观念，卫生战线要把加快卫生人才培训作为保证卫生事业可持续发展的关键因素和基础条件，切实抓好人才培养、吸引和用好三个环节，探索新形势下加快人才培养，特别是农村和城市社区人才培养的新路子。

为了确保北京市社区卫生服务健康可持续发展，提高社区卫生服务团队各专业人员整体素质，在1999年启动的全科医学培训工程以培养全科医师、社区护士和社区防保医师为主的基础上，2004年北京市卫生局决定在海淀区辖区内启动社区中医师、口腔医师、X线、检验、药学、B超、心电图、康复、精神卫生九个社区卫生服务专业岗位人员的岗位培训、考试持证聘任上岗试点工作，社区中医专业岗位培训考试持证聘任上岗试点由北京市中医管理局直接组织实施。

我们组织了九个专业的专家组，深入社区进行调研和论证，相继制订出各专业的“岗位标准”、“岗位培训考试大纲”，并编辑出版“社区卫生服务专业岗位人员培训系列教材”，由北京大学医学出版社正式出版。（中医教材由中央电大出版社出版）

这套系列培训教材打破了传统各专业教材的系统性和完整性，突出了社区卫生服务专业岗位特点，根据社区各专业岗位工作需要和居民的需求，进行内容的整合重组，强调教材的针对性和实用性。具有鲜明社区特色和编写特点，目前在我国尚未见到同类教材，它对北京市社区卫生服务各类专业人才培养和社区卫生服务工作健康发展，将起到推动作用，对全国也可能有一定借鉴意义。

由于这是一项开拓性、创新性工作，系列教材肯定会存在很多缺陷，在试点过程中我们会认真总结经验，倾听各方意见和建议，不断完善教材内容，在全新的社区各类专业岗位培训领域拓展创新，取得更大成绩。

顾问　金大鹏

2004年9月

第一版前言

在编写这本辅导教材之前，我们对部分社区医院作了一次调查。人数少，任务重，担负着从投照、冲洗胶片到诊断，有时还要对放射设备做维护与简单故障排除的任务，是目前多数社区医院放射医生工作的现状。虽然X线设备多较简单，但在社区医院放射科检查的病人却并非都是常见病的病人。针对这种情况与市卫生局的要求，我们编写了这本辅导教材。

在教材中，我们设置了8章，将重点放在常规X线常见病，如骨与关节、呼吸、循环系统等疾病的诊断上。由于较少开展造影检查，我们将消化道造影、尿路造影放在一章内，并在这一章内对常用造影剂作了较为详细的介绍。从临床实用出发，本书还设置了腹平片的诊断一章，将腹平片的一些异常表现，特别是急腹症的诊断收入章内。在这些章节中，针对社区放射科医生的特点，还编写了投照技术与照片评判的内容。虽然大多数社区医院放射科没有CT等现代大型影像设备，但作为放射科医生，常要接触CT、MRI的影像材料，这就要求社区医生熟悉这些影像，并对目前影像医学的进展有一定的了解。颅脑的影像诊断及影像新技术的基本概念两章就是为这一目的设置的。在总论一章中，除X线的基本理论外，还增加了关于X线设备、胶片以及投照等方面较为详细的内容，也是针对社区放射科医生特点的。

总之，我们希望通过这本教材，能够对广大社区放射科医生的学习与提高有所帮助。当然，更高水平的提高还需要参考其他内容更丰富的教科书与论著。

唐光健　孙永光

2004年7月

目　录

第一章 总 论

第一节 X线的产生与性质

一、X线的产生

德国物理学家威尔姆·康拉德·伦琴（Wilhelm Conrad Röntgen）于1895年11月在进行阴极射线实验时注意到射线管附近的氰亚铂酸钡的小屏上发出微光，经过研究，确定是射线管中的某种射线所致，因为对这种射线了解甚少，故称之为X射线，意为未知射线。次年1月X线被命名为伦琴射线。

（一）X线的产生

当X线管两极间有高电压时，阴极钨丝放散出的电子获得能量，以高速冲向阳极，由于阳极的阻止作用，使电子骤然减速而产生X线。

X线产生的条件必须具备以下3个条件，即电子源、高速运行的电子与高速电子的骤然减速。

1. 电子源　钨丝通过电流加热后，即放散出电子。这些电子在灯丝周围形成空间电荷，也称电子云。

2. 高速电子的产生　灯钨丝放散出来的电子，要以高速冲击阳极，还必须有两个条件：① 必须在X线管的阴极和阳极间加以高电压降，两极间的电位差使电子向阳极加速；② 为防止电子与空气分子冲击而减速，X线管必须保持高度真空。

3. 电子的骤然减速　高速电子的骤然减速，是阳极阻止的结果。此时电子的少部分能量转换为X线，而大部分转换为热。因为阳极需要承受高速电子的冲击并吸收大部分电子骤然减速时产生的热，所以靶物质（焦点面），一般都用高原子序数、高熔点的钨制成。阳极的作用有两个，阻击高速电子；完成高压电路的回路。

（二）X线的放射方式

高速电子在钨靶上丢失能量时，有两种不同的放射方式产生出X线，即连续X线和特性X线。

1. 连续放射　当高速电子接近原子核时，电子（带负电荷）由于受核电场（正电荷）的吸引，偏离原来的方向。在方向改变时，电子因丢失能量而减速，此时电子所丢失的能量直接以光子的形式放射出去。这样产生的X线为连续X线，即在一定范围内由不同能量的光量子组成的X线。每个光量子的能量，决定于：① 电子接近核的情况；② 电子的能量；③ 核电荷。这也是X线硬化现象的基础。

2. 特性放射　特性X线是高速电子冲击靶物质内层轨道电子而产生的。当高速电子撞击到阳极靶原子的内层（K层）电子时，芯电子（内层电子）获得了高速电子的能量而发生跃迁进入外层（L层）轨道。但它是不稳定的，很快回落到原内层轨道，将能量以X线光子的形式释放出来，这种放射的X线频带窄、不连续，称为K特性放射。

在X线诊断能量范围内，X线管电压在70 kV以下不产生K特性X线；80～150 kV范围内的K特性X线占10%～28%；150 kV以上特性的X线减少。

二、X线的性质

（一）X线的本质

1. X线的本质　X线本质是一种电磁波。它与无线电波、可见光、γ射线一样都具有一定的波长和频率。由于X线光子能量大，可使物质产生电离，故又属于电磁波中的电离辐射。

2. X线的二重性　X线与其他电磁波一样，具有波动和微粒的二重性。X线的波动主要表现在以一定的波长和频率在空间传播；它的微粒性主要表现为光子形式，在辐射和吸收时具有能量、质量和动量。波动和微粒二重性是X线的客观属性，在不同条件下表现的侧重点会有所不同。如X线在传播中发生的反射、干涉、衍射等现象，突出表现了它的波动性；在与物质作用发生能量交换时，又突出了微粒性的表现。

（二）X线的特性

1. 物理效应　体现为穿透性、荧光作用、热作用、干涉、衍射、反射、折射、电离作用。

2. 化学效应　感光作用、着色作用。

3. 生物效应　生物细胞在一定量的X线照射下，可产生抑制、损伤、甚至坏死。

三、X线产生的效率与强度

（一）X线产生的效率

产生X线所消耗的总能量与阴极电子能量之比，称作X线发生效率。例如，在X线诊断领域内，当管电压为100 kV，靶物质为钨（W，原子序数是74）时，X线产生的效率为0.8%，99.2%则为产生的热量。

（二）X线强度

1. X线强度的定义　X线强度是在垂直于X线束的单位面积上，在单位时间内通过的光子数和能量的总和，即线束中的光子数乘以每个光子的能量。在实际应用中，常以量与质的乘积表示X线强度。量是线束中的光子数，质则是光子的能量（也称穿透力）。连续X线波谱中每条曲线下的面积表示连续X线的总强度。

2. 影响X线强度的因素

- 靶物质：在一定的管电压和管电流下，放射量的多少决定于靶物质。靶物质的原子序数越高，产生X线的效率就越高。X线管选用钨或钨合金作为靶物质。
- 管电压（kV）：X线光子的能量，取决于冲击电子的能量大小，而电子的能量又由管电压kV来确定。所以，管电压决定产生X线的能量，或X线的质。
- 管电流（mA）：管电流的大小并不决定X线的质。但是在管电压一定时，X线强度决定于管电流。因为管电流愈大，冲击阳极靶面的电子数愈多，产生的X线光子数就多。
- 高压波形：X线发生器产生的高压都是脉动式的。由于不同的整流方式，单相全波、三相六脉冲、三相十二脉冲、变频发生器等，所产生的高压波形的脉动率有很大区别。而X线光子能量取决于X线的最短波长，即决定于管电压的峰值，当整流后的脉动电压越接近峰值，其X线强度越大。

四、X线与物质的相互作用

X线在穿过被照体时，与被照体物质相互作用，在作用的过程中X线的能量逐渐减弱，这一过程即X线的衰减。其衰减规律遵循以下公式：

$$I = I_0 \times e^{-dl}$$

式中I为初始X线强度，I_0为被衰减后的X线强度，d为被照体物质的X线密度，l为X线穿过被照体路径的长度或被照体的厚度，e为自然对数。从上式可以看出，衰减后的X线强度与初始X线强度成正比，与被照体物质的X线密度及X线在被照体内走行的距离或被照体的厚度成反比。

X线与物质的相互作用形式有：相干散射、光电效应、康普顿效应、电子对效应、光核反应等。X线诊断领域，主要涉及光电效应和康普顿效应。

（一）光电效应

X线与物质相互作用时，X线光子能量全部给予了物质原子的壳层电子。获得能量的电子摆脱原子核的束缚，成为自由电子。而X线光子则被物质的原子吸收。这一过程称为光电效应。

光电效应在X线摄影中的实际意义：

- 光电效应不产生有效的散射，对胶片不产生灰雾。
- 光电效应可增加射线对比度。X线影像的对比，产生于不同组织的吸收差异，这种吸收差别愈大，则对比度愈高。
- 在光电效应中，因光子的能量全部被吸收，这就使患者接受的照射量比任何其他作用都多。为了减少对患者的照射，在适当的情况下，要采用高能量的射线。

（二）康普顿效应

康普顿效应也称散射效应或康普顿散射。它是X线诊断能量范围内，X线与物质相互作用的另一种主要形式。当一个光子击脱原子外层轨道上的电子时，入射光子就被偏转，以新的方向散射出去。光子的能量一部分作为反冲电子的动能，而绝大部分以散射光子（图1-1）的形式释放。

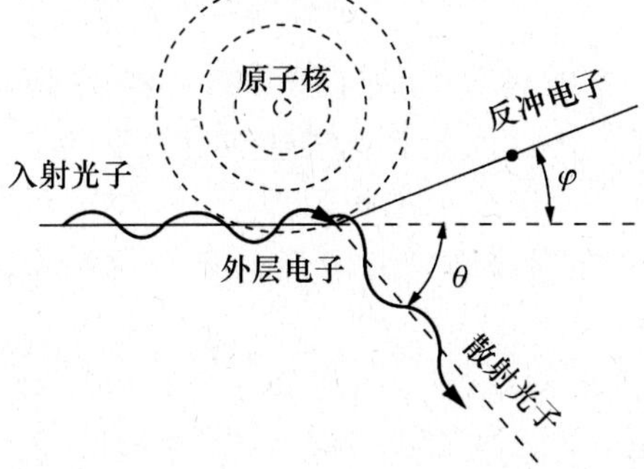

图1-1 康普顿效应

射入的X线光子撞击到靶原子的外层电子，使其脱离轨道形成反冲电子，而X线光子的运行方向偏转，能量减弱，成为散射线。θ即为散射角，其大小与靶物质及X线的强度相关。

在摄影中所遇到的散射线，几乎都是来自这种散射。因为散射吸收是光子和物质相互作用的主要形式之一，所以在实际工作中我们无法避免散射线的产生，而只能想办法消除或减少它的影响。

（三）相互作用效应产生的几率

在诊断X线能量范围内，相干散射占5%，光电效应占70%，康普顿效应占25%。它们之间的相互比率将随能量、物质原子序数等因素的改变而变化。就人体而言，脂肪和肌肉的原子序数要低于骨骼。常用造影剂碘和钡属于高原子序数的元素。脂肪和肌肉除了很低的光子能量之外，散射作用是主要的；造影剂的原子序数高，以光电效应为主；骨骼的作用形式在低能量时主要是光电作用，而在高能量时则以散射作用为主。

总之，X线和物质的各种相互作用都有其重要性，就X线摄影而言，各种作用的结果，都造成了X线强度的减弱，这是X线影像形成的基本原理。

第二节　X线成像与X线胶片影像的质量

一、X线影像的形成过程

（一）X线影像的形成与传递

X线透过被照体时，由于物体的吸收、散射而减弱，透射线仍能按原方向直进，作用在某种接受介质上，从而形成了可见的X线影像。如果把被照体作为信息源，X线作为信息载体，那么，X线诊断的过程就是一个信息传递与转换的过程。

X线信息影像的形成与传递分为5个阶段。

- 第1阶段：X线对三维空间的被照体进行照射，从而取得载有被照体信息成分的强度不均匀分布。此阶段信息形成的质与量，取决于被照体因素（原子序数、密度、厚度）和射线因素（线质、线量、散射线）等。应当指出，X线影像是在此阶段形成的，只是不能为肉眼识别，将其称为X线信息影像。
- 第2阶段：将不均匀的X线强度分布，通过接受介质（增感屏—胶片体系，以下简称屏—片体系）、荧光屏影像增强器系统、电影等转换为二维的光强度分布。如果以屏—片体系作为接受介质，那么这个荧光强度分布传递给胶片，形成银颗粒的分布（潜影形成），再经显影处理成为二维光学密度的分布。此阶段的信息传递转换功能取决于荧光体特性、胶片特性及显影条件。此阶段是把不可见的X线信息影像转换成可见密度影像的中心环节。
- 第3阶段：借助看片灯，将密度分布转换成可见光的空间分布，然后投影到视网膜。此阶段信息传递的质量，取决于看片灯亮度、色光、观察环境以及视力。
- 第4阶段：通过视网膜上明暗相间的图案，形成视觉的影像。
- 第5阶段：最后通过识别、判断作出评价或诊断。此阶段信息传递取决于医师的学历、知识、经验、记忆和鉴别能力。

X线摄影目的，就是掌握和控制X线影像形成的条件，准确、大量地从被照体中取得有用的信息，并真实地转换成可见影像。其中有两个关键环节，一是当X线通过被照体时，究竟以多大程度把客观的信息准确地传递出来；二是从信息接受介质来讲，又以何种程度把信息真实地再现成可见影像。

（二）X线照片影像的形成

X线透过被照体时，由于被照体对X线的吸收、散射而减弱，透射线仍按原方向直进

（散射线不形成影像），作用于屏一片体系，经显影加工后，形成了密度不等的X线照片影像。

X线照片影像，是利用X线具有的穿透、荧光、感光等特性，以及被照体对X线吸收的差异而形成的。

概括地讲，构成照片影像的5个要素是：密度、对比度、锐利度、颗粒度及失真度，前4项为构成照片影像的物理因素，后者为构成照片影像的几何因素。

二、照片影像密度

（一）照片影像密度的概念

当照片置于观察器（灯）上时，可以看到一幅黑白相间的影像。人们把这种黑化程度称为照片影像的密度或黑化度。确切地讲，当入射光强度为 I_0，透射光强度为 I，则透光率为 I/I_0，阻光率为透光率的倒数 I_0/I。密度（D）即是阻光率以10为底的对数：

$$D = \lg \frac{I_0}{I}$$

人眼对影像密度的识别范围在0.25～2.0之间，此即诊断密度范围，借助强度灯可以提高识别高密度影像的能力。

（二）影响照片密度的因素

1. 照射量　在正确曝光下，照射量与密度成正比，但在曝光过度或不足时，相对应的密度变化小于照射量变化，这说明影像密度的大小取决于照射量因素，还决定于胶片对其照射量的反应特性。

2. 管电压　由于作用于胶片的X线感光效应与管电压的 n 次方成正比。所以当胶片对其响应处于线性关系时，密度的变化则与管电压的 n 次方成比例。管电压从40 kV增加到150 kV时，n 的变化从4降到2。所以，使用低电压技术摄影时，管电压对照片密度的影响要大于高电压技术。高电压摄影时，摄影条件选择的通融性要大；低电压摄影时，管电压选择要严格，宽容度小。

3. 摄影距离　X线强度的扩散遵循反平方定律。所以，作用在胶片上的感光效应与摄影距离的平方成反比。

4. 增感屏—胶片系统　在X线摄影中，增感屏与胶片组合使用，其相对感度高，影像密度大。

5. 被照体厚度、密度　照片密度随被照体的厚度、密度增高而降低。人体除肺以外，各脏器的密度大体接近于1。肺不能单以厚度来决定其吸收程度，这是因为肺在不同吸气程度时，对照片密度的影响不同。肺的吸气位摄影与呼气位摄影要获得同一密度影像，X线量差30%～40%。

6. 照片冲洗因素　X线照片影像密度的变化，除上述因素之外，与照片的显影加工条件有密切关系。如显影液特性、显影温度、冲洗机的显影液、定影液的补充量等。

（三）适当密度的定义

符合诊断要求的照片密度，应适当且层次丰富。一张照片影像的最低密度部分，不低于人眼能辨别的最低密度，而影像密度高的部分又能清晰地显示出细节来，这样的照片密度就是适当的，其密度范围在0.25～2.0之间。

三、X线照片影像的对比度

（一）对比度的概念

X线摄影学中对比度的概念十分重要，它是形成X线照片影像的基础。这中间涉及了3个基本概念：

1. 射线对比度　X线到达被照体之前不具有任何的医学信号，它是强度分布均匀的一束射线。当X线透过被照体时，由于被照体对X线的吸收，此时即形成了X线信息影像，即不同空间位置上的X线强度不同，形成了X射线的对比度。

2. 胶片对比度　射线对比度所表示的X线信息影像，不能为肉眼所识别，只有通过某种介质的转换才能形成可见的影像，如X线照片影像，这个转换介质可以是胶片或屏一片体系。那么，X线胶片对射线对比度的放大能力，即称为胶片对比度。

3. X线影像对比度　X线照片上相邻组织影像的密度差，称为影像对比度。照片对比度依存于被照体不同组织吸收所产生的射线对比度，以及胶片对射线对比度的放大结果。

（二）影响照片影像对比度因素

1. 被照体本身因素　照片对比度是射线对比度被胶片放大的结果，射线对比度又是生物体对X线吸收的结果，而这种差异又取决于物质的吸收能力，即与物质的原子序数、密度、厚度和X线波长有关。

- 原子序数：在诊断放射学中，被照体对X线的吸收主要是光电吸收，特别是使用低的管电压时。光电吸收随物质原子序数的增加而增加。人体骨骼由含高原子序数的钙、磷、氧组成。所以骨骼比肌肉、脂肪能吸收更多的X线，它们之间也就能有更高的对比度。
- 密度：组织密度愈大，X线吸收愈多。人体除骨骼外，其他组织密度大致相同。肺就其构成组织的密度来讲与其他脏器相似，但肺在具有生命力时，是个充气组织。气体与血液、肌肉的吸收比例为1∶1000，因此，肺有很好的对比度。
- 厚度：在被照体密度、原子序数相同时，就其本身的因素来说，照片对比度为厚度所支配。如胸部的前、后肋骨阴影与肺部组织形成的对比度不一样，原因是后肋骨厚于前肋骨。另外，当组织出现气腔时，也能造成组织厚度的差别。因为空气对X线几乎没有吸收，在软组织中出现空腔就等于把厚度减薄。

2. 射线因素

- 射线的质：即X线的能量。照片对比度形成的实质，是被照体对X线的吸收差异。高能量X线的穿透能力相对较强，衰减较少，形成的X线对比相对较低。
- 射线的量：一般认为X线量对照片的对比度没有直接影响。但因为增加了X线量就增加了密度，使照片上密度过低的部位对比度好转。也可以反过来，密度过高，把X线量适当减少，也可以使对比度增高。
- 散射线：由X线管放射出的原发射线，照射到人体及其他物体时，产生许多方向不同的散射线，它使照片的整体产生灰雾，影响照片对比度。一张好的照片必须尽力预防及清除所产生的灰雾。

3. 照片因素

- 增感屏：使用增感屏可以减少散射线，提高照片对比度。

- 胶片对比度：胶片对射线对比度的放大能力，就是胶片对比度。胶片对比度大，照片影像对比度高。
- 冲洗技术：经X线照射的胶片，只有经过冲洗才能显示出黑白影像来。因此，冲洗技术直接影响着照片对比度。

4. 看片灯 看片灯的亮度、颜色以及照射野也影响着对比度。

我们可以把上述影响对比度的因素归纳为：射线对比度、胶片对比度、灰雾度。射线对比度与胶片对比度均高，则照片对比度高。前两者任何一方或两方对比度都低，则照片对比度低。

四、散射线及其消除

（一）散射线的产生

X线影像的形成是利用了X线的直进性，而X线对人体照射时，所产生的散射线只能是一个使X线影像细节模糊不清的因素。散射线对照片对比度的损害，在于使照片出现灰雾。这些散射线几乎全部来自康普顿散射。

（二）散射线含有率

透过被照体作用在胶片上的X线量，是自X线管发出的、被人体组织减弱的、直进的原射线与散射线之和。散射线在作用于胶片上的全部射线量中所占比率，称为散射线含有率。

（三）影响散射线含有率的因素

1. 管电压 散射线含有率随管电压的升高而加大。此外，散射线的光子能量，也因原发射线能量（管电压）增加而增加。而且，原发射线能量越大，所产生的散射线光子的散射角越小，与直进的形成影像的原发射线越靠近，因此散射线对照片对比度产生灰雾的机会也越大。

2. 被照体厚度 在相同管电压及照射野下，散射线含有率则随被照体厚度的增加而大幅度增加。被照体厚度产生的散射线对照片影像效果的影响，要比管电压产生的影响大得多。

3. 照射野 照射野是产生散射线的最主要因素，当照射野增大时，散射线含有率大幅度上升。

（四）散射线的减少和消除

1. 减少散射线的发生 利用X线束限制器，在能穿透照射部位的前提下，选择较低管电压可减少散射线的发生。

2. 减少到达胶片的散射线量 加大被照体与胶片距离、使用金属后背盖的暗盒和使用滤线栅等方法，可减少到达胶片的散射线量。

五、X线照片影像的锐利度

（一）锐利度的概念

照片上两个相邻的X线吸收不同的组织影像，其境界明了的程度，也即两部分影像密度的转变是逐渐的还是明确的程度，即X线照片的锐利度。

模糊度是锐利度的反义词，也称不锐利度。表示从一个组织的影像密度，过渡到相邻的另一组织影像密度的幅度，以长度（mm）量度，即锐利度公式中的H值。上述两密度移行幅度越大，其边缘越模糊。当两个相邻影像的密度移行幅度（模糊度）H≥0.2 mm时，人眼就会感到影像的模糊。

（二）影响照片锐利度的因素

1. 几何模糊　凡经过X线的减弱而构成的被照体影像，均是由被照体本影及本影以外的被照体半影构成。半影的产生导致影像的模糊（图1-2）。

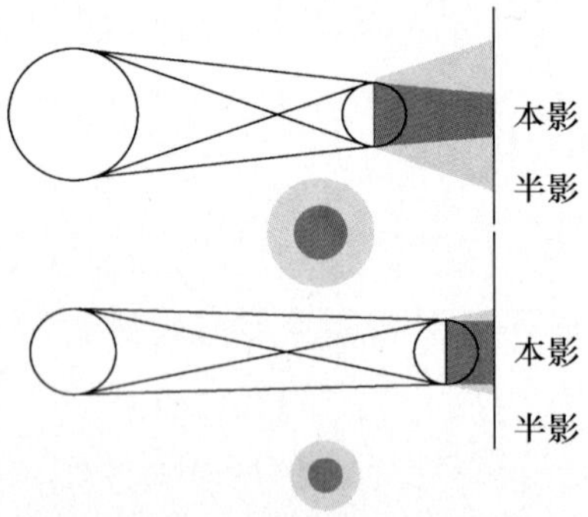

图1-2　半影的产生

由于发出X线的焦点是一个面，发自焦点边缘的X线形成了影像的半影。图示焦点—胶片距离一定时，半影大小与被照体—胶片距成正比，与焦点的大小也成正比。

由于几何投影关系，半影的产生取决于X线管焦点尺寸、被照体—胶片距离，以及焦点—胶片距离三大要素。在X线投影过程中，照片影像由此三大要素产生的模糊度，称为几何模糊。

- X线管焦点尺寸与半影：X线管焦点尺寸越大，半影也越大，影像锐利度越差。
- 阳极效应：由于阳极面的倾斜角度，X线管阳极端的X线强度及有效焦点尺寸均小于阴极端，这种效应称为阳极效应，或焦点的方位特性，故阳极端影像锐利度大于阴极端。
- 焦点—胶片距离：焦点—胶片（以下简称焦—片）距离越大，则X线束越趋向平行，半影也就越小。在X线摄影中不可能无限制地加大焦—片距离，因X线强度依反平方定律减弱。因此，在实际摄影中应根据不同部位的具体要求，同时保证在半影所产生的模糊度低于人眼所能识别的标准的情况下确定摄影距离。
- 被照体—胶片距离：当焦点尺寸、焦—片距离固定时，半影则随被照体—胶片距离的增大而加大。反之，被照体越靠近胶片，半影就越小，影像也就越锐利。

综上所述，在X线摄影中要随时考虑到几何模糊因素给影像质量带来的影响。为此要求：① 被照体（或病变一侧）尽可能贴近胶片；② 尽可能使用小焦点；③ 尽可能使用较大的焦—片距离，其中选择小焦点是最为重要的。

2. 移动模糊　在X线摄影过程中，X线管、被照体及胶片三者应保持静止。若其中有一个因素发生移动，影像必然出现模糊。产生移动的原因有两种：① 设备移动；② 被照体移动。被照体移动又分两类：① 生理性移动，如呼吸、心脏搏动、胃肠蠕动、痉挛等。其中只有呼吸移动可以通过屏息暂时加以控制，其余不受控制；② 意外性移动，如体位移动，可以设法人为控制。移动使照片影像产生更大模糊，因为除了几何模糊之外，还要加上因移动因素产生的更大半影。

3. 增感屏—胶片体系的模糊　包括荧光体的光扩散，增感屏与胶片的附着不良，荧光交叠效应，X线斜射效应。

4. 照片影像的总模糊度 照片影像的模糊度涉及许多因素，其中主要是几何模糊、移动模糊、增感屏—胶片体系的模糊。照片影像的总模糊度是以上各种模糊的最终效果。

在引起影像总模糊的因素中，最大模糊是移动模糊，其次是几何模糊。总模糊度大于单一系统的模糊度，而小于它们的算数和。

六、X线照片影像的颗粒度

（一）定义

当靠近照片观看时，人们会发现整幅图像是由许许多多小的密度区域（颗粒）组成的，它们的组合便形成了影像。这种粗糙或沙砾状效果叫颗粒性，其物理测定值为颗粒度。

（二）影响颗粒性的因素

影响影像颗粒性的因素最为重要的因素有4种：

- X线量子斑点（噪音）；
- 胶片卤化银颗粒的尺寸和分布；
- 胶片对比度；
- 增感屏荧光体尺寸和分布。

七、X线照片影像的放大与变形

（一）影像放大与变形的概念

X线照片影像形成的物理条件，构成了一幅有层次的黑白相间的图案，而影像的形态则取决于X线投影过程中的几何关系。

在X线投影过程中，如果被照体影像与实际物体具有同样的几何形态，只有几何尺寸的改变时，称为影像的放大；若同时又有形态上的改变，称为变形。影像放大与变形的程度，总称为失真度。

（二）影像的放大

焦—片距与物—片距，是影响影像放大的两个主要因素。当焦—片距一定时，物体影像的放大就决定于物—片距。物—片距越远，影像放大就愈大；如果物片距保持不变，焦—片距越近，影像放大也就越大。

（三）影像的变形

照片影像的变形，是同一被照体的不同部位，产生不等量放大的结果。

一般情况下，对影像大小的判断是比较容易的，它可以通过放大率的计算得出结论。然而，影像形态的判断却比较困难，因为人体组织本身的形态就是各种各样的，而且不断变化。即便是同一组织，也可因中心射线、该组织以及胶片三者位置的变化，而显示出不同的形态。

变形的类型：放大变形、位置变形、形状变形。

（四）变形的控制

影像的放大与变形受X线投影过程中几何条件的控制，即取决于中心线（焦点）、被照体、胶片三者间位置的关系。所以，为防止影像的严重变形，应遵循以下几个原则：① 被照体平行胶片时，放大变形最小；② 被照体接近中心线，并尽量靠近胶片时，影像的位置变形最小；③ 一般来说，中心线射入点通过被检部位，并垂直于胶片时，影像的形状变形最小。

八、X线摄影条件的选择

(一)摄影条件选择的基本因素

1. 管电压的选择　在实际选择管电压时，必须考虑到管电压与X线照片影像形成的如下关系：

- 管电压代表着X线的穿透力；
- 管电压控制着照片影像对比度；
- 管电压升高，摄影条件的宽容度增大；
- 高电压摄影，在有效消除散射线的情况下，信息量和影像细节可见度增大。

2. 管电流与摄影时间　由于X线管容量的限制，管电流的选择不能是任意的，必须从X线管规格表中找出对应于管电压和摄影时间的最大管电流。具体选择应在容许的最大管电流以下，根据摄影部位的需要选择适当的摄影时间，再确定对应于所需管电压的容许管电流。

3. 摄影距离的选择　摄影距离对影像的放大、变形以及半影的产生有直接影响，它决定着影像的几何模糊度。因此，摄影距离必须确定在模糊值小于0.2 mm的范围内。然而，在实际摄影中不可能经常根据被照体厚度来变换摄影距离，在无需定位测量的部位摄影时，大体规定为骨骼摄影距离100 cm，胸部摄影距离150～200 cm。

(二)摄影条件的可变因素

1. 被照体构成组织的比例因素　X线影像形成的实质，在于被照体不同组织对X线吸收的差异，反映在照片上就产生了不同的密度与对比度，这就决定了X线照片影像因被照体构成的比例不同而异。如以胸部为例，胸部的X线吸收差异随其中皮肤、肌肉和肺组织的比例变化而变化。同等厚度的个体，一个是体力劳动者，一个是脂肪多的人，其摄影条件就不能一样，否则就得不到理想的影像效果。又如青年与老年人的骨骼，即使厚度一致，摄影条件也不能一样，因为老年人的骨质稀疏，对X线吸收程度小，两者大约相差20%的照射量。

2. 移动因素　要获得一张满意的照片，除其他因素以外，还要考虑尽量减少因移动所造成的影像模糊。人体的移动有两种，生理性移动及意外性移动。生理性移动又分不随意运动和可控制运动，如呼吸运动。投照时恰当摆放体位，控制呼吸以减少移动模糊。

3. 病理因素　病理因素对X线摄影条件的影响十分复杂，较难掌握。这需要我们对各种病变的病理改变及其X线表现，有一个较清楚的认识，起码要了解什么样的病理改变属于组织密度增高，什么样的病理改变会使组织密度降低。

第三节　X线的防护

一、X线对人体的危害

辐射损伤是一定量的电离辐射作用于机体后，所引起的病理反应。它分为急性放射损伤和慢性放射损伤。X线照射到生物体时，与机体的细胞、组织、体液等物质相互作用，引起物质的原子或分子的电离，使机体内某些大分子结构（甚至细胞结构）受到损伤。而且，会引起一系列继发作用。当发生导致器官水平的障碍乃至整个机体水平的变化时，便可出现放射损伤的体征和症状。

单个或小量细胞受辐射损伤后可出现随机性效应，而大量细胞受到破坏时，则导致非随机性效应。

二、X 线防护原则

X 线防护的目的，在于防止发生有害的非随机性效应，并将随机效应的发生率限制到认为可以接受的水平。X 线的防护原则是：

- 建立剂量限制体系：包括辐射实践的正当化、防护水平最优化、个人剂量限值等 3 条基本原则。
- 建立防护外照射的基本方法：缩短受照时间、增大与射线源的距离、屏蔽防护。
- 固有防护为主、个人防护为辅。
- 兼顾 X 线工作者与被检者的防护。
- 合理降低个人受照剂量与全民检查频率。

三、我国放射卫生防护标准

（一）我国放射卫生防护标准（GB4792－84）制定特点

采用了 ICRP1977 年 26 号出版物公布的综合防护原则及剂量当量限值。将辐射实践正当化、放射防护水平最优化、个人剂量当量限值作为放射防护的综合原则，避免以剂量当量限值或最大允许剂量当量为唯一指标。辐射照射应在可以合理达到的尽可能低的水平之下。

（二）放射工作人员的剂量当量限值

防止非随机性效应的影响：眼晶体每年 150 mSv（15 rem），其他组织每年 500 mSv（50 rem）。

防止随机性效应的影响：全身均匀照射时，为每年 50 mSv（5 rem）；

在一般情况下，连续三个月内一次或多次接受的总剂量当量不得超过年剂量当量限值（50 mSv）的一半（25 mSv）。

（三）对公众的个人剂量当量限值

对于公众而言，个人所受的辐射照射的年剂量当量应低于下列限值：全身，5 mSv（0.5 rem）；单个组织或器官，50 mSv（5 rem）。

（四）对被检者的防护

- 提高国民对放射防护的知识水平；
- 正确选择适用 X 线检查的适应证；
- 采用恰当的 X 线质与量；
- 严格控制照射野；
- 非摄影部位的屏蔽防护；
- 提高影像转换介质的射线灵敏度；
- 避免操作失误，减少废片率和重拍片率；
- 严格执行防护安全操作规则。

四、X 线屏蔽防护

屏蔽就是在射线源与人员之间设置一种能有效吸收 X 线的屏蔽物，从而减弱或消除 X

线对人体的危害。

- 铅当量：为便于比较各种防护材料的屏蔽性能，通常以铅为参照物，把达到与一定厚度的某屏蔽材料相同的屏蔽效果的铅层厚度，称为该屏蔽材料的铅当量。单位以mmPb表示。
- 主防护与副防护：主防护，即对原发射线照射的屏蔽防护。副防护，即原发射线不直接照射，而受散射线或漏射线照射的屏蔽防护。X线诊断机房的主防护应有2 mm铅当量的厚度，副防护应有1 mm铅当量的厚度。

五、日常临床工作中的X线防护

按照X线防护的原则，日常临床工作中的X线防护主要有4个方面：

- 减少与防止不必要的X线检查，严格掌握X线检查的适应证。
- 在保证影像质量的前提下，尽量用较低的X线剂量完成检查。
- 器具防护：患者防护——投照时对非照射部位的遮挡，特别是X线敏感部位，如内分泌腺、生殖腺等。X线工作人员防护——包括铅防护服与隔室操作等。
- 提高投照技术，避免因投照技术造成的重照、补照。

第四节　X线摄影技术概述

一、X线检查方法

（一）X线检查的意义

X线检查是一种临床广泛应用的、无创伤的了解人体内部器官、病变的诊断方法。它具有以下特点：

- 可直视人体内组织器官和病灶。X线检查不仅可以看到诸如心、肺、骨骼、消化道等体内组织器官，还可以看到病变的形态特点、位置、大小、形状、毗邻关系等。
- 无痛观察活体器官的功能。X线检查能在不改变或破坏机体完整的情况下，对活体器官的形态与功能进行观察，对病理解剖和临床生理进行研究。如心血管系统、泌尿系统、消化道系统、胆管系统等的X线造影检查。

近年来，CT、CR（计算机X线摄影）、DR（数字X线摄影）等数字X线技术的发展，更加拓展了X线检查的临床意义。X线检查图像的全面数字化，将为医院的医学信息进入PACS系统（图像管理与通讯传输系统）及远程会诊的实现作出贡献。

（二）X线检查的应用范围

X线检查可以应用于人体的各个系统。但其选择应考虑以下原则：

- 受检查部位应具有对比条件。
- 检查必须安全，不危及个体生命，不发生严重后果。
- 根据病情、临床需要及适应证选择最恰当的检查方法，采取最优首选检查制。

（三）X线检查的限度

- 病变密度的限制：如脓胸、血胸在X线检查中无法定性鉴别，密度相同。
- 病变反应时间的限制：某些疾病，如大叶肺炎、急性骨髓炎等，症状早于X线征象的出现。

- 病变部位的限制：多数位于体表部位或一般视诊所及的部位，如皮肤、外耳等，临床检查优于X线检查。
- 发育方面的限制：人体某些部位的检查与年龄发育有关。如鼻旁窦在新生儿尚未发育，无X线检查价值。

（四）X线检查方法

X线检查方法分3类：普通检查（透视与摄影）、造影检查和特殊检查。

1. 透视检查

➢ 优点：可转动患者体位，改变方向观察；了解器官的动态变化；设备简单，操作方便，费用低；可立即得出结论。

➢ 缺点：影像对比度、清晰度差，难以分辨密度或厚度差异较小的器官，以及密度或厚度较大的部位；缺乏客观记录也是重要缺点。

2. 摄影检查

➢ 优点：成像清晰，对比度良好；密度、厚度差异较大或密度、厚度差异较小的部位能得到显示；有客观记录。

➢ 缺点：每一幅照片只是一幅相对的影像，要建立立体概念需要相互垂直的两个方向摄影；对功能观察不及透视；费用高。

高千伏摄影是指用100 kV以上的管电压所产生的能量较大的X线进行投照，被照部位各组织均有X线穿过，使照片上的影像在较小密度范围内显示层次丰富的一种摄影方法。目前主要用于胸部检查。

3. 造影检查　人体组织有相当部分只依靠自身的密度、厚度，原子序数的差异不能在普通摄影检查中显示。此时，可将原子序数高于或低于该组织结构的物质引入器官或周围间隙，使之产生对比影像，即造影检查。引入的物质称为造影剂。

造影检查方式有直接引入和间接引入两种方法。

4. 特殊检查　在普通检查的基础上，利用特殊的检查装置，使受检部位显示出普通检查不能获得的影像，此称特殊检查。由于CT、MR（磁共振成像）、DSA（数字减影血管造影）、CR、DR等成像系统的开发，特殊检查的应用在减少。目前仍使用的特殊检查方法有体层摄影、乳腺摄影、放大摄影等。

二、X线摄影体位

X线摄影体位选择的价值在于被检部位或病变的显示。病变的发现与显示取决于两点：

- 具有使病变显示出来的对比度。
- 具有显示病变的适当体位。

1. 解剖学的基准线

垂直面（线）：与人体水平线垂直的面（线）。

水平面（线）：人体直立时，与地面平行的面（线）。

正中矢状面（线）或正中线（面）：将人体左右等分的面（线）。

矢状面（线）：与水平线相交，与正中线平行的面（线）。

冠状面（线）或额状面（线）：与矢状面垂直相交，将人体前后分开的面（线）。

2. X线摄影学的基准线

人类学的基准线（ABL）

眶耳线：眶下缘与外耳孔上缘的连线，也称听眶线。

听眦线（OMBL）：外耳孔中点与外眦连线。

听鼻线：鼻前棘与外耳孔中点连线。

听眉线（SML）：外耳孔中点与眶上缘（或眉间）连线。

耳垂直线（ARL）：通过外耳孔中点与听眦线垂直的线。

眼窝中央线（眶间线）（IPL）：从正面看，左右眼窝中点的连线。

眼窝下缘线（眶下线）（IOL）：从正面看，左右眼眶下缘连线。

3. 摄影体位

立位：人体直立姿势。

坐位：人体坐立姿势。

半坐位：在坐位下，背后倾斜45°姿势。

仰卧位：背部向下的卧位姿势。

俯卧位：腹部向下的卧位姿势。

左侧卧位：人体左侧向下的卧位姿势。

右侧卧位：人体右侧向下的卧位姿势。

右前斜位（RAO，第一斜位）：人体右侧面向前，靠近胶片倾斜的体位姿势。

左前斜位（LAO，第二斜位）：人体左侧面向前，靠近胶片倾斜的体位姿势。

左后斜位（LPO，第三斜位）：人体左侧背向后，靠近胶片倾斜的体位姿势。

右后斜位（RPO，第四斜位）：人体右侧背向后，靠近胶片倾斜的体位姿势。

外展位（ABD）：手或足沿冠状面运动，远离体轴向外侧（左或右）展开的肢体位。

内收位（ADD）：手或足沿冠状面向体轴方向移动的肢体位。

外旋位：以手或足的纵轴（中轴）为中心，向外旋转的肢体位。

内旋位：以手或足的纵轴（中轴）为轴心，向内旋转的肢体位。

屈曲位：形成关节的两块骨骼之间，作减小角度的屈曲运动的肢体位。

伸展位：形成关节的两块骨骼之间，作增大角度的伸展运动的肢体位。

4. 摄影方向　指X线从进入人体到离开人体的走行方向。

矢状方向：

前后向（A→P）、后前向（P→A）、腹背向（V→D）、背腹向（D→V）。

侧方向：左右向（L→R）、右左向（R→L）。

斜方向：背腹第一斜方向：右前斜位（D→V：RAO）、背腹第二斜方向：左前斜位（D→V：LAO）、腹背第一斜方向：左后斜位（V→D：LPO）、腹背第二斜方向：右后斜位（V→D：RPO）。

头颈部摄影方向：枕额向（P→A）、额枕向（A→P）、颌顶向、顶颌向、枕颌向。

四肢部摄影方向：胫腓向（从胫骨向腓骨）、腓胫向（从腓骨向胫骨）、桡尺向（从桡骨向尺骨）、尺桡向（从尺骨向桡骨）。

三、体表解剖

（一）颈部

颈部体表标志因年龄、性别和个体而异，儿童和妇女呈圆形，成人男性骨性标志突出。

舌骨：位于颈中线最上方，相当第 4 颈椎水平。

甲状软骨：成人男性在上缘处构成高突的喉结，其后方正对第 5 颈椎。

环状软骨：位于甲状软骨下方。临床上常在环状软骨与甲状软骨之间（环甲膜）作急救气管切开或用粗针头穿入，以解救窒息。它的后方对第 6 颈椎，它是喉与气管、咽与食管的分界点。

胸骨颈静脉切迹：相当于第 2、3 颈椎水平；锁骨上窝位于锁骨中 1/3 分界处上方。

（二）胸部

胸部的上界是胸骨颈静脉切迹，沿锁骨到肩锁关节，再从此连线往后到第 7 颈椎棘突。胸部下界相当胸廓的下口，胸部和上肢的界限是三角肌的前缘。

➢体表标志：

胸骨柄与胸骨体处形成向前突的胸骨角，两侧连接着第 2 肋骨，可作为计数肋骨的标志。胸骨角相当于第 4、5 胸椎水平，后方对着气管分叉处。

胸骨柄中分处相当于主动脉弓的最高点。

剑胸关节相当于第 9 胸椎水平，剑胸关节可表示胸膜正中线的分界，也可作为心下缘膈肌和肝上面的前分界线。

锁骨外 1/3 处下方为锁骨上窝，窝内可触及喙尖。肩关节做曲伸运动时，可感到喙突在移动。

锁骨下方自第 2 肋骨开始可摸到各肋。由胸锁关节到第 10 肋软骨角稍后划一线，即可标出肋骨与肋软骨的交点。

第 2、3 肋骨呈水平，往下各肋骨逐渐斜行，第 2 前肋间最宽，第 5、6 肋骨最狭。肋骨的最低点相当于第 3 腰椎水平。

男性乳头对第 4 肋骨，相当第 7、8 胸椎水平。女性乳头位置低，个体差异较大，不宜做体表定位点。

在左侧第 5 肋骨间锁骨中线内侧约 2 cm 处，可见心尖冲动点。当左侧卧位时，心尖位置移往左侧，仰卧位时心尖冲动点可升高一肋。

肩胛骨根部对第 3 胸椎棘突，下角对第 7 胸椎。

（三）腹部

体表标志的骨性标志有：剑突、肋弓、第 11 肋前端。在下方有耻骨联合、坐骨结节、髂前上棘、髂嵴。脐的位置不恒定，约相当第 3、4 腰椎之间。

四、四肢摄影要点

（一）四肢摄影原则

- 患者体位要舒适。骨外伤摄影，要注意轻动患者的受伤肢体，避免产生新的创伤。
- 常规为正侧位，放于同一张照片上，便于比较。
- 长骨摄影，至少包括一个关节，便于诊断与整复中参考。并使正、侧位关节显示在同一水平面上。

- 指、趾骨摄影，应包括邻近指（趾）骨，便于在诊断时比较，或在技术上进行左右肢体的鉴别审定。
- 骨折后如欲观察骨痂形成情况，应尽量取掉夹板或石膏后摄影。
- 骨病摄影，胶片使用面积应适当加大，以包括病变的全部区域。
- 对于儿童的骨关节摄影，一般需要两侧同时摄影，以便于鉴别诊断。如髋关节。
- 异物摄影，应将被照部位的皮肤表面包括在照片内，以便进行异物深度的定位诊断，为取出异物提供依据。
- 四肢摄影一般不用滤线器；骨肿瘤、慢性骨髓炎要使用滤线器。股骨上端因部位较厚，一般也使用滤线器摄影。
- 摄影距离无特殊规定，一般为 100 cm。

（二）骨骼摄影条件的选择

对于骨骼系统来说，摄影条件的选择必须保证影像的锐利度，能辨认骨纹理细微结构的变化。为此，应注意以下几点：

- 选用小焦点，以求得最小的几何模糊。
- 尽可能使摄影部位靠近胶片。
- 同一部位不同厚度，采用固定管电流量（mAs）和摄影距离 100 cm，而调整管电压的方法。
- 厚度超过 10 cm，散射线对照片影像质量的影响就不能忽视了。应使用滤线栅，特别是头颅、脊椎、髋关节等厚部位，必须选用栅比 6 或 8 的滤线栅。
- 骨结核、老年骨稀疏，摄影时管电流量应减少 20%～25%；慢性骨髓炎、梅毒、大理石骨等骨质增生病变，应增加管电压；湿石膏固定照片应增加管电压 5～8 kV。
- 骨萎缩较正常条件照射量要减少。单纯骨折后短期复查可做小幅度调整。6 个月以上治愈后，照射量减少 15%；多发骨折、重度骨折、骨手术后，3 个月以上者应减少 25%～30%照射量。脊髓损伤、下肢截瘫者的下肢骨关节拍片，应视脊髓损伤水平的高低与负伤时间的长短而减少。
- 骨骼系统中，脊椎的摄影条件选择难度较大。一方面要考虑不同管电压下，应选择的管电流量；另一方面还要考虑滤线栅的使用，以及高感度的屏一胶组合，采用小焦点是必要的。

（三）四肢摄影的体位选择

- 手与足的骨折与骨病：常规取正位和斜位。
- 舟状骨骨折：取外展正位。
- 钩状与头状骨关节病变：取内展正位。
- 豆骨与三角骨骨折：取外旋斜位。
- 大多角骨与舟状骨关节病变：取内旋斜位。
- 前臂骨折：取前臂全长功能位。
- 前臂骨病：取一端邻近关节的前臂解剖位。
- 鹰嘴病变或骨折：常规正侧位外，加肘关节轴位。
- 肱骨外科颈骨折：正位，加照穿胸侧位（加滤线栅）。
- 肩周炎：常规正位。

- 肩胛骨骨折：前后正位和侧位。
- 扁平足：取负重下的水平侧位，双侧对照。
- 拇外翻：正位加轴位。
- 第一掌骨或第一蹠骨骨折：取正位及外斜位。
- 副舟骨：取正位加照内翻斜位，双侧对照。
- 髌骨骨折：取侧位及轴位。
- 膝内翻、外翻畸形：取正位、双侧立位对照。膝关节上下应包括 1/2 骨端。
- 膝关节副韧带损伤：取双膝强力外展位，一次曝光。
- 胫骨结节骨软骨炎：双侧胫骨结节侧位对照。
- 小儿髋关节脱位：取双髋正位。
- 大骨节病：取手、踝正侧位。
- 痛风：取手、足正位。
- 股骨颈骨折：髋关节正位、水平侧位（加静止滤线栅）

五、胸部摄影要点

（一）胸部摄影技术

1. 体位取后前立位 理由是：① 立位能正确反映胸部脏器的确切形态；② 立位能观察产生气-液面的病理改变；③ 后前向心脏放大率小，肺野相对被遮盖少；④ 后前向后肋间隙增宽，肺野展现宽广；⑤ 后前向肩胛骨易投影于肺野之外。

2. 呼吸方式取腹式深吸气后屏息摄影。

3. X线中心线取第6胸椎高度。

4. 摄影距离取 180 cm。

5. 准直器选用多叶复合式，光野与照射野要保持一致性。

6. 管电压应采用高电压（100～125 kV） 理由是：① 可以减少纵隔、横膈与肺组织对X线的吸收差异。80～90 kV，其X线透过比率为 1∶2000 以上；120 kV，其X线透过比率为 1∶400；140 kV，其X线透过比率为 1∶300；② 可增加与心脏、纵隔、横膈重叠的肺组织影像的显示能力。据测定，正位胸片26%的肺容量、43%的肺面积重叠于心脏、纵隔和横膈之后；③ 可抑制肋骨与肺野的对比，使肺纹理能从肺门到末梢连续追踪，突出与肋骨相重叠的肺部病变；④ 有助于均衡于胸部照片中各组织之间的密度差异，在不破坏肺野影像的同时，能“看穿”致密的纵隔、心影、横膈后的肺纹理信息，呈现一种“概观摄影”的效果。

7. 使用栅比 10∶1 的滤线栅。

（二）胸部摄影条件的选择

1. 管电压选择 在散射线有效消除的情况下，高电压摄影技术有其更大的优越性：① 诊断细节的可见度增大；② 摄影条件的宽容度增大，易于掌握；③ 容易连续追踪气管、支气管影像，以及末梢肺纹理；④ 照射量减少，可使用小焦点，短时间曝光。可提高影像锐利度，减少患者接受的辐射剂量。

2. 摄影距离的选择 一般取 150 cm 或 180 cm，以减小放大率。摄影距离前后要保持一致。

3. 摄影时间的选择 胸部组织器官中，心的搏动是不随意运动，因此，摄影时间要根据心搏动的幅度与速度来确定。摄影时间选择 0.01 s 以下，影像的移动半影才能控制在 0.2 mm

以下。如果胸部摄影以观察肺野为重点，摄影时间选择 0.05 s 以下是必要的。

（三）胸部摄影的体位选择

- 肋骨结核：常见病，多发于 4 至 7 肋软骨部，X 线摄影难以显示。
- 肋骨骨折：多发于 5 至 8 肋，常伴有血、气胸，皮下气肿。骨折部位不明确时，取全部膈上肋骨的概观像（胸部后前立位）。后肋骨骨折取前后位，膈下肋骨骨折取仰卧正位加滤线栅，呼气位。膈上肋骨取立位的吸气位，腋中线附近肋骨骨折取切线位。
- 一般常见的肺和支气管病变：取后前立位及侧位。
- 中叶肺不张：取后前位，加前弓位和侧位。
- 下叶不张及盘状肺不张：应透视下旋转体位加照后斜位。
- 胸腔游离积液：正位，加照患侧侧卧水平正位或斜位。
- 包裹性积液：正位，加照切线位。
- 肺下积液：立位、卧位或侧卧水平正位对照。
- 胸膜间皮瘤：常规正位外，必须在透视下旋转体位找出其特异性征象，并取呼气、吸气位对照。
- 纵隔气肿：除常规正位外，必须照侧位。
- 纵隔肿瘤：正侧位。
- 横膈麻痹：取立位的呼气、吸气位对照。
- 膈膨出：常规正位，必要时行钡餐造影检查。
- 膈下脓肿：除常规正位外，侧位对鉴别诊断很有意义。采用高电压技术，以发现膈下出现的气-液平面。
- 膈疝：取胃肠造影。

六、躯干部摄影要点

躯干摄影的体位选择

- 颈椎脱位或骨折：骨折多发于活动范围较大的椎体（C1，C2，C5，C6）。颈 1、2 骨折多以枢椎齿突断裂或脱位为主，取开口位。颈 5、6 多以压缩骨折为主，取侧位、正位辅助。
- 颈椎结核及咽后壁脓肿：以侧位为主，正位为辅。
- 颈椎病：神经根型以斜位双侧对比为主，侧位为辅；脊髓型应取正、侧、斜均能发现病变；椎动脉型以正位为主，侧位为辅。
- 胸廓出口综合征：取下颈椎上胸部正位。
- 颈肋：取下颈部包括胸椎 1、2 及两侧软组织正位。
- 类风湿：腰椎正位为主，包括两侧骶髂关节。
- 脊椎裂：以腰骶部正位为主。
- 脊椎滑脱：除常规正侧位外，加照双侧斜位。
- 骶尾骨骨折：取侧位，必要时再考虑正位。
- 骨盆骨折：取正位。
- 多发性骨髓瘤：取骨盆正位，胸椎或腰椎正侧位。
- 老年性骨质疏松症：取胸腰椎正侧位，骨盆正位。

七、腹部摄影

（一）腹部摄影的临床意义

腹部包含的脏器均系软组织结构，与周围组织之间缺乏对比。因此，这些脏器的确切诊断，往往需要借助造影检查。但作为X线检查的基本步骤——一般摄影（平片）的应用仍然是广泛的。特别是对于急腹症、肝胆系与泌尿系阳性结石、腹部异物、钙化的诊断，一般摄影有其重要的意义。

急腹症是一种最常见的急症，诊断困难，来势危急。它包括胃肠道穿孔、肠梗阻、肠扭转、肠套迭及胃扩张等腹部急症，其中肠梗阻最多见。

（二）腹部摄影的体位选择

- 胃扩张：取仰卧正位或立位。
- 小肠梗阻：取立位腹平片，必要时加照仰卧正位，以分辨肠袢及梗阻部位。病危时可取侧卧水平侧位。
- 肠套叠：70%以上发生在乳幼儿，80%是男孩。取仰卧正位或立位。
- 肠扭转：取立位和仰卧正位对照。
- 先天性肛门闭锁：取腹部倒立正位。

八、头颅摄影

（一）头型、面型在头部摄影中的意义

1. 头型　区分头颅形状的标准按头颅横径和头颅前后径的比值大小来决定，称为头颅指数。头颅指数决定着头型（中头型、短头型和长头型），而头型决定了头颅摄影中非常重要的参数——椎体角，即颅内岩骨轴线和头颅正中矢状面所构成的角度大小。国外统计为40°～54°，平均47°，而国内统计报道44°～64°。短头型的椎体角比长头型的椎体角要大。这在颅骨摄影中，是不能忽视的一个基本概念。

2. 面型　在头颅摄影中，需要以基线与其他投射角的关系，来说明一个正确的摄影位置。但在实际操作中，又以面部体表定位点定位，因此头颅摄影的定位又受到面部形态的影响。面型的不同意味着听眦线与鼻额线、鼻颐线所形成的角度关系的改变。

（二）头颅摄影的体位选择

- 蝶鞍病变：取头颅侧位或蝶鞍侧位，必要时加汤氏位。
- 颅底压迹：取头颅侧位，包括上部颈椎。
- 肢端肥大症：取头颅侧位，手（含腕骨、尺桡骨远端）正位。
- 颅外伤：常规正侧位，凹陷骨折取切线位，颅底骨折取CT检查。
- 先天性耳道畸形：除常规许氏、梅氏位外，加斯氏位、颅底位。
- 中耳炎、表皮样瘤（胆脂瘤）：常规取乳突侧位、轴位。
- 听神经瘤：斯氏位（或汤氏位），加颅底位。
- 多发性骨髓瘤：常规颅侧位。
- 眼球异物：平片取眼眶正侧位，定位取巴尔金定位或缝圈定位，或缝圈薄骨定位。
- 颧骨弓骨折：取颅底颧骨正位或切线位。
- 下颌骨骨折：取患侧下颌骨侧位和双侧下颌骨正位。

第五节　X线照片冲洗技术

一、医用X线胶片种类与性能

医用X线胶片属于银盐感光材料中一种，其种类可归纳以下四大类别。

- 一般摄影用X线胶片：包括感蓝胶片（420 nm）、感绿胶片（550 nm）、乳腺摄影用正色胶片、高清晰度摄影用胶片。
- 多幅相机和激光相机成像胶片：包括多幅相机成像胶片、激光相机成像胶片。
- 影像增强器记录胶片
- 特种胶片：包括直接反转胶片、清洁用胶片。

二、医用X线胶片结构

作为直接摄影用X线胶片，主要由乳剂层、片基、保护层和底层构成。保护层和底层又称附加层。

（一）乳剂层

乳剂层主要由卤化银和明胶组成。卤族元素氟、氯、溴、碘与银的化合物，统称为卤化银。这是一种具有感光性能的物质，起着记录影像的作用。其中氯化银（AgCl）、溴化银（AgBr）、碘化银（AgI）都应用于感光材料，只有氟化银因极易溶于水，实际上不能应用。传统X线胶片的感光物质是溴化银加上微量的碘化银，扁平颗粒胶片的感光物质仅为溴化银。

各种用于感光材料的卤化银均不溶于水，更不能直接涂布在片基。因此，需要一种胶性物质，以使卤化银晶体处于永久性的悬浮状态，互不接触，并均匀涂布在片基上，这种介质就是明胶。

多幅相机和激光相机所用胶片（即CT、MR、DSA等使用的胶片）、荧光瞄准摄影用胶片以及与某些稀土增感屏组合使用的感绿片，由于它们感受的是荧光体发出的绿色光，所以需要在胶片乳剂中加入某种色素以使乳剂的吸收峰值推向绿色波长（550 nm）来提高感光度。

（二）片基

X线胶片均使用聚酯片基。其特点是熔点高，热稳定性好，弹性高，吸收性小，收缩性低，平整度好，化学稳定性好。但不易与乳剂黏合，而且静电过大。

（三）附加层

包括保护层、底层及防光晕层（防反射层）。

三、增感屏

某种物质在紫外线、X线、电子线等激发下，可将其吸收的能量以可见光的形式释放出来，这种现象叫荧光现象。这种能发光的物质叫荧光体。

在X线摄影中是通过增感屏负载荧光体来获得荧光现象的，即在一张硬纸基上涂上一层发光光谱与X线胶片吸收光谱相一致的荧光体，表面再附上一层合成树脂作为保护膜。这种在X线激发下，对胶片具有增感作用的器材称为增感屏。

（一）增感屏的种类

1. 钨酸钙屏　这是一种从 1897 年开始使用的标准通用型增感屏。荧光体为钨酸钙（$CaWO_4$），与感蓝片组合使用。

2. 稀土增感屏　分为两类，一是发光光谱在蓝紫色光区（峰值 420 nm），需与感蓝片组合使用的增感屏，如氟氯化钡/铕（蓝光）屏；一是发光光谱在黄绿色光区（峰值 550 nm），需与感绿片匹配的增感屏，如硫氧化钆（绿光）屏。

（二）增感屏对影像效果的影响

1. 影像对比度增加　使用增感屏所获得的照片对比度，永远高于无屏的照片影像。产生这种差异的原因不十分明确。

2. 影像清晰度降低　照片影像的清晰度，由于增感屏的使用而大为降低，这是增感屏使用的最大弊端。

四、自动冲洗机

（一）自动冲洗机应用的特点

1. 优点　能保持恒定的显影效果，影像质量得以提高；促使 X 线摄影条件标准化、自动化，减少照射剂量；操作中不接触影液，干片装卸避免了污染；照片处理速度高，最短可在 48 秒内完成全部冲洗过程，工作效率高，有利于及时诊断；大大减少了暗室操作时间，改善了工作条件；减少药品处理程序，使药品污染胶片的可能性减少；避免人力、物力的浪费。

2. 缺点　价格贵；管理水平要求高；有出现设备故障的可能性，一旦出现，损失较大；处理标准化，冲洗通融性差。

（二）自动冲洗药液的性能与管理

1. 自动冲洗机的药液性能　使用自动冲洗机的目的，在于提高加工处理效能，以获得一个稳定的影像效果。为此必须满足以下条件：① 冲洗性能稳定；② 处理后的照片可长期保存不变质；③ 照片不发生干燥不良及显影压力等故障。自动冲洗机中的显影液、定影液的性能必须适应这一目的。

2. 自动冲洗技术的管理

（1）管理的意义：在于实现冲洗机自身装置、药液化学作用及胶片特性的配合，这三者间相互作用的最佳匹配及其最恰当的控制，就是自动冲洗技术管理的出发点。

（2）显影补充液的作用：① 显影活动性的维持；② 溴离子浓度的控制；③ 补充被胶片消耗的显影主剂；④ 补充被空气氧化所消耗的药液成分；⑤ 稳定保护剂的能力；⑥ 维持坚膜能力；⑦ 维持显影液面。

（3）补充量的管理：① 冲洗机补充精度的测定；② 补充量与冲洗效果关系的建立。应结合不同胶片-药液组合下的最佳冲洗效果，找出补充量的添加量。

（4）冲洗过程中补充量变动的影响因素：① 当密度大的照片，在整个处理照片中所占比率较大时（如骨骼照片的处理），要加大补充量；② 处理液放置时间较长，由于氧化而疲劳度较大时，应加大补充量；③ 小容量冲洗机所需补充量要加大；④ 连续处理大工作量的使用状态下，与待机量状态或工作量较小时相比，补充量可适当减少 20%。

（燕树林　唐光健）

第二章　骨骼和肌肉系统

骨骼和肌肉系统主要由骨，关节和肌肉组成。骨骼和肌肉系统有非常重要的作用，支持整个身体及软组织，保护人体重要器官，完成各种身体运动。骨主要是由胶原纤维和钙组成，是人体的钙存储库并参与调节血钙平衡，而且不断进行着改建和塑形。骨骼和肌肉系统的损伤、感染和肿瘤是临床上的常见病，另外全身性疾病如营养代谢和内分泌等疾病也可引起骨骼的改变，先天发育异常和地方病也常累及骨骼系统。

骨由皮质骨、松质骨和骨髓组成，骨骼外包着肌肉及其他软组织，这些组织有很好的密度对比和组织对比。X线、计算机辅助X射线断层扫描（CT）、磁共振成像（MRI）、数字减影血管造影（DSA）、超声和同位素扫描等影像检查技术都能很好地显示这些组织结构及病理过程，因此影像检查在骨骼和肌肉系统疾病的诊断和治疗中占非常重要的作用。

第一节　检查方法选择

常规X线、CT、MRI、超声和同位素扫描等影像检查技术各有优缺点，互为补充。放射科和骨科医生应该了解它们各自的优势，根据患者具体情况合理使用，尽量用少的费用解决问题，以求最大的费用/效益比。

一、常规X线

常规X线检查是临床怀疑骨骼系统病变时最基本和首要的检查方法。首先，骨骼含有大量钙盐，密度高，同其周围的软组织有鲜明的对比。而在骨骼本身的结构中，包在外面的骨皮质密度高，内部的松质骨和骨髓比皮质骨的密度低，形成明显密度对比（图2-1）。其次，X线平片整体观好。最重要的是，X线平片已使用一百多年，对各种骨骼和肌肉系统疾病的X线表现积累了丰富的经验，是目前骨骼疾病诊断的基础。

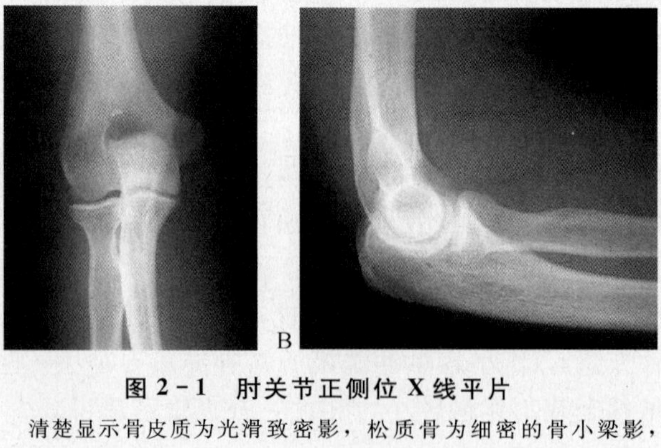

A　B

图2-1　肘关节正侧位X线平片

清楚显示骨皮质为光滑致密影，松质骨为细密的骨小梁影，关节周围软组织显示为均匀致密软组织影。

质量好的 X 线平片是作出正确诊断的基础，要注意以下几个问题：多数部位都要照正、侧位像，包括周围的软组织；四肢长骨摄片要包括一个邻近的关节。

需要特别指出的是，X 线表现比病理改变和临床表现出现晚，因此，初次检查结果阴性，不能排除早期病变的存在，应进一步作 CT、MRI、超声和同位素扫描检查或复查。另外，X 线平片是投影成像，受解剖结构重叠影响，而骨盆、脊柱和头颅等部位结构复杂，前后重叠，影响平片显示，这些部位应该进行 CT 和/或 MRI 检查。X 线平片显示关节内结构如关节半月板、关节软骨、交叉韧带、肌腱和肌肉等结构不理想，CT 检查效果也不理想，理想的检查方法是 MRI。X 线平片显示骨髓内早期病变（如骨坏死和骨肿瘤等）不敏感，MRI 显示骨髓病变非常敏感，临床怀疑这些病变而 X 线平片阴性时应进行 MRI 检查。

虽然可以用造影剂进行关节造影和脊髓造影来显示关节和椎管内结构，但其为有创检查，目前已很少应用，已由关节镜和/或 MRI 所替代。

二、CT

CT 图像是断面图像，解决了结构重叠的问题。CT 的组织分辨率比 X 线平片高，显示软组织病变比 X 线平片好，但软组织对比明显低于 MRI。CT 检查包括普通扫描和增强扫描。

CT 在显示细微骨折、破坏、钙化和骨膜反应方面比 X 线平片（以下简称平片）和 MRI 敏感。CT 在显示软组织病变方面远较 MRI 差。

CT 检查常采用两种算法：骨算法显示骨结构比较好，但软组织图像显示粗糙。观察软组织病变时要用标准算法。做三维影像重建时，需要螺旋扫描、薄层重建、标准算法。要用骨窗和软组织窗两种窗宽/窗位观察和照相（图 2-2）。

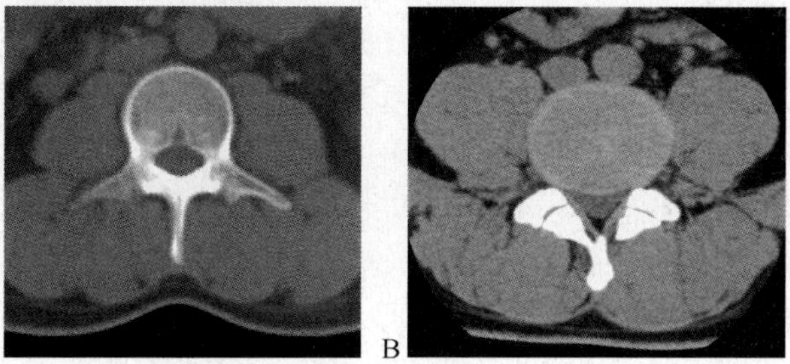

A　B

图 2-2　腰椎椎体中心与椎间盘水平 CT 扫描

骨窗（A）清楚显示椎体、附件和骨性椎管结构，软组织显示不如使用软组织窗观察。腰椎间隙水平 CT 轴位图像软组织窗（B）清楚显示椎间盘膨出，周围的腰大肌、硬膜囊、黄韧带和小关节显示清楚。

多数骨骼疾病 CT 普通平扫就可以解决问题，只有当病变主要在软组织内或骨骼病变侵犯到软组织，如骨和软组织肿瘤、感染等时，做增强扫描有帮助。尤其是增强扫描可以区分软组织肿块和脓肿，这对区分肿瘤和感染有帮助。有时骨肿瘤的强化特点有助于鉴别诊断。

三、MRI

MRI 有良好的组织对比和任意方向成像的特点，在骨骼和肌肉系统疾病诊断中的应用越来越广泛。骨髓内富含脂肪，骨皮质和骨小梁富含钙盐和胶原，肌肉的肌间隔含有脂肪，肌腱和韧带以胶原纤维为主，含水少，所以这些组织间的对比明显，是MRI显示病变的基础（图2－3）。MRI在显示细微骨折、破坏、钙化和骨膜反应方面不如平片和CT，同样，MRI检查应该在平片和/或CT的基础上进行，检查前应了解病史，参考平片和CT，以明确扫描目的。

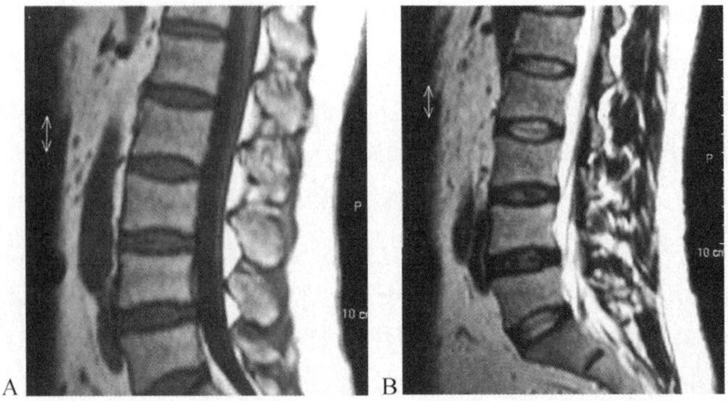

图2－3 腰椎矢状T1WI（A）和T2WI（B）图像

清楚显示椎体、椎间盘、硬膜囊及周围软组织结构。

普通MRI扫描根据不同部位和怀疑的病变选用不同的线圈和扫描方法。常规扫描包括T1WI（T1加权像）序列、T2WI（T2加权像）序列、加压脂序列，还有特殊序列观察关节软骨和半月板等结构。扫描方向常用的是冠状、矢状和轴位，有时根据病情需要也用斜位。

多数骨骼疾病MRI普通平扫就可以解决问题，当怀疑肿瘤或感染时，增强扫描有助于区分肿块和脓肿，强化特点有时有助于鉴别诊断。

四、造影

是指通过将造影剂引入血管内或关节腔或其他体腔内进行显影的方法。血管造影现在很少用于诊断目的，常作为介入治疗的一部分。如创伤后血管损伤出血，可以利用血管造影发现损伤部位，进行栓塞治疗；骨肿瘤做栓塞或局部化疗等（图2－4）。关节造影和椎管造影现在已很少应用，基本由MRI所代替。

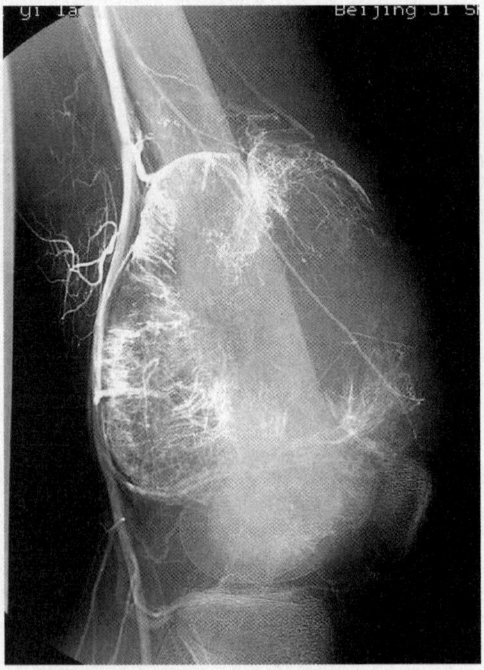

图2－4 股骨骨肉瘤造影

图像清楚显示肿瘤血管和肿瘤染色，可以做栓塞或局部化疗。

五、核素骨扫描

骨扫描是利用同位素对骨的亲和性。当注入血管后，同位素与骨组织相结合，其发出的γ射线可成像。所以骨扫描可以反映骨的代谢功能情况。骨扫描是目前唯一的一种通过一次扫描就可以反映全身整个骨骼系统的检查方法（图2－5）。当临床考虑可能存在全身性骨疾患或肿瘤转移灶或骨转移瘤时，作核素骨扫描对诊断和鉴别诊断有很大帮助。骨扫描敏感性高，但特异性差，图像空间分辨率差。核素扫描发现有异常灶状放射性浓聚时，应对该部位进行详细影像检查，如 X 线平片，CT 和 MRI。

六、超声

超声成像在骨骼系统检查中的价值和作用不能忽视，尤其对软组织病变的观察和诊断有较大的使用价值。关节软骨、肌腱、韧带以其特定的声阻抗和衰减特性，显示为边界相对比较清楚的低回声或中等回声结构（图 2－6）。肌腱、韧带、膝关节半月板的撕裂，可表现为低回声的线状征；肌腱炎可显示局部弥漫性增大的低回声区。对软组织肿瘤和骨肿瘤的软组织肿块，超声检查可以显示肿块的情况，尤其可以区分病变是囊性还是实性，对肿块血运情况也能很好显示。超声检查对于早期发现婴幼儿髋关节畸形与脱位的诊断，远较临床检查准确。超声没有辐射，价廉，设备轻便，这些都是超声的优势，应该充分应用。超声的图像对比和分辨率不如平片、CT 和 MRI。超声不能穿透骨骼，因此显示骨内病变有很大的限制。

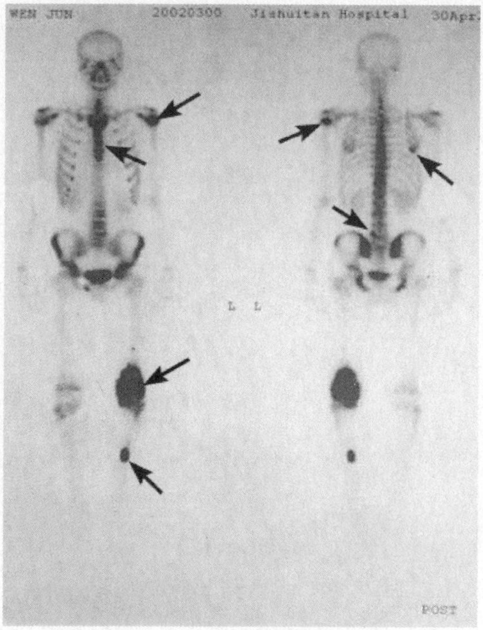

图 2－5　多病灶骨肉瘤核素扫描

核素全身扫描可见多处骨放射性浓聚（箭号），提示多发骨病变。

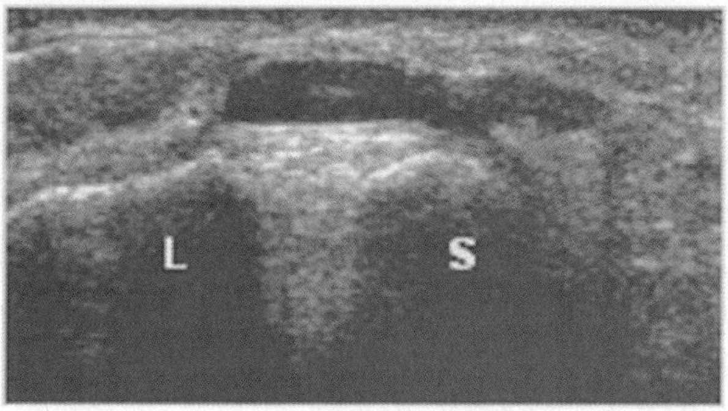

图 2－6　腕关节超声

声像图显示背侧腱鞘囊肿为低回声区，后方有声影。L：月骨，S：舟骨。

第二节　骨关节 X 线解剖

正常骨结构从外向内依次为骨膜、骨皮质、骨松质和骨端的关节软骨。只要掌握正常解剖知识，阅片时对异常情况很容易分辨。因此，了解骨的 X 线解剖对区分正常与疾病的诊断非常有帮助。

一、骨发育过程的X线影像

儿童与成人骨骼最大的不同是儿童在骨端有骨骺和生长软骨。骨骺和干骺端之间有骺板软骨。成人后骺板软骨消失，闭合，骨骺与干骺断融合，形成一个骨。而正常生长的婴儿骨骺出现的时间与骨骺闭合的时间有一定规律，是相对固定的（图2－7）。有些疾患下，骨骺出现和闭合的时间延迟或提前。骺软骨板是一个人从小到大的关键部位，很多疾病可使骺软骨板损伤，因而导致骨骼生长障碍，造成畸形。最常见的是儿童生长板损伤或骨折。

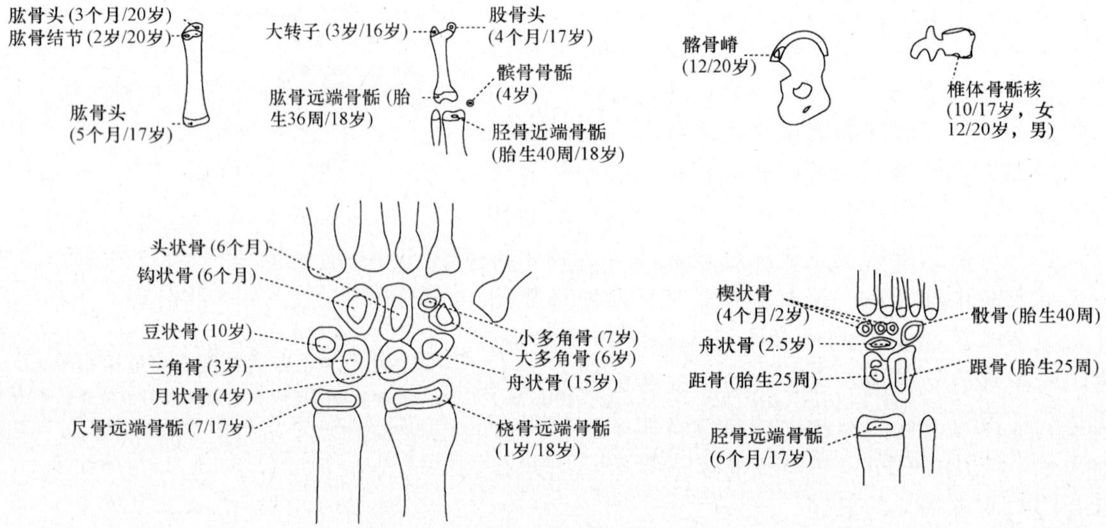

图2－7 二次化骨核出现及闭合时间

二、小儿骨骼的X线表现

小儿长骨的主要特征是有未完成骨化的骺软骨（图2－8）。分为骨干、干骺端、骺板（线）和骨骺。骨干呈长管状，周围为均匀致密的骨皮质，骨皮质在骨干中段最厚，向两端逐渐变薄。X线表现为外缘清楚的均匀致密带。骨干中央为含有造血组织和脂肪组织的骨髓腔。X线呈无结构的半透明区。干骺端为骨干两端较粗大部分。顶端可见横向的致密带影，称为临时钙化带。骨骺位于长骨的两端，由骺软骨和骺核组成。前者在X线片上不显影，后者呈点状致密影，随着骨骼的生长不断增大。骺线是指位于骨骺和干骺端之间的软骨。X线表现为横行的带状半透明区。骺板随着软骨骨化不断变薄。当骨发育完成时，骨骺与干骺端融合，X线上骺板消失。

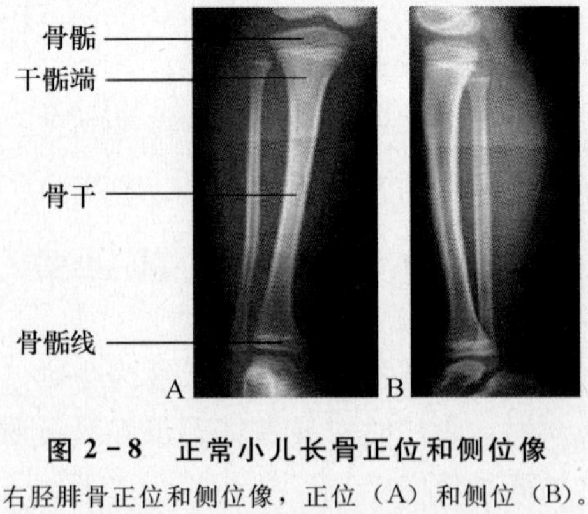

图2－8 正常小儿长骨正位和侧位像

右胫腓骨正位和侧位像，正位（A）和侧位（B）。

骨在生长、成骨过程中不断增大，同时根据生理功能的需要，不断进行改建和塑型，即骨的成形。包括骨骺和干骺端新生骨的改建、塑性，干骺端逐步移行到骨干，骨干不断增粗，髓腔不断扩大等，最终使每个骨形成其各自独特的形态。

三、成人骨骼的 X 线表现

人体骨骼因形态不同而分为长骨（如股骨、肱骨、尺骨等）、短骨（手掌指骨）、扁骨（肩胛骨和髂骨）和不规则骨（距骨和跟骨）4 类。

骨按其结构分为皮质骨（密质骨）和松质骨（小梁骨）两种，不同类型骨骼和部位皮质骨和松质骨的组成比例不同。一般骨的表面皮质骨形成壳，松质骨填充在内。松质骨由骨小梁形成网格结构，骨小梁间充满骨髓。在婴幼儿一些部位的骨髓含有造血功能的红骨髓；在成人绝大部分骨髓为黄骨髓，即主要为脂肪成分（图 2－9A）。皮质骨非常致密，主要由哈氏系统组成。哈氏系统包括纵行的哈氏管和以它为中心排列的多层环形同心板层骨。在成人骨骼，骨骺和干骺端已经融合，生长板消失，只有骨干和骨端。

在 X 线平片上，正常的骨皮质表现为密度均匀的致密影，外缘光滑锐利，内面与松质骨相移行（图 2－9B）。松质骨正常表现为细密的网状影。当然骨小梁的排列每个骨骼不同，与它所处的应力环境有关。X 线平片一般不能直接显示骨髓改变，只有当病变过程改变了骨小梁或骨皮质时才能间接反映。皮下组织及肌间隔含脂肪，密度比肌肉略低。质量好的平片上可以显示软组织的层次。但平片对软组织的密度分辨率低，对显示软组织病变不敏感，平片不能区分出血和水肿等。在骨骼的特定部位常有营养血管进入骨内形成的血管孔，不要误认为病变。骨骼提供肌腱和韧带附着点，该处骨表面粗糙，不要误认为病变。头颅、脊柱和骨盆等部位结构复杂，在平片上结构相互重叠，影响观察，所以这些部位要尽量进行 CT 检查，只摄平片是不够的。

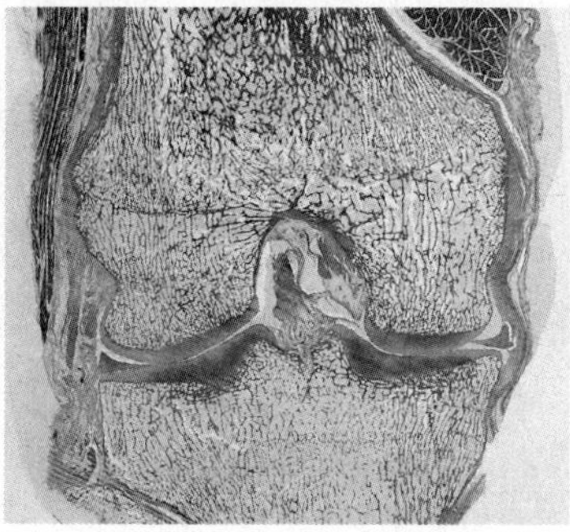
A

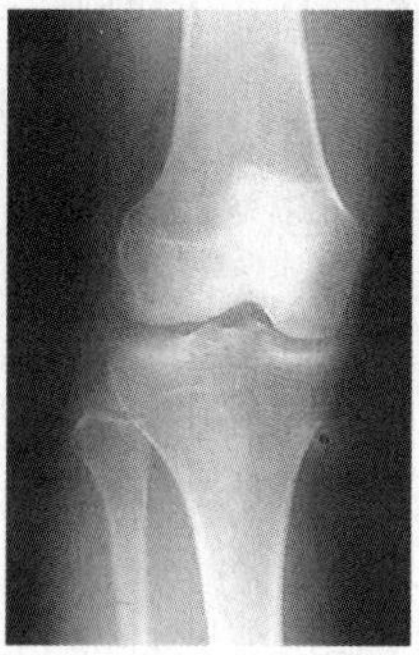
B

图 2－9AB　膝关节冠状位大切片（A）和膝关节正位 X 线平片（B）

X 线影像显示骨皮质、松质骨，骨性关节面和关节内结构。

四、正常关节的 X 线表现

人体关节分 3 种：① 不动关节，如颅缝等；② 微动关节，可有部分活动如耻骨联合等；③ 活动关节及滑膜关节，能自由活动，具有关节腔，人体大多数关节属于该类。

典型的关节一般由两个或两个以上骨端、关节软骨和关节囊组成。骨性关节面上覆盖的关节软骨为透明软骨，某些关节腔内还有关节盘结构，两个骨端有关节囊连接，关节囊内衬有滑膜。关节囊外有韧带、肌腱和肌肉加强（图 2－9A）。

X线平片能清楚显示骨性关节面为致密光滑线。平片不能区分关节软骨、半月板和关节液，两个骨性关节面之间的间隙称之为关节间隙（图2－9B）。X线平片通过观察关节间隙的宽窄和骨性关节面是否光滑、有无硬化来判断关节病变。关节间隙的宽窄受投照和位置的影响，远不如MRI直观和敏感。关节造影可显示关节内病变，但为有创检查，目前多由MRI代替。关节周围软组织在X线平片上表现为软组织影，不能区分肌腱、韧带和关节囊等结构，所以对判断这些结构的病变相对不敏感。脊柱椎间盘由中央髓核和外围的纤维环组成，平片能显示上、下椎体间的椎间隙，而椎间隙的改变对区分感染和肿瘤有重要作用。椎间盘的退变和突出是临床上最常见的，平片本身不能直接显示椎间盘改变，需要进行CT和/或MRI检查。

五、儿童骨骼解剖特点

儿童骨骼的显著特点是儿童的骨骼随年龄增加不断生长，骨骼的生长主要是通过骨骺和骨干之间的骺板（生长板）来实现的。如图2－10所示，儿童长骨两端为骨骺，中间是骨干，紧贴骨骺的是骺板，骺板与骨干之间是干骺端。骺板是一种特殊的软骨组织，可以通过软骨细胞的不断分裂、增殖、肥大、钙化和形成骨小梁使骨骼生长。骺板和干骺端代谢活跃，所以儿童的骨骼病变常表现在这些部位。骺板结构强度弱，易受到损伤，如果损伤累及骺板的生发层软骨细胞，就可以影响骨骼生长。骺板的强度比肌腱、韧带和骨弱，造成成人骨折或脱位的损伤在儿童常导致骺板损伤。儿童骨骼的另一个特点是骨的韧性比成人骨大，所以在儿童可以形成骨干的不完全骨折（青枝骨折），而且，儿童骨骼修复比成人快。儿童的每块骨头，其骨化中心的出现，骺板的闭合时间都有一定规律，了解和掌握这些规律是判断骨龄、发现病变和诊断病变的基础。

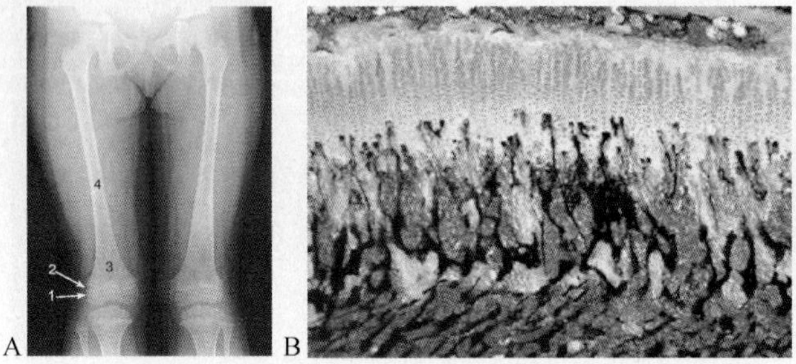

图2－10　双侧股骨正位片与骺板大切片

正位片（A）显示股骨有骨骺（1）、骺板（2）、干骺端（3）和骨干（4）结构。骺板组织学结构（B）上方为骨骺的终板，下半部分为干骺端，两者之间的骺板是软骨成分，由不同阶段的软骨组成。

骺板是软骨，在X线平片上表现为骨骺和干骺端之间的一条线样透亮影，宽窄随年龄和部位不同而异。骨骺的中心是骨化中心，在X线平片上为致密影，而骨化中心的周围有骺软骨，在X线平片上不能与关节软骨和关节腔相区分，所以儿童关节间隙显得很宽。儿童骨骼的干骺端在X线平片上表现多样化，如模糊和硬化等均可以是正常表现。

第三节　骨关节病变的基本X线征象

一、骨病变的基本征象

骨骼系统疾病的病理改变及其X线表现多种多样，影像表现反映的是大体病理改变。需要指出的是，骨骼的改变是通过骨组织内的细胞成分来实现的，主要有两种细胞：骨母细胞（形成骨）和破骨细胞（吸收骨），两者的平衡决定着骨量增加（骨质增生）或减少（骨破坏）。下面介绍一些骨骼疾病的基本影像表现，认识和了解这些基本征象，并进一步判断其病理基础，对得出正确诊断是非常重要的。

（一）骨量减少和骨质疏松

是指一定单位体积内骨组织的减少，但骨组织的矿化正常，这主要是与下面讲的骨软化相区别。骨量减少和骨质疏松是连续的，骨量减少达到一定值时称为骨质疏松。骨量的减少往往同时伴随骨结构的改变，最终导致骨骼强度减低，易发生骨折。造成骨量减少的原因很多，分为全身或局部的，原发或继发的。最常见的是随人体年龄增长而发生的骨量丢失，在妇女绝经期后由于雌激素减少，骨量快速丢失。年龄大约在65岁以后，男女都会发生骨量丢失，这是老化的结果。继发性骨量减少有许多原因，常见的有甲状旁腺功能亢进、长期使用激素，或患有失用性骨萎缩等。

X线平片对显示骨量减少和骨质疏松相对不敏感，目前认为主要是通过各种骨密度测量来评价骨量减少的程度，并根据世界卫生组织（WHO）推荐的标准诊断骨质疏松。在X线平片上，骨量减少达到一定程度时，表现为骨密度减低（图2-11）。要注意X线平片的密度受许多因素影响。在长管状骨表现为骨小梁减少，骨皮质变薄，出现透亮影。X线平片仍然是显示骨质疏松引起的骨折的首选检查方法。定量CT（QCT）可以测量骨密度，CT在显示细微骨折方面有帮助。除骨质疏松外，骨髓瘤和骨转移瘤也可表现为骨量减少和多发椎体压缩与骨质疏松相混淆，这时CT和MRI检查对鉴别诊断有很大帮助。

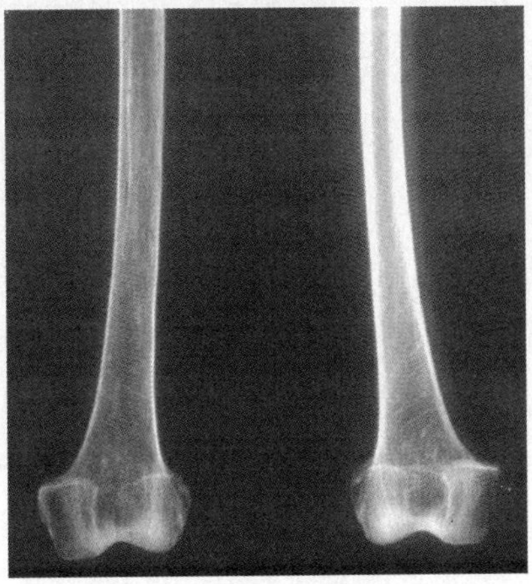

图2-11　骨质疏松

右股骨颈骨折多年，股骨中下段出现严重骨质疏松，在平片上表现为骨皮质变薄，骨小梁减少，骨密度减低。对侧股骨相对正常。

（二）骨质软化

是指一定单位体积内骨组织有机成分正常，骨矿化不足。组织学上表现为骨小梁表面骨样组织堆积。发生在婴幼儿成为佝偻病，在成人为骨软化症。骨密度测量可以出现骨密度减低，与骨量减少和骨质疏松不能鉴别。由于骨组织没有充分矿化，骨的韧性增加，强度减弱，可以出现骨骼变形，这是与骨质疏松鉴别的主要影像学依据。X线平片表现为骨密度减低、模糊。儿童患佝偻病时长骨弯曲变形，出现X形或O形腿，干骺端增宽、模糊；在成人出现骨盆三叶草样变形。一个比较有帮助的征象是出现假骨折线，表现为与骨皮质相垂直的1～2 mm宽的透亮线，边缘稍致密，好发于耻骨、股骨近端等

（图 2－12）。CT 和 MRI 没有多大帮助。骨质软化常见的原因是营养不良，阳光照晒不足，维生素 D 缺乏，肾功能障碍等。

（三）骨质破坏

是指局部骨组织被病理组织所代替而造成的骨组织消失。这种破坏可以是病理组织本身代替骨组织，而更多情况下是由于病理过程引起破骨细胞数量增加或活性增加，是骨吸收增加所致。

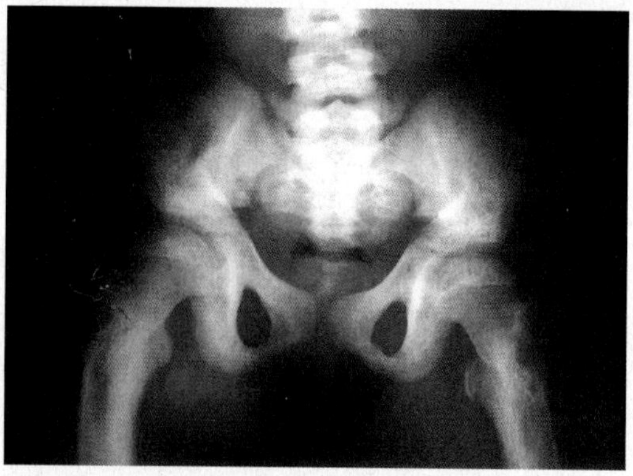

图 2－12　肾性骨病，骨软化

骨密度减低，骨皮质变薄，骨盆变形。

骨破坏的形式、范围和边界是病理过程生物学行为的反应，因此仔细观察 X 线平片图像上所表现的骨破坏的大小、形态、边界等对判断病变性质有重要意义。骨破坏在 X 线平片上表现为皮质骨或松质骨局部骨结构的消失和局部密度减低，同时破坏区和正常组织间可形成边界。要注意只有当骨破坏达到一定程度时平片才能发现，尤其在头颅、脊柱和骨盆等部位。

影像学检查有时可以提示骨破坏的成分，如破坏区内出现斑点状、斑片状和环形钙化提示为软骨成分；棉絮状或象牙质样致密影提示为成骨性。骨破坏可见于感染、结核、肿瘤和肿瘤样病变等。通过仔细观察和分析骨破坏的表现，可以提示病变的性质，如破坏区边界清楚，有硬化边常提示为良性肿瘤或慢性病理过程；而破坏区边界模糊或无边界，常提示为恶性肿瘤或急性感染等（图 2－13）。

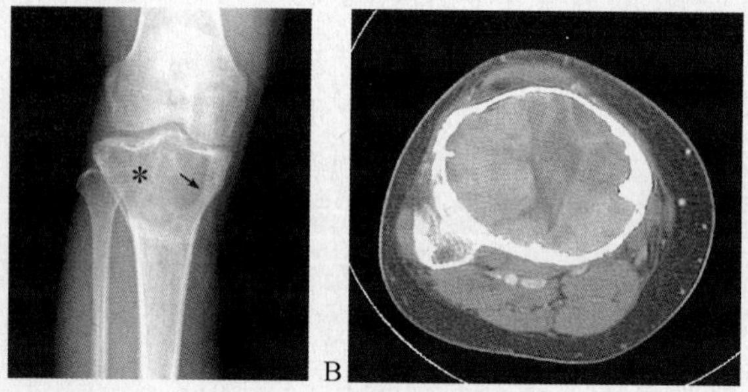

图 2－13　骨巨细胞瘤

膝关节 X 线正位平片示胫骨骨端溶骨性破坏（星号），略偏心，边界清楚（箭号）。CT 扫描显示胫骨平台破坏，骨皮质变薄，尚完整。

（四）骨质增生硬化

是一定单位体积内骨量增多。组织学上表现为骨皮质增厚，骨小梁数目增多，增粗。造成骨量增加的原因可以是成骨增加、破骨减少或两者兼有。少数情况下可由肿瘤细胞直接形成骨，称为肿瘤骨。骨量增加在 X 线平片上表现为骨皮质增厚，密度增高，骨小梁增粗、增多，或出现片状致密影而不能区分骨小梁（图 2－14）。密度高时可能掩盖其间的破坏灶，可以用高 X 线条件照相，或进行 CT 扫描。MRI 显示骨质增生的效果不如平片和 CT，但 MRI 可以显示与骨质增生相关的病理改变。骨质增生可见于多种病理过程，如感染、外伤、骨肉瘤和成骨性转移瘤。氟骨症和石骨症等可以引起全身骨质增生。

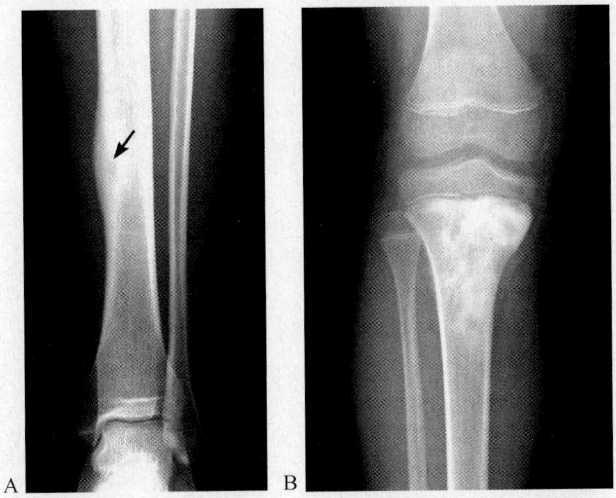

图 2-14　骨增生硬化

（A）骨样骨瘤，小腿正位X线平片示胫骨内侧骨皮质增厚，其中有一小圆形透亮区（箭号），为瘤巢。（B）成骨型骨肉瘤，膝关节正位X线平片示胫骨上端干骺端随腔内骨密度增加，为骨肉瘤的瘤骨。

（五）骨膜增生

也称骨膜反应，是骨膜受到刺激，骨膜内层成骨细胞活动增加所致的骨质增生，常提示有病变的存在，多见于骨感染与恶性肿瘤。增生的骨膜骨化后X线平片才能显示，表现为与骨皮质平行的细线状致密影，同骨皮质之间有1～2 mm宽的透亮间隙。最后增生的骨膜与骨皮质相融合（图2-15）。

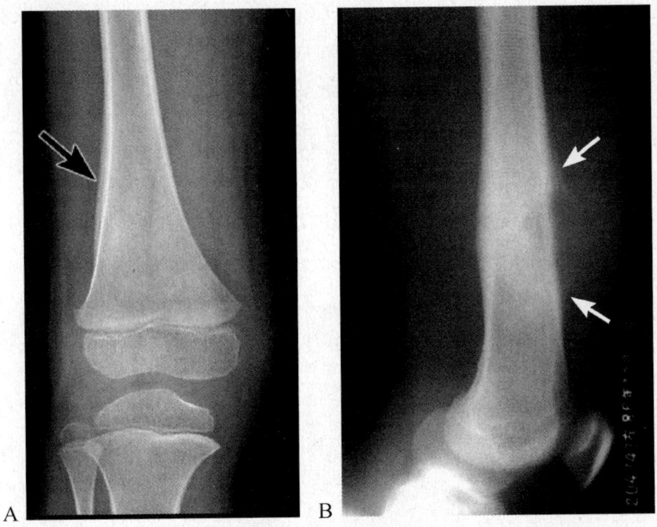

图 2-15　骨膜增生

股骨下段正位片（A）示股骨下段外侧光滑规则的骨膜增生，为骨髓炎（箭号）。股骨下段侧位片（B）示股骨前面骨膜反应中断（箭号），骨髓腔内密度增加，前方软组织肿块，为骨肉瘤。

（六）钙化

软骨类肿瘤可以出现钙化，骨梗死可以引起骨髓内钙化，关节软骨和椎间盘的退行性变也可出现钙化。在平片表现为颗粒状或小环形无结构的致密影，比较局限（图 2－16）。CT 可以显示细微的钙化，而 MRI 对显示钙化不敏感。

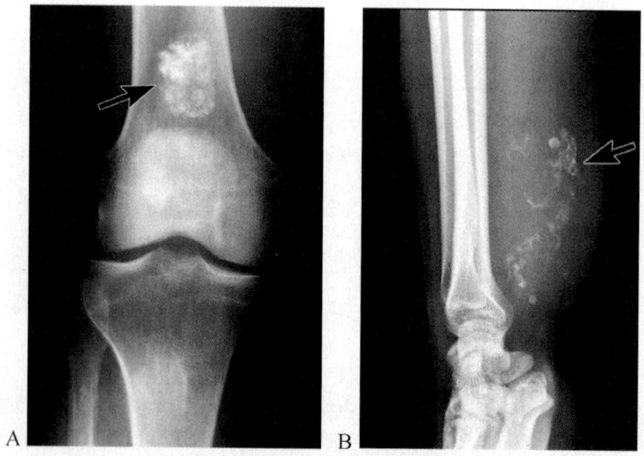

图 2－16　骨异常钙化

A. 股骨下段骨髓腔内无结构高密度影，为肿瘤内钙化，病理证实为软骨瘤。B. 前臂掌侧软组织内钙化影和静脉石，为血管瘤的典型表现。

（七）骨坏死

是指局部骨组织的死亡，组织学上是骨细胞的死亡、消失和骨髓液化、萎缩。形成坏死的原因主要是血液供应的中断，而引起血供中断的原因有使用激素、骨折、骨髓炎等。骨坏死早期骨结构没有发生改变，这时 X 线平片和 CT 扫描可无异常发现，数月到半年后出现钙化或碎裂后才有异常表现。MRI 对显示骨坏死非常敏感，在血供中断后一周就可以出现骨髓信号改变，典型表现为 T1WI 图像上的线样低信号，T2WI 和压脂序列为高信号。经过一段时间，坏死区和正常组织之间的反应带出现骨化和钙化，在平片和 CT 上表现为细线样致密影，而坏死区本身的密度可略高于周围组织。所以当怀疑骨坏死时，应作 MRI 检查以确定有无骨坏死（图 2－17）。

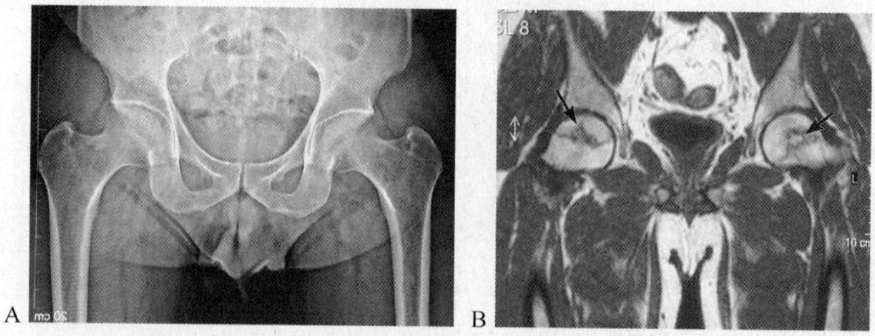

图 2－17　使用激素引起的股骨头坏死

平片未见异常（A）；MRI T1WI 清楚显示双侧股骨头坏死（B，箭号）。

（八）骨骼变形和骨折

在病理过程中可以发生骨骼外形改变，如肿瘤引起骨骼局部膨胀、骨软化导致骨骼弯曲变形等（图 2－18）。骨折是指骨的连续性中断，常见于外伤，也可以是病理骨折。

（九）软组织改变

骨骼周围的软组织改变对判断骨骼病变有很大帮助，同时软组织本身可以单独发病。主要改变有软组织肿胀、脓肿和肿块。X 线平片对于显示软组织改变相对不敏感，但平片可以显示有无骨骼受侵，有无钙化和骨化，有无积气等（图 2－19）。超声对显示软组织改变很有帮助。CT 比 X 线平片敏感，同时可以用增强扫描来区分是肿块还是脓肿，这对区分感染和肿瘤非常重要。MRI 是目前显示软组织病变的理想检查方法，可以清楚显示软组织肿胀、损伤、出血、肿块等征象。

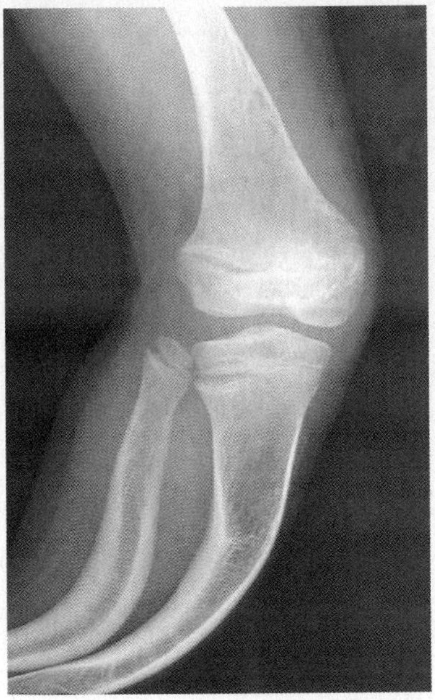

图 2－18　肾性骨病，骨软化

膝关节 X 线片示胫、腓骨明显弯曲变形。

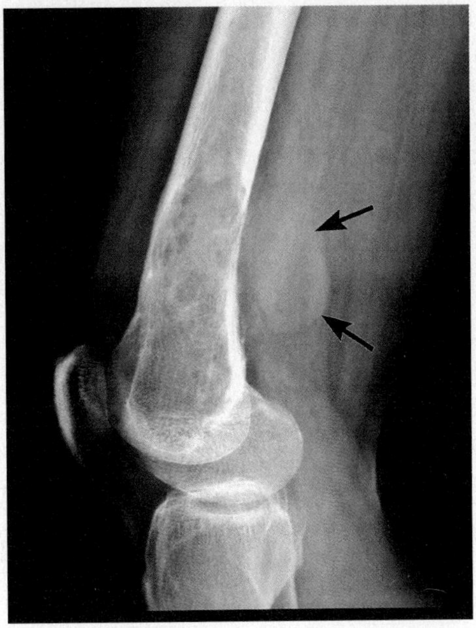

图 2－19　软组织病变

骨恶性肿瘤，股骨侧位片示股骨下段骨质破坏，后方明显软组织肿块（箭号）。

二、关节病变基本征象

（一）关节肿胀

常由于关节积液、积血、滑膜增生，以及关节周围软组织充血、水肿和炎症所致。在 X 线平片上表现为关节周围软组织肿胀、密度增高，但平片不能区分这些结构（图 2－20）。MRI 是显示关节病变的理想检查方法，MRI 可以清楚显示关节积液、积血、关节软骨损伤、肌腱和韧带的损伤和撕裂等。CT 比平片要好，但远不如 MRI 敏感。常见于外伤、炎症和出血性病变。

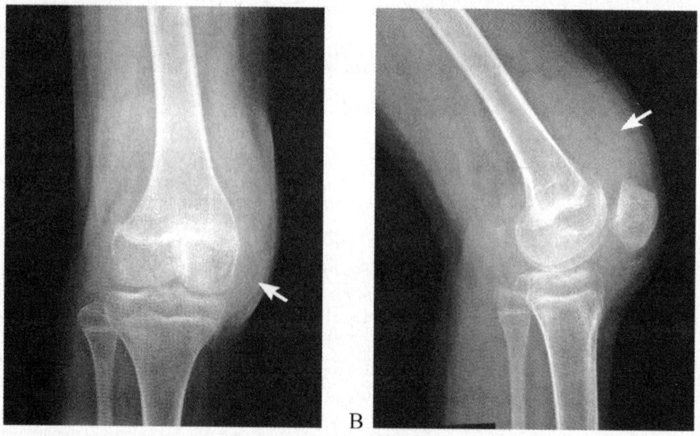

A B

图 2－20 关节肿胀

滑膜炎关节积液，膝关节正侧位平片显示关节明显肿胀（箭号）。

（二）关节破坏

是关节软骨及其下方的骨性关节面骨质被病理组织侵犯、代替所致。X线平片表现为关节间隙狭窄，骨性关节面模糊、中断，关节面下骨质破坏和缺损，严重时引起关节脱位和变形。X线平片仍然是显示关节改变的主要检查方法，有时，CT和MRI有帮助。发现关节破坏是诊断关节疾病的主要依据。破坏的部位和程度因疾病而异，各种疾病有其特点。如类风湿性关节炎常累及手和足的小关节，常多发（图2－21）。而关节炎和结核常为单关节发病，病变进展快。

（三）关节退行性变

早期是关节软骨的变性、坏死和溶解，关节间隙狭窄，骨性关节面被吸收，继而发生骨性关节面增生硬化，关节边缘骨赘形成。多见于老年人，以人体承重关节如脊椎、膝关节常见。早期X线表现骨性关节面模糊、中断和消失。进而发展到关节间隙狭窄，关节软骨下囊变，关节面增生硬化和骨赘形成。MRI能早期发现关节软骨退变（图2－22）。

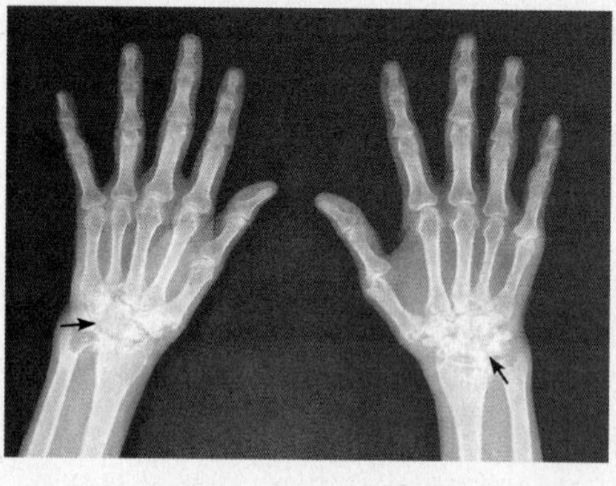

图 2－21 类风湿性关节炎

双手正位片示腕关节、掌指关节破坏，表现为关节间隙狭窄，关节面模糊，侵蚀性破坏（箭号）。

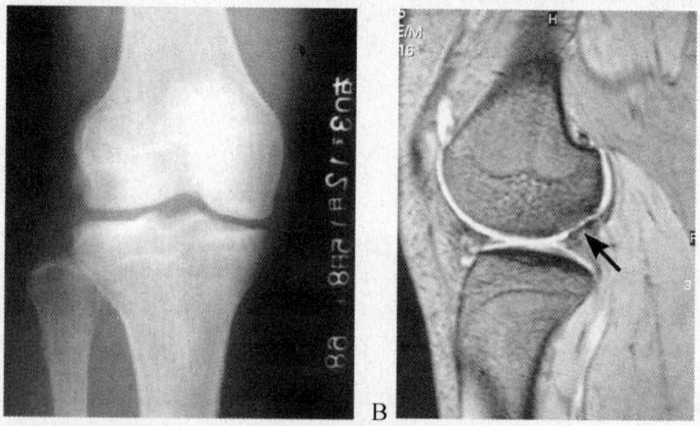

A B

图 2－22 早期关节退变

膝关节正位平片（A）未见明显异常。MRI快速自旋回波（FSE）膝关节矢状位显示股骨外髁后方关节软骨变薄，表面不规则（B，箭号）。

（四）关节强直

可分为骨性和纤维性两种。当关节明显破坏后，关节骨端与另一端由骨性结构连接，为骨性强直；如果是纤维成分连接则形成纤维强直，是关节病变晚期的一种表现，可见于关节炎、结核晚期、强直性脊椎炎晚期。骨性强直后，关节不能活动，X线平片可以见到骨小梁通过关节间隙（图2－23），CT扫描能更好地显示，MRI检查可清楚显示关节腔的消失。

（五）关节脱位

组成关节的骨结构发生脱离、错位，分完全脱位和半脱位。多见于外伤，也可见于先天性和病理性脱位。X线平片仍然是显示关节脱位的基本检查方法（图2－24）。

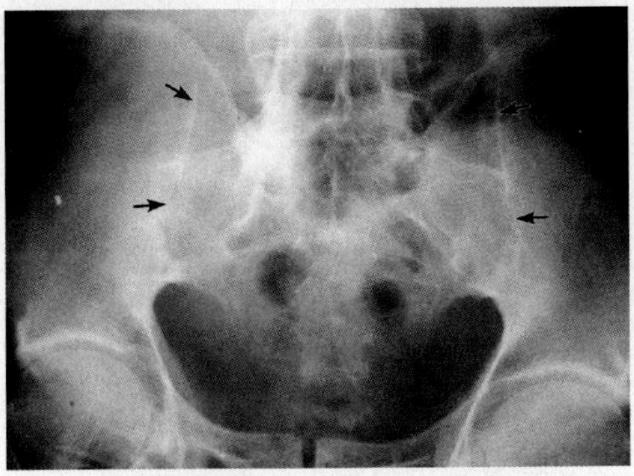

图2－23　强直性脊柱炎

显示两侧骶髂关节骨性强直（箭号）。

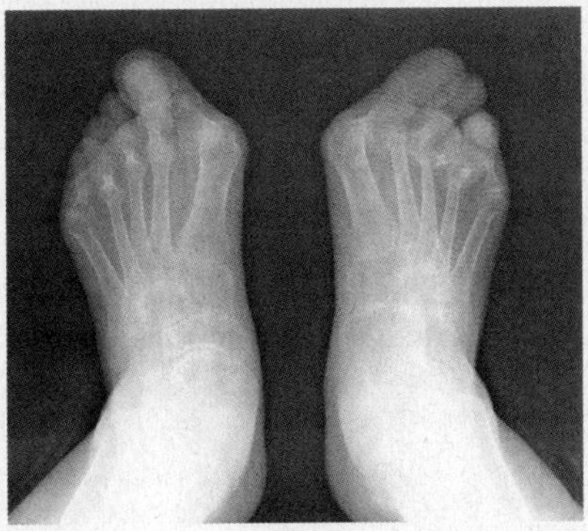

图2－24　病理性脱位：类风湿性关节炎

X线平片示双足多发关节脱位和半脱位。

第四节　骨关节创伤

一、骨折的定义及描述

骨折是指骨或软骨的连续性和完整性的完全或不完全中断。尽管放射科医生通过对每一骨折的影像学资料的分析并不能获得充分的损伤生物学机制，但是可以对骨折作出准确、完全的描述。放射科医生的评价主要包括：① 提供准确的影像学资料，明确有无骨折和脱位，每个损伤部位必须包括正、侧两张片子，每张片子必须包括近端或远端的一个关节；② 对骨折做出准确全面的描述，为临床治疗和预后提供参考。

对骨折全面的描述应包括以下几个方面：

开放性/闭合性　开放性骨折指骨折部位与外界相通，包括从外部的刺入性损伤和骨折片从内部刺出皮肤。开放性骨折可见到软组织内的气体和碎片影。闭合性骨折指骨折部位与外界不相通。

不完全/完全　不完全骨折指骨折线不贯穿骨骼全径（图2－25），主要见于儿童和青少年。包括青枝骨折、扣状骨折和塑性骨折。青枝骨折指在骨的损伤部位发生的不完全骨折。扣状骨折指在骨的压缩部位发生不完全骨折。塑性骨折指骨弯曲而没有急性成角畸形。塑性骨折主要见于尺骨和腓骨。起初，应力骨折也被认为是不完全骨折。

完全骨折指骨折线贯穿骨骼全径；根据损伤机制和骨折线的走行分为横行骨折、斜行骨折和螺旋性骨折。

粉碎性骨折 骨折包括两块以上的碎片称为粉碎性骨折（图 2－26）。包括分段骨折和蝶形骨折。分段骨折指两条或多条骨折线将骨干分离。蝶形骨折指在受力点形成楔形的第三碎骨片。

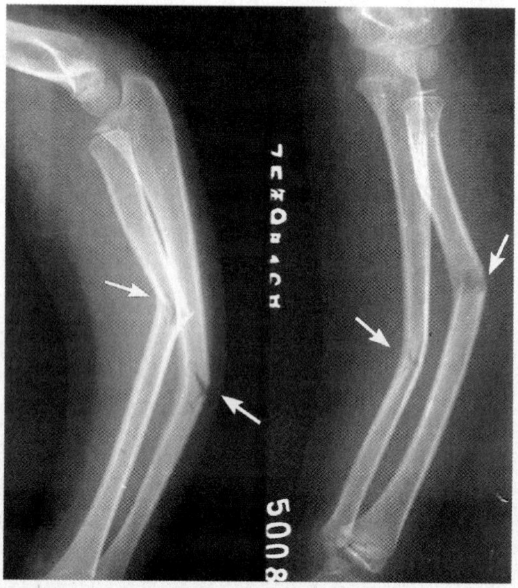

图 2－25 前臂不完全骨折

左侧前臂正侧位 X 线平片，示尺、桡骨中段部分骨折，骨折线没有贯穿整个骨皮质（箭号）。

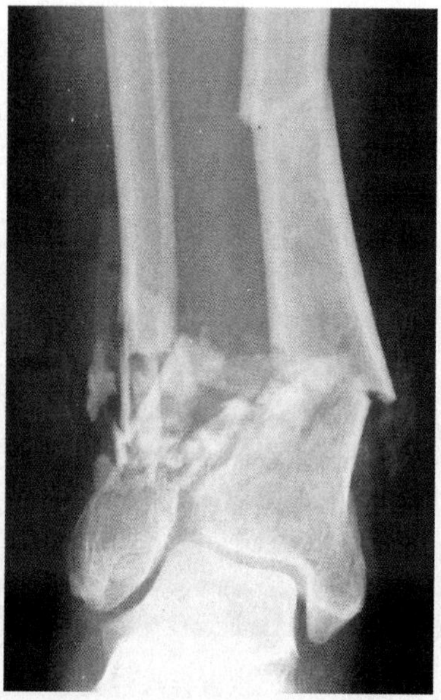

图 2－26 胫、腓骨远段粉碎性骨折

右侧胫、腓骨正位 X 线片，示多个骨折片，骨折片移位明显。胫骨骨折段内翻向内成角，骨干中段呈斜性骨折，骨折端嵌插，轻度外翻。

骨折位置 应该确切描述骨折的解剖部位，如长骨的骨干和骨端骨折，关节附近的关节内和/或关节外骨折等。

同位 指骨折断端的位置关系。有移位、短缩、分离。完全而正常的同位称为解剖位。移位指骨折两断端的对位关系，以骨折远端相对于近端的移动方向描述为向前、后、内、外移位或几个位置的联合。移位的距离可通过测量或为骨骼直径的百分比。当骨折断端间完全不对位时称为不同位，包括短缩和分离。短缩或分离的距离应进行测量。

排列 指骨折两端长骨间的关系。失去正常的关系称为成角。测量骨折远段相对于近段的成角。排列的关系通常用内翻和外翻来描述。

旋转 指骨折断端两段的异常旋转情况，主要通过该骨两端的解剖标志来衡量。例如在评价股骨的旋转时，可通过股骨两端的解剖标志来定，即股骨颈前倾角的测量。

二、几种特殊类型的骨折

1. 劈裂骨折 也称裂纹骨折，指骨折线发生在关节面附近，骨折线呈线状，骨折片无移位。主要见于桡骨头，腕关节等部位（图 2－27），CT 的敏感度较高。

2. 隐性骨折 也称微骨折或骨挫伤，指只有髓腔内骨小梁的断裂和出血水肿，而没有骨皮质的中断（图 2－28）。在 X 线平片上常表现为正常，在 MRI 上能很好地显示此类骨折。

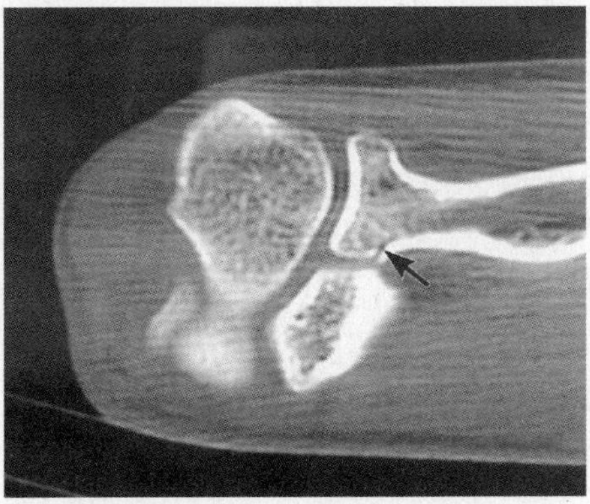

图 2－27　桡骨头线性骨折线

CT 扫描显示桡骨头关节面下线状透亮影（箭号）。

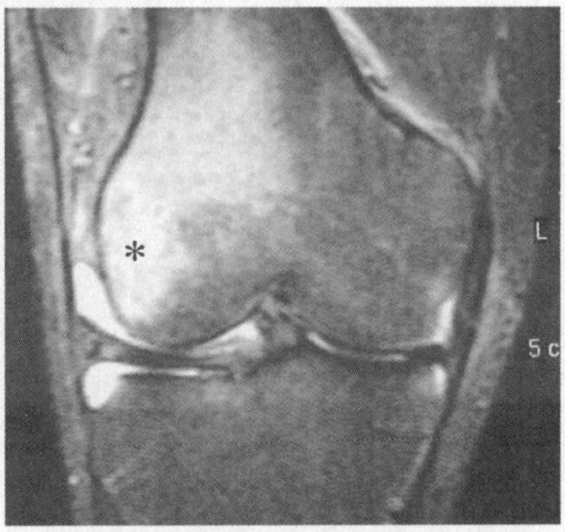

图 2－28　膝关节隐性骨折

MRI T2WI 股骨远端外侧髁内可见弥漫性高信号（星号），为骨小梁出血水肿所致。

3. 撕脱骨折　指在肌腱、关节囊等附着的部位，由于肌腱关节纤维的牵拉而发生的小的碎骨片的撕脱移位（图 2－29）。如肱骨大、小结节和肱骨髁的撕脱骨折。

4. 连枷骨折　指在同一肢体出现多处骨折。

5. 应力性骨折　指在长期应力作用下而发生的慢性不完全性骨折，有骨膜反应和骨皮质增粗（图 2－30），骨折线有时在 X 线平片上不能显示。好发于胫、腓骨和跖趾骨、骶骨、足舟骨等。常见于战士、运动员、舞蹈演员和杂技演员等。

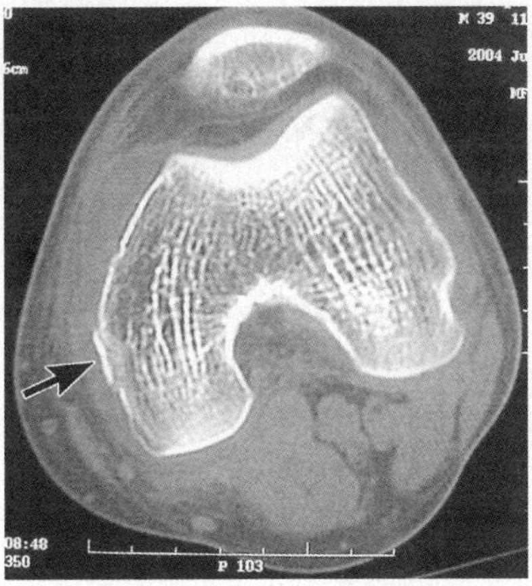

图 2－29　股骨撕脱骨折

CT 扫描示股骨内侧髁撕脱的条状小骨片（箭号），关节积液。

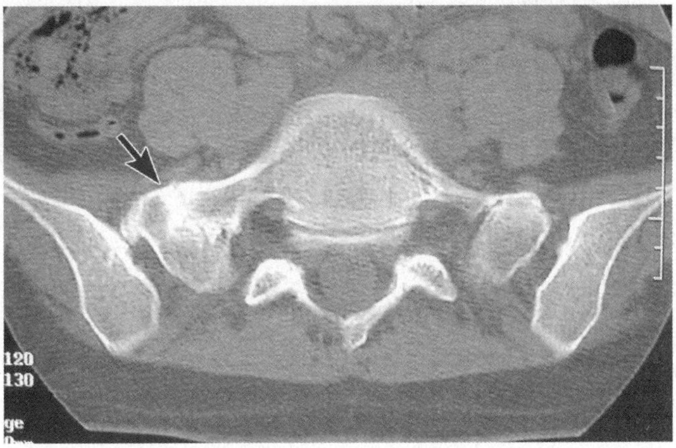

图 2－30　应力性骨折

CT 扫描示第 1 骶骨右侧峡部线状致密的骨硬化区（箭号），为长期应力骨折所致的增生反应。

6. 病理骨折　指病变骨质发生破坏，在此基础上发生的骨折。常因轻微外伤而引发。可见于骨肿瘤、骨感染，以及全身性遗传、营养、代谢、内分泌障碍等多种原因。放射学检查可或多或少地显示局部骨破坏（图 2－31）。

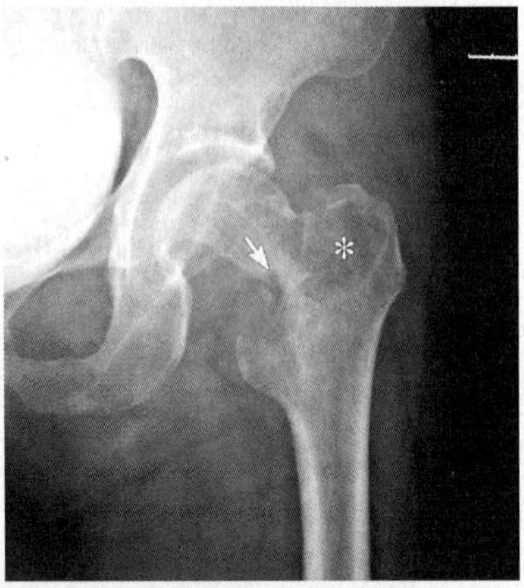

图 2-31 病理性骨折

左侧股骨颈粗隆区溶骨性骨破坏（星号），伴股骨颈骨折（箭号）。

三、骨折的愈合和并发症

骨折愈合是一个复杂的过程，受很多因素的影响，如患者的年龄、局部骨和软组织的损伤程度、骨折的位置、骨折端的稳定程度、感染的出现、局部恶性变、放射性坏死、缺血性坏死、关节内受累、抗感染治疗以及多系统因素。

骨折愈合的过程是一个连续的过程，其基本过程是先形成肉芽组织，在肉芽组织上产生新骨，依靠骨痂使骨折断端连接并固定。可分为3个时期：血肿机化演进期，原始骨痂形成期，骨痂改造塑形期。

骨折后，断端之间、髓腔内和骨膜下形成血肿。此时，X线平片可见骨折线变得模糊不清。

骨折2～3天后，血肿周围有新生的毛细血管和成骨细胞组成的成骨性肉芽组织开始长入血肿内，使血肿机化，形成纤维性骨痂，但连接薄弱不能负重。在此基础上，成骨细胞大量活动而形成骨样组织，即成为骨样骨痂，使骨折进一步固定。纤维性和骨样骨痂在X线上不能显影，所以骨折线仍存在。在骨样骨痂上有矿物质沉积形成骨组织，则成为较坚实的骨性骨痂。只有骨性骨痂才能在X线上显示。随着骨性骨痂不断增多，骨折断端不再活动，即达临床愈合期。X线上骨折区虽可见骨痂，但骨折线依然可见，断端骨密度增高。此后，骨痂范围加大，生长于骨折断端和骨髓腔内，使骨折连接坚实，骨折线消失而成为骨性愈合。此后，就在很长的一段时间内，机体为适应负重和活动的需要，骨骼进行再建，使承重部骨小梁致密，不承重的骨痂被吸收，而骨痂不足处如弯曲、变形，则经骨膜生骨而补足，使断骨恢复正常形态，但如变形严重则不能恢复。

在放射学上应区分活动骨痂和静态骨痂。活动骨痂呈云雾状，边界模糊，骨折还没有连接。静态骨痂连贯，边界清晰。

- 延迟愈合：骨折在4个月后不能重建称为延迟愈合。
- 骨折不愈合：骨折在8个月后不愈合，称为骨折不愈合（假关节）。

延迟愈合是临床诊断而不是放射学诊断，骨折不愈合则是放射学诊断。

除了评价骨折的愈合情况外，还应对骨折的并发症进行评价。一些骨折（如股骨头下骨折，股骨髁关节内骨折，腕关节和肱骨近端骨折等）易导致缺血性坏死。在X线平片上，最早期的表现为骨的相对性密度增高，随后出现软骨下骨折和正常形态的改变。

在骨折的随访过程中，尤其是开放性骨折，必须仔细地评价气性坏疽和骨髓炎。

骨折可诱发反应性交感性营养不良，在平片上表现为严重的骨质疏松和软组织营养性改变。

骨连接不正可或多或少地出现一系列不良后果，取决于连接不正的位置和类型。简单的移位，无论是前后还是内外移位，都可以完全重塑，尤其在儿童。轻微的短缩是可以接受的，因为骨折端的过度充血可以导致局部的过度生长。当骨折愈合后，在下肢缩短 2 cm 以内是可以代偿的。成角畸形是比较严重的，在枢纽关节（指圆柱形骨突位于凹形结构内的关节），前后成角是可以部分代偿的，而枢纽关节的内外成角是不能代偿的；仅仅在下肢的枢纽关节小于5°的内外成角是勉强可以接受的。旋转畸形是一个严重的并发症，在以后的过程中不会重塑，仅仅在杵臼关节可以部分代偿，而在枢纽关节是完全不能代偿的。愈合而旋转不良的骨折需要外科矫正。

一些骨折的愈合要求骨折碎片离得很近，在尺、桡骨必须解剖复位。在肘关节和踝关节内骨折片偏离 2 cm 以内在临床上是可以接受的。

因此，对骨折的评价在不同的部位有不同的标准，放射科医生应掌握这些标准，而不能对某处骨折作出“好”或“坏”的诊断。当骨折断端在一个完全正常的位置时，应描述为解剖复位；否则，应用术语“移位，成角，旋转”等来描述。

四、儿童骨折的特点

在儿童有以下 3 点是特殊的：① 儿童骨骼的柔韧性较成人大，容易发生不完全骨折；② 儿童对对位不良骨折的重塑改建性大，尤其是 2～3 岁的儿童对关节附近的前后成角畸形的重塑远大于成人。③ 在儿童，由于骨骺与干骺端未结合，骨折易损伤骨骺板，而形成骺分离骨折，其畸形的产生与损伤类型有关，骺板的生发细胞受到损害会导致骺早闭，从而影响伤骨的发育。

五、几种常见的骨折

（一）Colles 骨折

又称伸展型桡骨远端骨折，表现为桡骨远端距关节 2～3 cm 处横断骨折，骨折端凸向掌侧成角，远折端向背侧移位（图 2 - 32）。严重者尺桡远端关节脱位，三角纤维软骨损伤。儿童桡骨远端骺分离并不少见，骨折线通过骺板软骨进入干骺端，骨骺与干骺端三角形骨片向桡骨背侧移位。

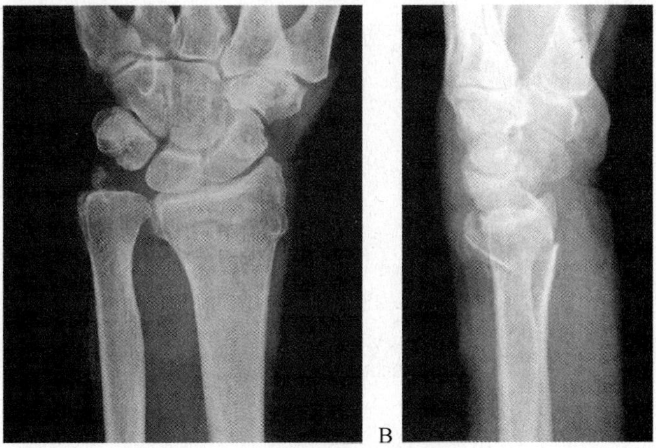

A　B

图 2 - 32　桡骨远端处横断骨折

X 线片示骨折端凸向掌侧成角，远折端向背侧移位。

（二）肱骨髁上骨折

最常见于儿童，损伤机制分为伸展型和屈曲型，伸展型骨折远端向后移位，屈曲型骨折远端向前移位，屈曲型少见。骨折线横过喙突窝或鹰嘴窝（图 2 - 33）。

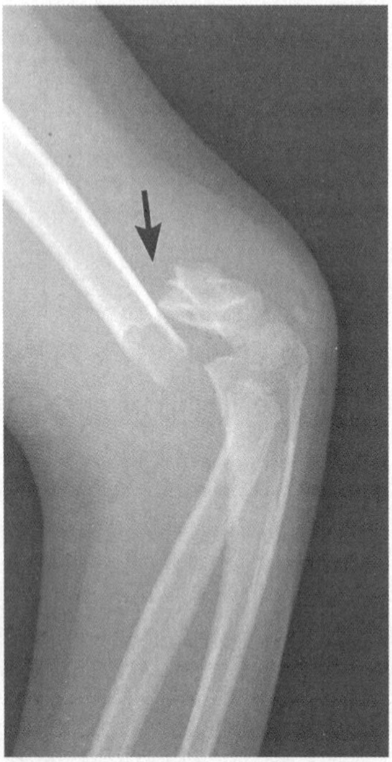

图 2-33　肘关节侧位显示肱骨髁上骨折（箭号）

（三）股骨颈骨折

分为嵌入型和错位型骨折。其中错位型常见（图 2-34），根据骨折部位分为头下型、头颈型和颈中型。临床多见于老年人，当错位型骨折损伤供应股骨头的血管时，可以发生股骨头坏死和创伤性关节炎。

（四）胫骨平台骨折

为关节内骨折。包括塌陷或劈裂骨折或撕脱骨折。多为直接暴力所致，外侧平台多于内侧平台骨折，除可见骨折线外，常伴有关节积液。

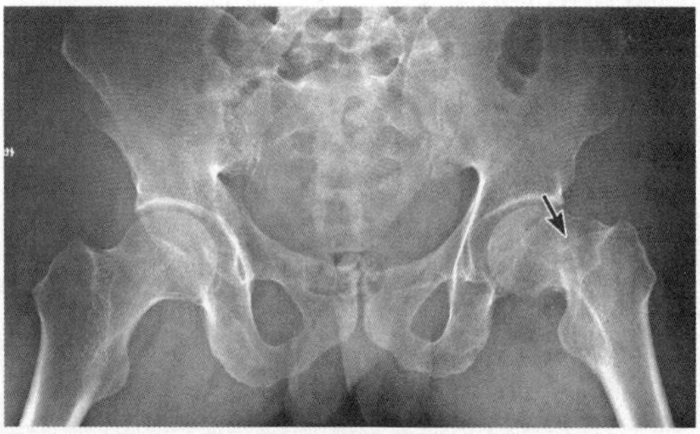

图 2-34　左侧股骨颈骨折（箭号）

（五）脊柱骨折

脊柱骨折多见于青年男性和老年女性。典型的损伤机制，青年男性多见于交通事故或由直接暴力引起，而老年女性常常偶发跌倒，由于骨质疏松导致骨折。骨折易发生于脊柱活动较大的胸腰段，以单个椎体骨折多见。在 X 线上可分为单纯压缩骨折和爆裂骨折（图 2-35A），在 MRI 上还可发现椎体的骨挫伤（图 2-35B、C），X 线和 CT 不能显示。在脊柱骨折中，CT 和 MRI 有助于进一步显示椎管受累情况和周围韧带的损伤，以便对骨折作出全面、正确的评价。

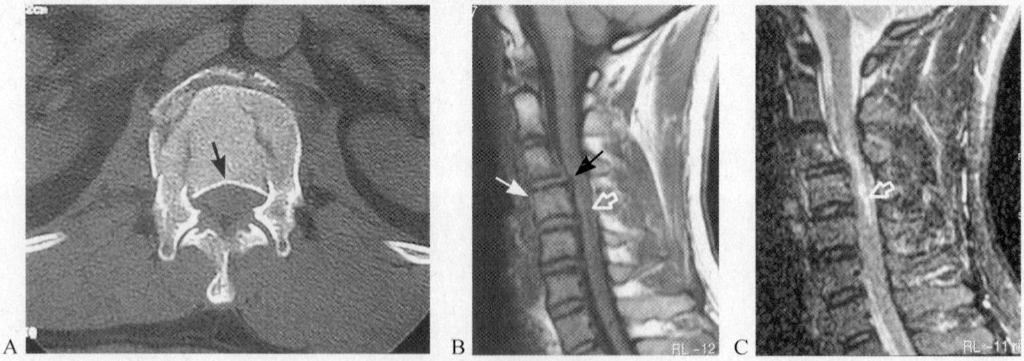

图 2-35　脊柱骨折与脱位

CT 平扫：腰 1 椎体爆裂骨折，骨折块向后突入椎管内，压迫脊髓圆锥（A，箭号）。颈椎脱位：MRI 矢状位 T1 加权像，示颈 3 脊椎向前脱位，颈 4 椎体后上缘压迫脊髓（箭号），椎体前方的高信号示韧带损伤（箭头）。脊髓内的低 T1 信号（B，空箭号），高 T2 信号（C，矢状位压脂 T2 像，空箭号）代表脊髓内损伤。

六、关节脱位

关节脱位，是指关节的组成骨脱离、错位。外伤性关节脱位是由于外伤所致的关节正常关系丧失，并且不能自行回复到正常状态。大多发生在活动范围大，关节囊和周围韧带不坚强，结构不稳定的关节。在四肢尤以肩关节和肘关节常见，膝关节少见，外伤只引起其韧带撕裂。外伤性关节脱位常有关节囊的撕裂、关节软骨的损伤，并常有关节周围韧带和肌腱的撕裂或撕脱。猛烈的外伤性脱位常伴有大块骨折或撕脱骨折，关节端的粉碎骨折，也容易合并有关节脱位（图 2－36）。关节外伤性脱位，关节腔内常有多少不等的出血，表现为关节囊明显肿胀和关节脂肪垫推移。关节脱位如果不能及时复位，血肿机化后则复位困难，影响关节的功能。关节脱位有完全脱位和半脱位两种。

关节脱位 X 线表现为正常关节解剖关系的丧失。成人大关节脱位，特别是完全性脱位，征象明确，诊断并不困难，但仍需拍片来了解脱位情况和有无骨折，这对复位是非常重要的。而轻微半脱位的诊断较难，一般需要观察质量较好的正、侧位片，或者特殊位摄片，或者与健侧对比进行诊断，或进行 CT 和 MRI 检查。

各个关节的脱位由于不同关节的解剖特点和外伤的性质与方向而有一定的脱位方向。下面介绍常见的关节脱位。

1. 肩关节脱位　可分为前脱位和后脱位，以前脱位最多见，后脱位极少见。其中前脱位时肱骨头常向下方移位，位于肩胛盂的下方，称为盂下脱位。向上内移位明显时，肱骨头可位于喙突下或锁骨下，分别称为喙突下或锁骨下脱位。肩关节脱位常伴有肱骨大结节撕脱骨折、肱骨外科颈骨折和关节盂纤维软骨的损伤。肩关节后脱位正位片易漏诊，需拍侧位片来观察。

2. 肘关节脱位　较常见，以青少年较多，多因肘关节过伸引起，常为后脱位。X 线表现为尺、桡骨向肱骨下端的后上方移位，常伴有尺骨鹰嘴窝或肱骨下端骨折（图 2－36）。少数可为侧方脱位，尺、桡骨向外侧移位。肘关节脱位并发骨折时，关节囊及韧带损伤严重，还可合并血管和神经损伤。

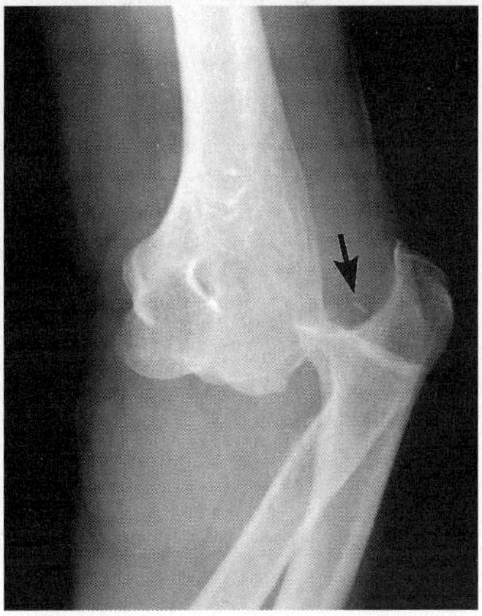

图 2－36　肘关节后脱位

X 线平片示尺、桡骨向肱骨下端的后上方移位，关节内可见小的碎骨片（箭号）。

七、软组织损伤

骨关节外伤常伴有软组织损伤，包括关节囊和韧带的撕裂、关节软骨损伤、肌肉损伤以及骨间筋膜损伤等。MRI 能准确地显示这些病变，而 X 线平片和 CT 不能显示。

第五节　骨关节感染和结核

一、骨髓炎

骨髓炎是指细菌性骨感染引起的非特异性炎症，它涉及骨膜、骨密质、骨松质及骨髓组织，“骨髓炎”只是一个沿用的名称。骨髓炎较多见于2～10岁儿童，多侵犯长骨，发病率依次为胫骨、股骨、肱骨、桡骨。全身其他骨如脊椎、颅骨、骨盆等亦可发病。病菌多为金黄色葡萄球菌，其次为白色葡萄球菌、链球菌、伤寒杆菌、大肠杆菌等，偶有肺炎双球菌、脑膜炎双球菌侵入骨骼而发病者。病菌多通过血行扩散侵及骨骼，少数也可由邻近软组织的感染扩延至骨，或外伤骨折直接侵及骨所致。骨髓炎的发病过程、病变性质和病变范围表现多种多样，比较复杂，与致病菌的毒力强弱、患者年龄、机体抵抗力及治疗措施等因素密切相关。近年来由于抗生素的广泛应用，骨髓炎的发病率显著降低，急性骨髓炎也可完全治愈，很少见转为慢性。

（一）急性化脓性骨髓炎

1. 病理　大量的菌栓停留在长骨的干骺端，阻塞了小血管，迅速发生骨坏死，并有充血、渗出与白细胞浸润。白细胞释放蛋白溶解酶破坏了细菌、坏死骨组织与邻近骨髓组织。渗出物与破坏的碎屑形成小型脓肿并逐渐扩大，使容量不段扩大的骨髓腔内压力增高。其他血管亦受压迫而形成更多的坏死骨组织。脓肿不断扩大并与邻近的脓肿融合成更大的脓肿。

腔内高压的脓液可以沿哈佛管蔓延至骨膜下间隙将骨膜掀起，形成骨膜下脓肿。骨皮质外层1/3的血供来自骨膜，骨膜的掀起会剥夺外层骨皮质的血供而形成死骨。骨膜掀起后脓液沿筋膜间隙流注而形成深部脓肿，穿破皮肤，排出体外形成窦道。脓肿也可以穿破干骺端的骨皮质形成骨膜下骨脓肿，再经过骨小管进入骨髓腔。脓液还可沿着骨髓腔蔓延，破坏骨髓组织、松质骨、内层2/3的密质骨的血液供应。严重时骨密质的内外面都浸泡在脓液中而失去血液供应，这样会形成大片的死骨。脓液进入邻近关节比较少见，因骨骺板具有屏障作用。成人骺板已经融合，脓肿可以直接进入关节腔形成化脓性关节炎。小儿股骨头骨骺位于关节囊内，该处骨髓炎可以直接穿破干骺端骨皮质而进入关节。

骨组织失去血供，部分骨组织因缺血而坏死。在周围形成肉芽组织，死骨的边缘逐渐被吸收，使死骨与主骨完全脱离。在死骨形成过程中，病灶周围的骨膜因炎性充血和脓液的刺激而产生新骨，包围在骨干外层，形成骨性包壳，包壳上有数个小孔与皮肤的窦道相通。包壳内有死骨、脓液和炎性肉芽组织，往往引流不畅，成为骨性无效腔。死骨内可存留细菌，抗生素不能进入其内，妨碍病变痊愈。

死骨的转归　小片死骨可以被肉芽组织吸收掉，或为吞噬细胞所清除，也可经皮肤窦道排出。大块的死骨难以吸收和排出，长期存留体内，使窦道经久不愈合，病变进入慢性阶段。

2. 临床表现　急性期多发病突然，出现高热、寒战，儿童可有烦躁不宁、呕吐和惊厥。重者有昏迷和感染性休克。早期患肢剧痛，肢体半屈状畸形。局部皮温升高，有压痛，肿胀并不明显。数天后出现水肿，压痛更为明显。脓肿穿破后成为软组织深部脓肿，此时疼痛可减轻，但局部红肿、压痛更为明显，触之有波动感。白细胞数增高。成人急性炎症表现可不明显，症状较轻，体温升高不明显，白细胞可仅轻度升高。

3. 影像学表现

常规X线：

- 软组织肿胀：骨髓炎发病7～10天内骨质改变不明显，主要为软组织肿胀，表现为肌肉间隙模糊、消失，皮下组织与肌肉间的分界不清，皮下脂肪层内出现条纹状或网状阴影。
- 骨质破坏：发病早期，长骨干骺端由于血循环增加可出现局限性骨质疏松。发病10～14天后，形成多数分散不规则的骨质破坏区，骨小梁结构模糊。骨质破坏区多位于长骨干骺端，干骺端的骨质破坏可逐渐增大并融合，以致不仅累及骨松质，而且也累及骨皮质甚至可沿整个骨髓腔蔓延及整个骨干（图 2－37）。由于骺板的阻碍作用，大多不侵及骨骺，偶尔累及骨骺板时，则可导致骨骺分离。

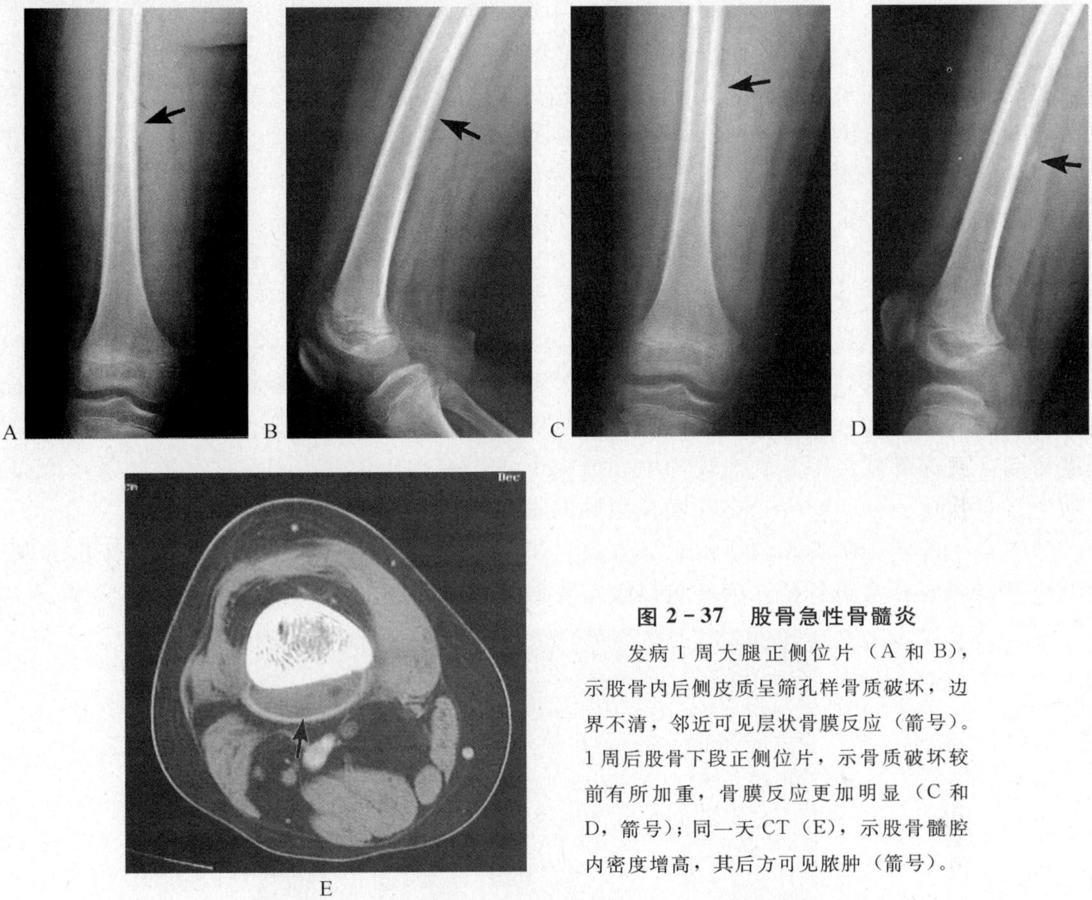

图 2－37　股骨急性骨髓炎

发病 1 周大腿正侧位片（A 和 B），示股骨内后侧皮质呈筛孔样骨质破坏，边界不清，邻近可见层状骨膜反应（箭号）。1 周后股骨下段正侧位片，示骨质破坏较前有所加重，骨膜反应更加明显（C 和 D，箭号）；同一天 CT（E），示股骨髓腔内密度增高，其后方可见脓肿（箭号）。

➢ 死骨：表现为小片或长条状高密度影，此因骨代谢停止不被吸收，而周围正常骨质疏松。对比之下更为密实。少数病例可见大部骨干成为死骨，常并发病理骨折（图 2－38）。

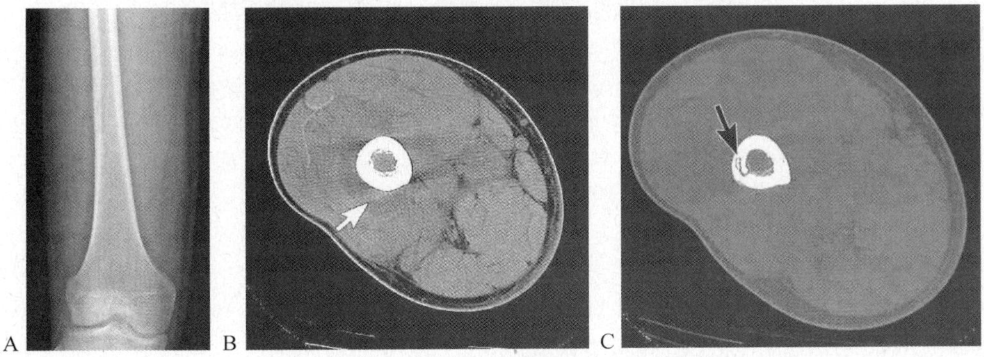

图 2－38　化脓性骨髓炎

平片骨质未见异常（A）。CT 扫描软组织窗示髓腔密度增高，内后方可见脓肿（B，箭号）。骨窗示内侧骨皮质破坏，与髓腔相通，其内可见小的死骨（C，箭号）。

- 骨膜反应：骨膜下脓肿刺激骨膜，在骨表面形成葱皮状、花边状或放射状骨膜反应。并可因骨外膜掀起和穿破产生“袖口”样骨膜反应。病变早期骨膜反应量较少，密度较淡，随病变发展逐渐变厚及增浓。骨膜新生骨围绕骨干的全部或大部，即称包壳（又称骨柩）。包壳被穿破可出现骨膜缺损。
- 骨质增生：急性骨髓炎虽以骨质破坏为主，但也可出现轻微的骨修复反应。骨质破坏区周围可出现轻度增生现象，增生区与破坏区间杂分布于患处。由于骨质增生，骨密度增高，骨质破坏也较前易于显示。
- 关节蔓延：少数化脓性骨髓炎患者的骨骺板软骨炎症累及骨骺，或穿过关节软骨侵入关节。关节软骨破坏表现为骨性关节面中断、消失，关节间隙变窄。骺板软骨破坏表现为先期钙化带消失。

CT：与常规 X 线平片相比，CT 更易发现小的虫噬样骨质破坏和骨周围软组织肿胀（图 2－38B、C），但对轻微的骨膜反应不如 X 线平片。另外 CT 还能发现 X 线平片上不能发现的骨髓腔的情况和软组织深部脓肿的情况（图 2－38B，图 2－37E）。髓腔破坏表现为髓腔密度增高。而深部软组织脓肿表现为中心低密度，周围有环状软组织密度影的包绕，增强扫描后呈环状强化。软组织内含有气泡是脓肿的重要表现。

MRI：在确定骨髓炎和软组织感染方面，MRI 明显优于 X 线平片和 CT，易于区分髓腔内的炎性浸润与正常黄骨髓，因此可以确定骨破坏前的早期感染（图 2－39）。

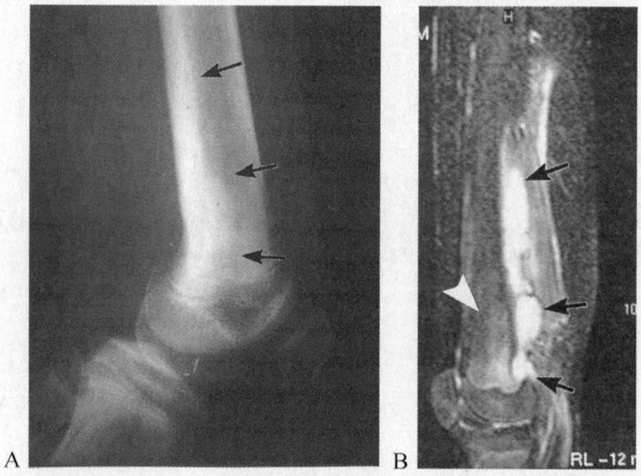

图 2－39　骨髓炎

平片示股骨下端干骺端后方骨皮质局部破坏，周围骨质硬化（箭号），软组织肿胀，结构层次不清（A）。MRI 矢状压脂 T2 序列示股骨下端干骺端后方骨皮质处有一脓肿，呈高信号（B，箭号），向上蔓延很长范围；骨髓腔内水肿，呈较高信号（B，箭头）。

诊断与鉴别诊断：急性骨髓炎主要表现为不同程度的骨质破坏，骨膜新生骨和死骨，在骨破坏周围有骨质增生现象。应与恶性肿瘤如骨肉瘤、尤文肉瘤鉴别。骨肉瘤其骨质破坏与骨硬化孤立或混杂出现，而骨髓炎增生硬化发生在破坏区的周围。骨肉瘤在破坏区和软组织肿块内有瘤骨出现，周围骨膜反应不成熟，软组织肿块边界较清，局限于骨质破坏周围。而骨髓炎的软组织肿胀范围比较广，CT、MRI 有助于区分是软组织肿胀还是软组织肿块。尤文肉瘤亦可见局限的软组织肿块，无明确的急性病史，无死骨及骨质增生。鉴别困难时，可用诊断性放疗来区分。

（二）慢性化脓性骨髓炎

急性化脓性骨髓炎治疗不及时或不彻底，引流不畅，骨内残留感染病变、死骨或脓肿，则可转化为慢性骨髓炎。如骨内病灶处于相对稳定状态，则全身症状轻微。如身体抵抗力低下可再次急性发作。病变可迁延数年，甚至数十年。

X线影像学表现：主要表现为广泛的骨质增生硬化，在增生硬化区内仍有脓腔和死骨存在。脓腔多表现为圆形或卵圆形骨质破坏区，边缘光滑清晰，有硬化边。骨内膜增生使骨髓腔狭窄，甚至闭塞消失。骨外膜增生与骨皮质融合致骨干增粗，轮廓不规整（图2-40）。较大的死骨在X线平片上易于发现，较小的死骨CT比常规X线更易发现。

慢性骨髓炎急性发作，可在邻近慢性骨髓炎的基础上出现急性骨髓炎的X线表现。慢性骨髓炎趋向愈合时，坏死腔变小、消失及死骨消失。骨质增生硬化逐渐吸收，骨小梁逐渐清楚，骨髓腔又重新出现，骨皮质较平，厚度趋渐正常，但骨外形的畸形可持续存在较长时间。

（三）慢性硬化性骨髓炎

慢性硬化性骨髓炎又称Garre骨髓炎，是一种低毒力菌感染引起的，以骨质增生硬化为主的慢性骨髓炎。病变中一般不能培养出细菌，临床症状主要为骨的酸胀疼痛，夜间尤重。本病多见于抵抗力较强的年轻人，好发于长骨骨干，如胫骨、腓骨、尺骨及跖骨等处。发病常与外伤有关，挫伤后骨膜下出血是重要的发病因素。

X线影像学表现：局限或广泛的骨质增生硬化，骨皮质增厚，骨髓腔狭窄甚至消失。骨干呈梭形增粗，外形光滑整齐。骨质增生区内一般无骨破坏，病程较长者可有小的斑点状骨破坏，软组织多无肿胀（图2-41）。

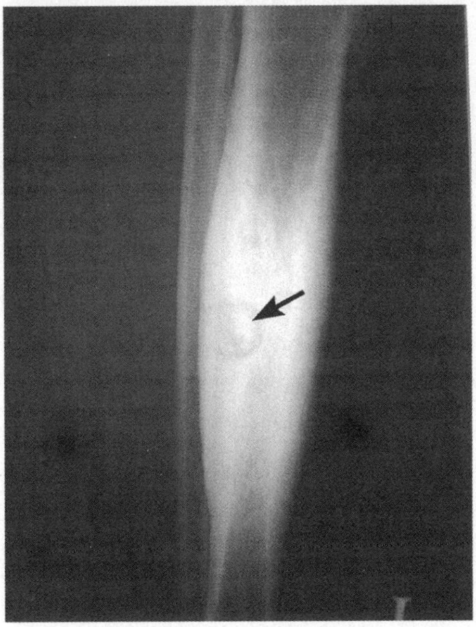

图2-40 慢性骨髓炎

骨皮质明显增厚致骨干梭形增粗，髓腔内密度亦增高，外侧骨皮质处可见一环形低密度带，其内可见一高密度死骨（箭号）。

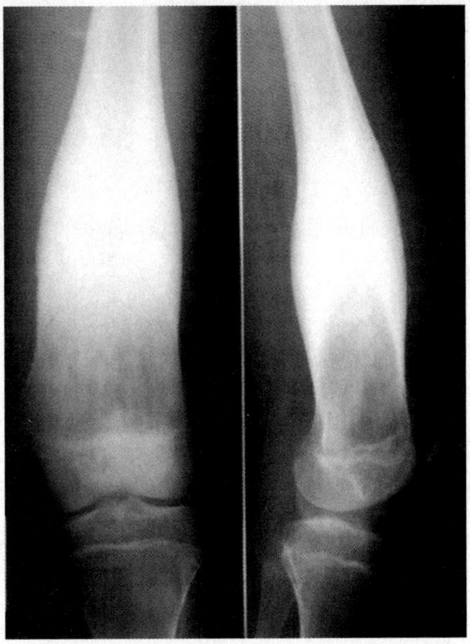

图2-41 慢性硬化性骨髓炎

左侧股骨正侧位X线平片，示股骨下段骨皮质明显增厚，致骨干呈梭形增粗，骨髓腔狭窄。

本病应与骨样骨瘤、成骨型骨肉瘤鉴别。骨样骨瘤可见瘤巢，其内可见高密度影，增生硬化多局限于瘤巢所在的一侧，呈非对称性骨皮质增厚。成骨型骨肉瘤有放射形骨针、瘤骨及软组织肿块。

（四）慢性骨脓肿

慢性骨脓肿又称 Brodie 骨脓肿，为慢性骨髓炎的一种特殊类型。是一种低毒力菌感染，可由于身体对病菌的抵抗力强而使化脓性骨髓炎局限于骨髓的一部分。临床一般症状轻微，疼痛多呈阵发性，持续时间较短，夜间可加重。本病好发于儿童和青年，多发生于胫骨上下端、股骨、肱骨或桡骨下端。

X线影像学表现：位于长骨干骺端的中央或略偏于一侧的圆形或卵圆形骨质破坏，病变早期破坏边缘较模糊，周围无明显硬化。随病变进展，边缘逐渐形成光滑锐利的硬化边。周围可有反应性骨质增生硬化，硬化带与正常骨质间无明确的分界。少数不典型的骨破坏为两个或多个卵圆形的透亮区复合而成，边缘呈分叶状。一般无骨膜反应或死骨。

鉴别诊断：骨样骨瘤瘤巢内的透亮影有时似骨脓肿，但较小且不规则，其内可见点状高密度影，周围有明显的增生硬化。发生于长骨的嗜酸性肉芽肿，其临床症状比较轻，破坏周围无明显的硬化边，周围可有骨膜反应，可伴有颅骨及脊椎的病变。

二、化脓性关节炎

化脓性关节炎是化脓性细菌侵犯关节面引起的急性炎症。大多由金黄色葡萄球菌引起，其次为白色葡萄球菌、肺炎球菌和肠道杆菌。多见于儿童，好发于髋、膝关节。常见的感染途径有血行感染、邻近化脓性病灶的直接蔓延、开放性关节损伤感染。

1. 病理　早期为滑膜充血水肿，有白细胞浸润和浆液性渗出物。此期关节软骨没有破坏，如治疗及时可不遗留任何功能障碍。病变继续发展，关节液内可见大量的纤维蛋白渗出，附着于关节软骨上，阻碍软骨的代谢。白细胞释出大量的酶，可以协同对软骨基质进行破坏，使软骨发生断裂、崩溃与塌陷。再继续发展，可侵犯关节软骨下骨质，关节周围亦有蜂窝织炎。修复后关节重度粘连，甚至发生骨性或纤维强直，遗留严重关节功能障碍。

2. 临床表现　急性期多发病突然，出现高热、寒战，儿童可有烦躁不宁、呕吐和惊厥。病变关节迅速出现疼痛与功能障碍。局部红、肿、热、疼明显。关节常处于屈曲位。

3. 影像学表现

常规X线：早期出现关节囊肿胀，关节周围脂肪间隙推压外移，关节间隙增宽。关节周围软组织亦出现肿胀，表现为关节周围肌肉结构层次不清，皮下脂肪内有网格状高密度影。过多积液使关节囊松弛可造成关节脱位或半脱位。出现骨骼改变的第一征象是骨质疏松，为炎症充血、疼痛引起失用性骨质疏松所致。接着骨性关节面模糊毛糙，继而骨质出现不规则破坏，多发生于承重面，破坏可逐渐扩大、脱落，形成死骨。破坏周围常有反应性骨质增生硬化，进一步修复后骨关节破坏变得不明显，骨密度增高，关节边缘有骨赘形成。关节破坏严重时可出现脱位或半脱位及骨骺分离现象，甚至骨性强直。病变较重、持续时间较长者，病变关节周围软组织内也可出现钙化。

CT：适合于检查一些复杂关节，如髋、肩、骶髂关节等，显示骨破坏、脓肿范围及小死骨比 X 线敏感。

MRI：比 CT 和 X 线平片都要敏感，在出现骨质改变之前就可显示骨髓的水肿。对软组织水肿范围显示比较清晰，有助于脓肿的定位、定性。

4. 鉴别诊断

➢ 关节结核：进展慢，病程长，破坏从关节边缘开始，如不合并感染一般无增生硬化，关节间隙一般为非均匀性狭窄，晚期可出现纤维强直，很少出现骨性强直。

➢ 类风湿性关节炎：多发生于手足小关节，多关节对称受累，关节周围软组织梭形肿胀，关节面下及关节边缘处出现穿凿样骨质破坏，边缘硬化边不明显。

三、骨关节结核

骨与关节结核是一种慢性炎性疾病，绝大多数继发于体内其他部位的结核，尤其是肺结核。结核杆菌多经血行到达骨或关节，停留在血管丰富的骨松质和负重大、活动多的关节滑膜内。脊柱结核发病率最高，占一半以上，其次是关节结核，其他结核很少见。本病好发于儿童和青少年。

1. 病理　骨与关节结核的最初病理变化是单纯性滑膜结核或骨结核，以后者多见。在发病的最初阶段，关节软骨面是完好的。如果在早期阶段，结核病变被很好地控制，则关节功能不受影响。如病变进一步发展，结核病灶便会破入关节腔，使关节软骨受到不同程度的损坏，称为全关节结核。全关节结核必会后遗各种关节的功能障碍。全关节结核不能被控制，便会出现继发感染，甚至破溃产生瘘管或窦道，此时关节已完全毁损。

2. 临床表现　病变进程缓慢，临床症状比较轻微。全身症状有低热、盗汗、乏力、消瘦、食欲缺乏、血沉加快。早期的局部症状有疼痛、肿胀、功能障碍，无明显的发红、发热。后期可有冷脓肿形成，穿破后形成窦道，并继发化脓性感染。长期发病可导致发育障碍、骨与关节的畸形和严重的功能障碍。

（一）骨结核

干骺结核　长骨结核以骨骺干骺最常见，好发于股骨上端、尺骨近端及桡骨远端，其次为胫骨上端、肱骨远端、股骨下端。多见于儿童，青少年少见。

1. X 线影像学表现　骨骺干骺结核可分为中心型和边缘型。

➢ 中心型：病变早期表现为骨质疏松，随后出现弥漫的点状骨质破坏，逐渐扩大并相互融合，形成圆形、卵圆形或不规则骨质破坏，破坏边缘较清晰，周围无明显骨质增生现象。骨膜反应比较少见。骨质破坏区可见沙砾样死骨，密度不高，边缘不清。病变可跃过骺板累及骨骺，此为骨骺干骺结核的特点。

➢ 边缘型：病变多见于骺板愈合后，特别是长骨的骨突处。表现为局部骨质糜烂，易形成局部骨质缺损，可伴有薄层硬化边（图 2－42）。破坏周围出现软组织肿胀。

2. 鉴别诊断　骨囊肿，好发于骨干干骺之中心，多为卵圆形透亮影，与骨干长轴一致，边缘清晰锐利。腔内无死骨，无骨折时一般无骨膜反应。易并发病理骨折。CT、MRI 表现为典型的含液病变。软骨母细胞瘤，好发于骨骺区，中心囊状破坏，边缘可见硬化缘。瘤内可见钙化骨化影。

长骨骨干结核　在骨关节结核中长骨骨干结核发病率最低。多发生于儿童和少年，好发于胫骨、尺骨及桡骨。

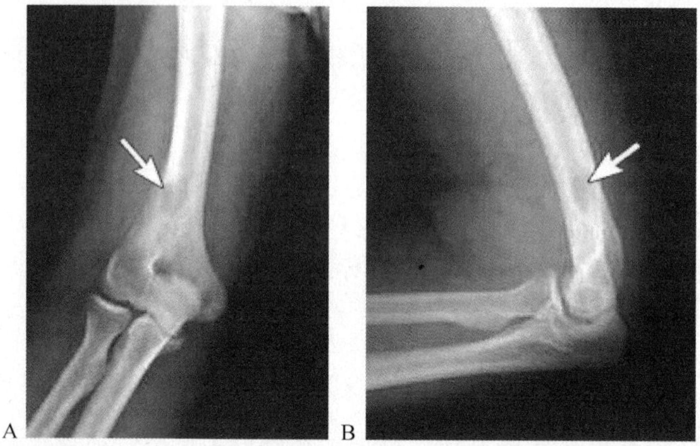

图 2-42 肱骨下段结核

X线正侧位片示肱骨下端一卵圆形骨质破坏区，边缘清晰，周围未见明显硬化边（箭号）。

X线影像学表现：骨干内圆形或卵圆形骨质破坏，破坏区与骨干长轴一致，边缘较清晰，有薄层硬化边（图 2-43）。病变进一步发展，形成囊状膨胀型骨破坏，使骨干梭形增粗。有部分病例进展缓慢，可引起明显的增生硬化，表现为髓腔密度增高，其间夹杂着少许骨质破坏区。髓腔与皮质界限不清。如病变侵及骨皮质外层，可引起骨膜反应。此时与骨髓炎颇似，需结合临床加以鉴别。

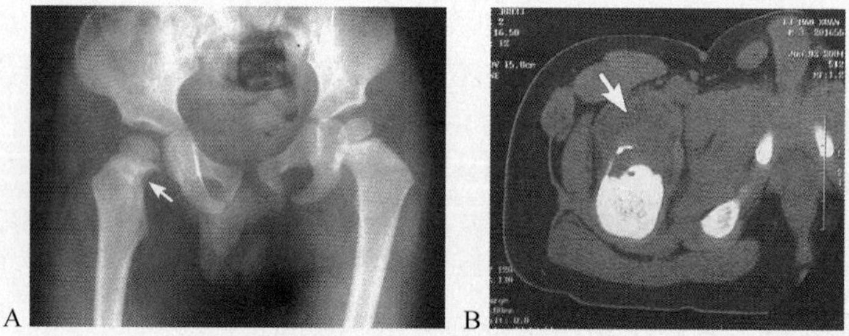

图 2-43 长骨结核

X线平片示右股骨颈内侧骨质缺损（箭号），边缘较清，未见明显死骨及骨膜反应（A），CT扫描示股骨近端前方可见骨质破坏，前方软组织内可见脓肿形成（B，箭号）。

短管骨结核 多发生于5岁以下的儿童，常为双侧发病。好发于近节指（趾）骨，很少累及末节，以第2、3掌指骨、拇指（趾）骨及第1跖骨最常见。局部软组织肿胀、疼痛，也可无症状。

X线影像学表现：多指（趾）多骨发病，很少在同一块骨头上出现多个病灶。病变早期仅表现为骨质疏松，软组织肿胀。病变进一步发展可形成所谓的“骨气臌”，表现为骨干髓腔内圆形或卵圆形骨质破坏，病变大多位于中央，与骨干长轴一致，病变内可见粗大的骨嵴，但很少见死骨。破坏区边缘可有骨膜反应，使骨皮质增厚。严重的骨质破坏可蔓延至整个骨干，但很少侵犯关节（图 2-44）。病变好转后可见破坏区骨边缘趋向光整，病骨宽径恢复。有些外形可变粗，其内可见粗大的骨小梁。

本病应与多发内生软骨瘤鉴别。内生软骨瘤好发于骨骺端，偏心囊状膨胀型骨破坏，边界清晰，瘤内可见条状骨嵴和斑点状钙化。无骨膜反应及软组织肿胀。

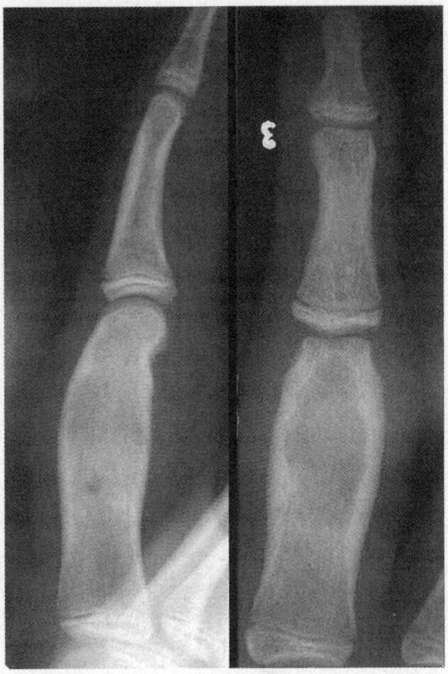

图 2-44　指骨结核

指骨正侧位，指骨干内可见沿骨干长轴的囊状膨胀型骨破坏，致骨干呈梭形增粗，边缘清晰，周围未见骨膜反应。

（二）脊柱结核

脊柱结核是最常见的骨关节结核，占 40%～50%，好发于儿童和青年。近年来 60 岁以上的老年人脊柱结核的比例呈上升趋势。发病部位以腰椎最多见，其次为胸椎，颈椎少见，骶尾部最少见。儿童以胸椎最多见。病变常累及两个以上的椎体，可间隔分段发病。起病缓慢，症状较轻，有结核中毒症状，如低热、乏力、盗汗等。局部症状可有脊柱钝痛，活动受限，出现侧突后突畸形。累及脊髓可造成截瘫。

1. 影像学表现

常规 X 线：

（1）骨质破坏　依据骨质破坏最先累及的部位可分为：

中心型：多见于胸椎早期，为一个椎体或多个椎体中心出现骨质疏松，进一步发展出现骨质破坏区，边缘模糊，周围一般无增生硬化。其内可见沙砾样死骨。破坏严重可致椎体压缩变扁，呈楔形变，甚至整个椎体破坏消失。

边缘型：多见于腰椎。开始于椎体的上下缘，两椎体边缘同时受累，病变向椎间盘蔓延，致椎间隙变窄（图 2-45）。

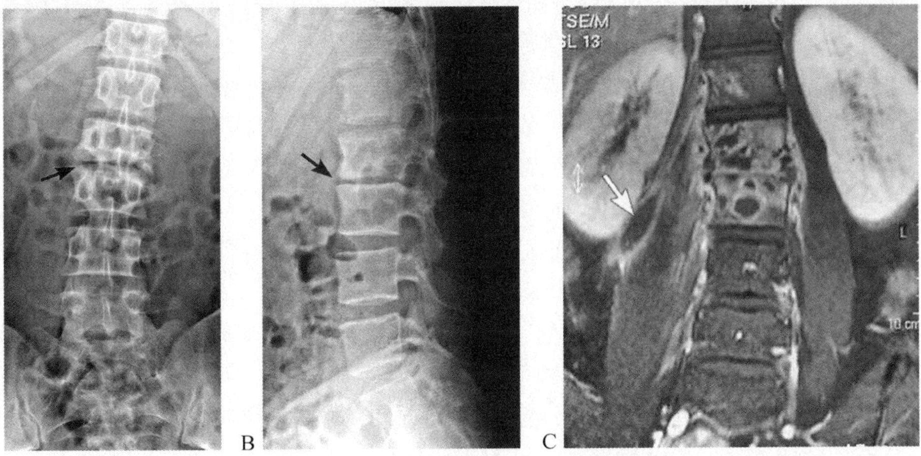

A　B　C

图 2-45　腰椎结核

腰椎正、侧位平片示 L2～3 椎体相对缘可见不规则骨破坏，并可见增生硬化，椎间隙变窄（A 和 B，箭号）。腰椎冠状位增强 T1WI 压脂序列，除显示椎体改变外，可见腰大肌旁脓肿，周边强化（C，箭号）。

韧带下型：主要见于胸椎。常连续累及多个椎体，表现为连续多个椎体前缘糜烂性或凹陷性骨质破坏。椎间盘可保持完整。

附件型：少见。局限于椎弓根、脊突、横突等椎体附件的结核。表现为受累部位骨质破坏，边缘不清。跨越小关节可形成小关节结核。一般不累及椎体和椎间盘。

（2）椎间隙变窄、消失，相应的椎体可相互融合，椎体的高度下降。

（3）脊柱后突或侧弯畸形，为脊柱结核常见的征象。通常多见于少年儿童的胸椎结核，因病变广泛使多数椎体受累所致。

（4）冷性脓肿，腰椎结核可形成腰大肌脓肿，表现为腰大肌轮廓不清，呈弧形突出。胸椎结核形成椎旁脓肿，表现为胸椎两旁梭形软组织密度影。颈椎结核形成咽后壁脓肿，表现为咽后壁软组织影增宽，呈弧形突出。冷性脓肿较久的可有不规则钙化。

（5）死骨，一般为沙砾样死骨，若破坏引起骨内小动脉栓塞，或骨膜下脓肿广泛破坏骨膜下血管，可造成多个椎体缺血，表现为椎体相对高密度。

CT：与 X 线平片相比更能清楚地显示骨质破坏，特别是隐匿较小的破坏。更容易发现死骨。更易了解脓肿的位置、大小，及其与周围血管、组织、器官的关系。易于显示椎管受累的情况。

2. 鉴别诊断　结核典型的 X 线表现为椎间隙变窄，椎旁脓肿，软组织钙化。出现上述征象不难与脊柱感染、转移瘤鉴别。脊柱感染起病急，临床症状比较重，多为单个椎体受累，破坏进展快，骨修复明显。转移瘤好发于椎弓根及椎体后部，椎间隙一般不变窄，软组织肿块一般仅限于破坏椎体的水平，易向后突出，压迫脊髓。CT 增强及 MRI 增强扫描有助于鉴别软组织肿块与椎旁脓肿。

（三）关节结核

多见于少年和儿童，多累及一个关节，以髋关节、膝关节等负重大的关节最常见，其次是肘关节、腕关节、踝关节。分为骨型和滑膜型，前者是骨骺干骺端结核侵及关节软骨滑膜所致。后者是先有滑膜的炎症，然后再侵及软骨及骨性关节面。晚期关节软组织及骨性关节面均有改变，无法区分两者，称为全关节结核。

1. 影像学表现　骨型关节结核多见于髋关节、肘关节。在干骺骨骺处有与干骺骨骺结核相似的改变，在此基础上出现关节面不规则、关节间隙狭窄、关节周围软组织肿胀。滑膜型关节结核以膝踝等关节最多见。最早的改变是关节腔积液，表现为关节间隙增宽，关节周围软组织肿胀。骨质可无异常改变或仅有骨质疏松改变。一般在发病后数月到一年才会出现骨质破坏，表现为关节非承重面出现虫噬状或鼠咬状骨质破坏，关节相对缘对称受累。破坏进一步发展，可出现圆形或类圆形骨质破坏，边缘硬化边不明显（图 2-46A）。一般看不到死骨，但发生在膝关节的结核可看到大块的死骨，呈三角形，称为“吻形”死骨。晚期无论是骨型关节结核还是滑膜型关节结核都会出现关节间隙狭窄，多为不对称性狭窄。严重的骨质破坏可引起关节半脱位，最后关节可发生强直，一般为纤维强直。长期关节结核可引起关节周围脓肿（图 2-46B），脓肿向外穿破后形成窦道，再继发感染，可引起明显的骨膜反应和骨质增生硬化。

2. 鉴别诊断　化脓性关节炎，起病急，临床症状重。骨质破坏出现早，多发生在承重面，骨质增生比较明显，关节间隙多出现均匀性狭窄，最后发生骨性强直。类风湿性关节炎多发生于手足小关节，多关节对称受累，关节周围软组织梭形肿胀，关节面下及关节边缘处出现穿凿样骨质破坏，边缘硬化边不明显。

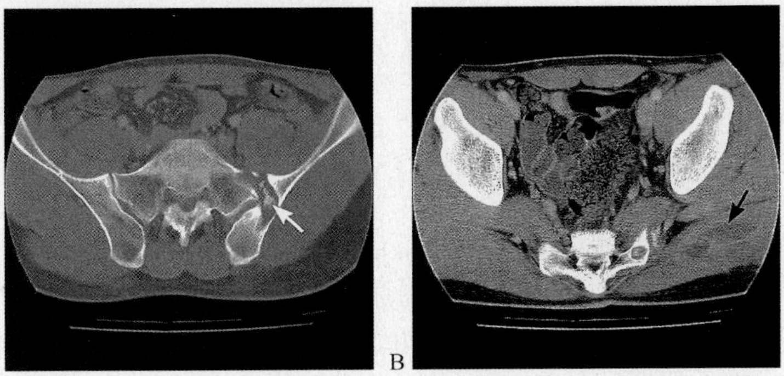

A B

图 2-46 骶髂关节结核

CT示左侧骶髂关节骨质破坏，关节面消失、中断，其内可见沙砾样死骨，周围硬化不明显（A，箭号）。图B示臀大肌内脓肿形成（箭号）。

第六节 椎间盘病变

一、病理基础和临床症状

椎间盘位于椎体之间，由中心的髓核，周围纤维环和上下软骨构成，是缓冲椎体压力和支持椎体活动的重要结构。随年龄增加，椎间盘发生退变。首先，髓核的生化改变逐渐明显，包括水亲和力降低，大分子蛋白降解和胶原增加。60岁时，髓核的水含量由90%降到70%。髓核逐步脱水，导致髓核张力降低，对压力的吸收和再分布的能力降低，结果纤维环发生放射状或同心方向的裂隙；髓核退变，色素增加和血管增生。这些变化以内层为明显，最后累及全部。周围部分撕裂常发生在后方或后外侧，因该处纤维环最窄。纤维环撕裂使纤维环对髓核突出的抵抗力逐渐减弱。纤维环的撕裂可发生纤维化愈合。在年轻人椎间盘压力相对高，髓核可穿过纤维环裂隙到后纵韧带下，进一步穿过后纵韧带到硬膜外间隙。随椎间盘压力降低，纤维环和随核纤维化，髓核突出的机会减少。到70岁时，大体上髓核和纤维环无法区分。

椎间盘可以因外伤和/或退变而发生椎间盘突出（脱出）和膨出（图2-47）。椎间盘突出是指髓核物质穿过纤维环的缺损向外移行，常发生在后外方或后方，因在该处纤维环窄并且后纵韧带比前纵韧带薄弱。而椎间盘膨出是髓核张力和纤维环弹性降低，椎间盘直径增大，边缘膨出，超出椎体边界。膨出的椎间盘均匀，对称。椎间盘突出和膨出可以合并出现。

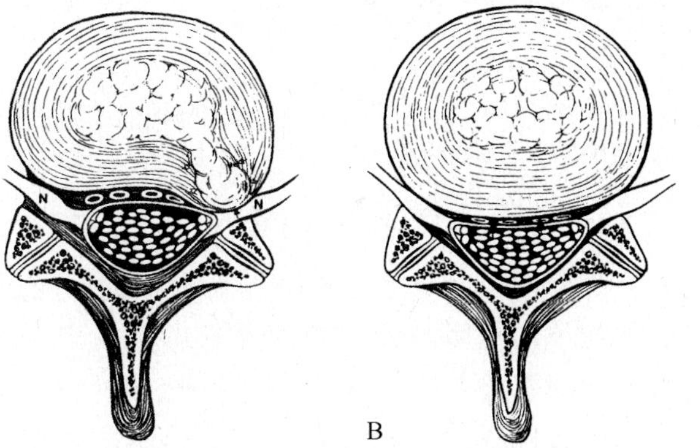

A B

图 2-47 椎间盘突出（脱出）（A）和膨出（B）示意图

椎间盘突出为间盘髓核物质局限性向左后方突出，压迫左侧神经根。间盘膨出为椎间盘均匀膨出，压迫双侧神经根。

椎间盘突出和/或膨出可以压迫硬膜囊和/或神经根而引起临床症状。常见的表现为患部脊柱运动受限，局部疼痛，并出现神经根压迫症状，且有放射性痛。椎间盘退变最好发于腰，其次是颈，胸段少见。腰椎间盘突出/膨出 90%发生在腰 4—5，腰 5—S1；颈椎间盘突出/膨出 75%发生于颈 6—7，颈 5—6 的病变占 20%。

二、影像学表现

常规 X 线是重要的检查方法，主要目的是显示脊柱骨结构，定位和排除其他病变。X 线平片不能直接显示突出和膨出的椎间盘，所以不能作出诊断。椎间盘突出的 X 线平片可阴性，也可表现为脊柱变直、后突或侧弯。椎间隙均匀或不均匀狭窄，椎体终板硬化，骨刺形成。髓核向椎体突出称为 Schmnorl 结节，可于椎体上面或下面显示一圆形凹陷区，边缘硬化。脊柱退变，椎管狭窄，韧带钙化，小关节改变等。这些都是非特异性表现。

CT 可以显示腰椎间盘病变，但显示颈椎间盘病变效果不佳。在 CT 图像上椎间盘的密度高于硬膜囊内的脑脊液和硬膜外脂肪密度。椎间盘突出表现为椎间盘后缘局部突出，有时突出髓核的物质可在椎管内游离，而椎间盘膨出则表现为间盘均匀增宽，超出椎体边缘（图 2-48）。

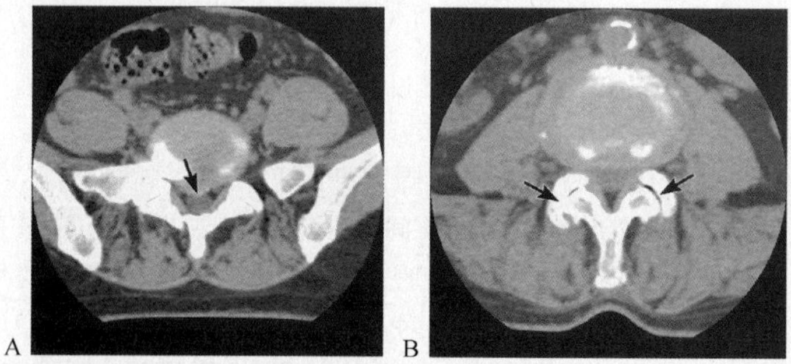

图 2-48 椎间盘突出（A）与膨出（B）

椎间盘突出，CT 表现为间盘后局部弧形突起（A，箭号）。间盘膨出（B）表现为间盘均匀膨出，超过椎体边缘，该病例合并有小关节退变（箭号）。

MRI 是目前显示椎间盘病变的理想检查方法，可以清楚显示椎间盘突出和膨出，以及对硬膜囊和神经根的压迫情况。

第七节 慢性关节病

一、退行性骨关节病

又称骨性关节炎，是由于关节软骨退变所引起的慢性骨关节病。分原发和继发两种，前者是原因不明的关节软骨退变，多见于 40 岁以上的成年人，好发于承重关节如脊柱、膝关节和髋关节等，常为多关节受累。后者继发于外伤或感染后，常累及单一部位，可发生于任何年龄、任何关节。常见的症状是局部运动受限、疼痛、关节变形等。病理改变早期表现为关节软骨的退变，软骨表面不规则、变薄、出现裂隙，最后软骨完全消失，骨性关节面裸露，软骨下骨也发生相应的变化，骨性关节面模糊、硬化、发生囊变，边缘骨赘形成。

早期软骨改变时X线平片可以为阴性，但MRI可以早期发现关节软骨退变，表现为关节软骨局部变薄，表面不平，软骨下骨信号改变，囊变等。典型X线平片表现为关节间隙狭窄，骨性关节面模糊、硬化、边缘骨赘形成，关节软骨下囊变（图2-49），可作出诊断。发生在脊柱的退变，椎体和小关节骨质增生可以压迫硬膜囊和神经孔，严重时可引起脊髓变性。进行CT和MRI检查主要是观察对脊髓和神经的影响。

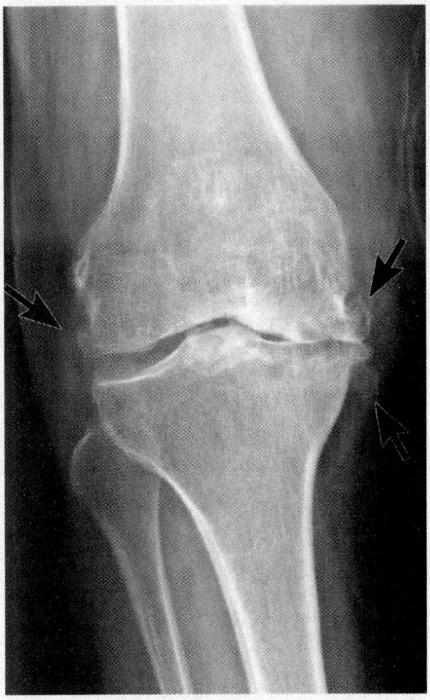

图2-49　典型骨性关节炎

膝关节正位片示关节间隙狭窄，关节面硬化，骨赘（箭号）形成。

二、类风湿性关节炎

类风湿性关节炎是一种严重危害人体的慢性多发性关节炎，属全身胶原性病变的一部分。病因尚不明确。以对称性侵犯手足小关节为特征。男女比例为1∶3，高发年龄为45～55岁。

1. 病理　类风湿病变遍及全身，关节和骨是主要损害部位。病变从滑膜炎开始，滑膜充血水肿，以至增厚，关节囊内渗液，关节周围软组织肿胀。继而滑膜肉芽组织显著增生形成血管翳。由于软骨营养受到障碍，软骨发生变性溶解。此外，软骨下也有肉芽组织增生，可使软骨两面受侵而破坏。肉芽组织还可向骨深部漫延，由于关节内压力增加，滑膜血管翳可自被破坏的关节软骨裂口嵌入骨内形成关节面下囊性破坏区。囊内不仅为纤维肉芽组织，也可有滑液充填。随着病变的进展，破坏可由小变大。关节内纤维组织的增生也可使受侵破坏的软骨与关节骨端紧密粘连，最后全部闭塞，发生纤维性强直，纤维组织最后骨化而形成骨性强直畸形。

关节周围软组织也可因炎性水肿而软化萎缩，这是造成关节半脱位或脱位畸形的重要因素。由于炎症充血、关节疼痛而失用，以及骨代谢障碍等多种因素，都有骨质稀疏，且常在早期就发生，严重者长骨可萎缩、变细。

2. 临床表现　一般起病隐匿，发展均很缓慢，表现为手小关节的软组织梭形肿胀、疼痛、僵硬，以晨起为重（晨僵），活动后好转。8%～15%为急性起病，有发热、不适、乏力和肝脾肿大等症状和体征。多见于幼年型类风湿性关节炎。

晚期由于腕指关节的多关节畸形，并伴有肌肉萎缩。本病可累及动脉、心包、心肌、心内膜等。还可引起胸膜病变、肺间质纤维化等。

实验室检查：类风湿因子阳性，血沉加快等。

3. X线影像学表现　手足小关节是最早、最常受累的部位。少数可侵犯膝、肘、肩和髋等大关节。中轴骨以颈椎最常受累，主要引起寰枢关节半脱位。

早期手足小关节多发对称性梭形软组织肿胀，骨质疏松，进而关节间隙变窄。骨侵蚀起始于关节软骨的边缘，即边缘性侵蚀，为类风湿性关节炎的重要早期征象。

晚期表现为关节间隙狭窄，骨性关节面侵蚀破坏，肌肉萎缩，关节可发生半脱位，亦可发生关节的部分融合和/或关节周围的类风湿性滑膜炎。常见于持重的关节，如髋关节，也可见于掌指、桡腕等关节（图 2－50）。骨性强直较少见，一般见于腕和足中部。

CT 可显示软组织肿胀，关节囊肥厚，关节积液，软骨下的囊状破坏。MRI 显示类风湿性关节炎敏感，在侵蚀灶出现之前，即可出现炎性滑膜的强化。显示关节的骨质侵蚀比平片要敏感得多。主要能显示充填在侵蚀灶内的血管翳，表现为长 T1、长 T2 信号，有明显强化，与关节内血管翳相延续。

临床表现、类风湿因子阳性和 X 线表现为主要诊断依据，而早期诊断主要靠临床表现，MRI 有可能成为早期诊断的重要检查方法。

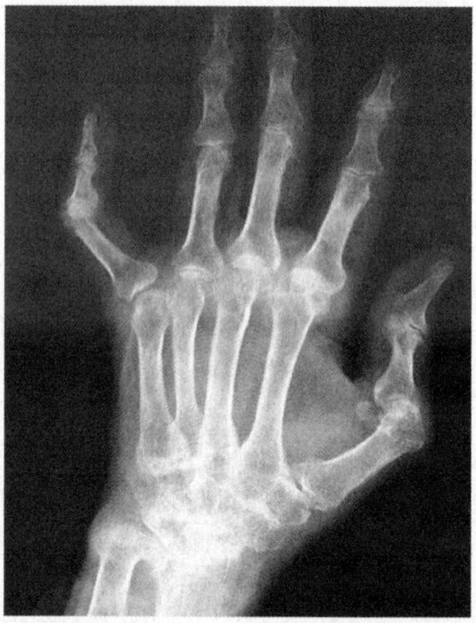

图 2－50　类风湿性关节炎

左手正位 X 线平片显示双手、双腕关节明显骨质疏松，多发关节面模糊、破坏，关节肿胀和关节半脱位。

三、强直性脊柱炎

强直性脊柱炎是一种以中轴关节慢性炎症为主的全身疾病，原因不明。几乎骶髂关节全部受累，常导致脊柱的韧带广泛骨化而致骨性强直。本病发生于 10～40 岁，以 20 岁左右发病率最高。男女比例约为 5∶1。

1. 病理　与类风湿性关节炎类似，病理学检查为非特异性炎症，免疫组织化学分析，强直性脊柱炎的浆细胞浸润以 IgG、IgA 型为主，而类风湿性关节炎则以 IgM 为主，可进行鉴别。

2. 临床表现　发病隐匿，起初多为臀部、骶髂关节或大腿后侧隐痛，难以定位。下腰不适、疼痛为本病最常见症状，晨起加重（晨僵），活动后缓解。脊柱受累使其活动受限，肋椎关节受累使胸廓活动受限。活动期，骶髂关节、耻骨联合、脊椎棘突、髂嵴、大转子、坐骨结节、胫骨结节和根骨结节等疼痛及压痛。

半数以上病例在病程中出现外周关节痛和功能障碍，主要侵犯髋关节和肩关节。少数病例可侵犯眼、心血管、肺、肾等。

实验室检查：急性期 C 反应蛋白增高，血沉加快，90％患者 HLA－B_{27} 阳性，正常人群中有 4％～8％为阳性。类风湿因子多为阴性。

3. X 线影像学表现　骶髂关节常为最早受累的关节，并且几乎 100％被累及，双侧对称性发病为其特征，是诊断的主要依据。骨质破坏以髂侧为主。开始髂侧关节面模糊，以后侵蚀破坏，呈鼠咬状，边缘增生硬化，关节间隙“假增宽”，随后关节间隙变窄，最终表现为骨性强直，硬化消失。

骶髂关节炎发病后，逐渐上行性侵及脊柱，约 74％受累。开始病变侵蚀椎体前缘上下角及骨突关节。椎体前面的凹面变平直，甚至突起，形成“方椎”。炎症引起纤维环及前纵韧带深层的骨化，形成平行脊柱的韧带骨赘，使脊柱呈竹节外观，即“竹节状脊柱”（图 2－51A）。晚期，骨突关节囊、黄韧带、棘间和棘上韧带均可骨化；广泛的骨化使脊柱强直，且其强度下降，轻微的外伤即可导致骨折。骨折不易愈合而形成“假关节”。

CT 可避免骶髂关节前后重叠的干扰，比 X 线平片更能清晰地显示关节的轮廓和关节面侵蚀，并能更早期发现异常（图 2－51B）。MRI 可显示关节间隙的血管翳，为长 T1、长 T2

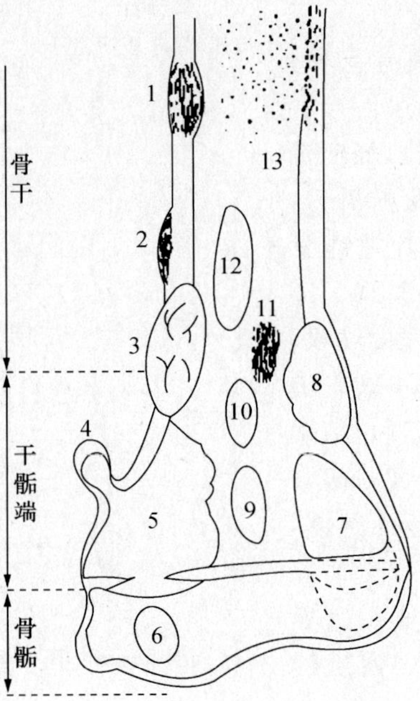

1. 骨皮质纤维结构不良和成釉细胞瘤
2. 骨样骨瘤
3. 软骨黏液样纤维瘤
4. 骨软骨瘤
5. 骨肉瘤
6. 软骨母细胞瘤
7. 骨巨细胞瘤
8. 非骨化纤维瘤或纤维骨皮质缺损
9. 内生软骨瘤和软骨肉瘤
10. 骨囊肿和骨母细胞瘤
11. 纤维肉瘤和恶性纤维组织细胞瘤
12. 骨纤维结构不良
13. 尤文瘤和其他小圆细胞肉瘤

图 2－52　一些常见骨肿瘤的好发部位

此图以青少年股骨下段为模型，生长板未闭合。

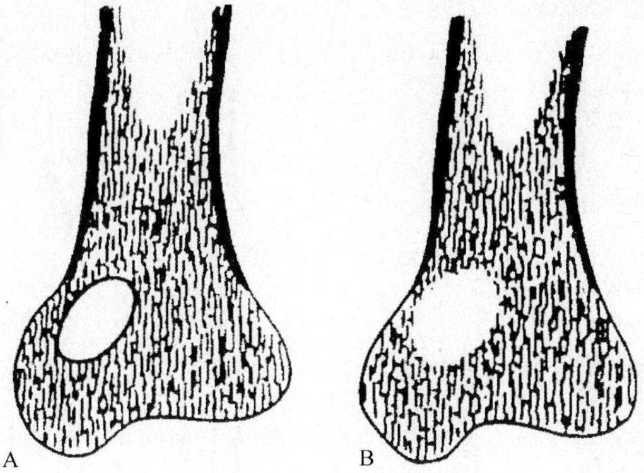

图 2－53　骨质破坏区

示意边界清楚（A）和边界模糊（B）两种骨破坏边缘。

骨皮质完整性是评价肿瘤生长速度的重要因素，包括骨皮质变薄、增厚、膨胀、破坏和骨折。皮质破坏、中断是恶性征象，尤其合并有软组织肿块时，常提示为恶性肿瘤。骨皮质变薄、增厚和膨胀常见于良性肿瘤。

1. 骨膜反应　骨膜增生，也称骨膜反应，是骨膜受到刺激，骨膜内层成骨细胞活动增加所致的骨质增生，常提示有病变的存在。增生的骨膜骨化后 X 线平片才能显示，表现为与骨皮质平行的细线状致密影，同骨皮质之间有 1～2 mm 宽的透亮间隙。最后增生的骨膜与骨皮质相融合。在 CT 影像上，骨膜增生表现为骨皮质外的环形层状致密影。MRI 对于骨膜反应的显示不如平片，但能显示尚未骨化的骨膜增生。骨膜增生的厚度与范围同病变发生的部位、性质和发展阶段有关（图 2－54）。连续性骨膜反应常见于良性病变，而中断性和混合形骨膜反应常见于恶性病变。

2. 病变生物行为方式　骨肿瘤生物行为方式有 3 种，即溶骨性、成骨性和混合性。

➢ 溶骨性改变：为局部骨结构和骨密度的丢失，轻度骨密度减低是所有病变中最难发现的，尤其是松质骨，一般需有 30%～50%骨小梁消失，X线平片才能发现。骨皮质破坏慢，但由于对比明显容易被发现。还应注意骨肿瘤的骨破坏不是肿瘤细胞直接作用的结果，而与增大肿块产生的压力或主动充血引起宿主破骨细胞反应有关。破骨细胞活性超过成骨细胞活性，结果X线平片上出现破坏区，溶骨破坏有 3 种形式，但有不同程度混合，各种破坏形式主要反应肿瘤生长速度，而对组织学诊断无多大帮助（图 2－55）。

➢ 地图样破坏：其边界清楚，常见于良性肿瘤。边界模糊的地图样破坏可见于恶性或良性病变，而虫蚀状破坏和浸润型破坏常见于恶性肿瘤。

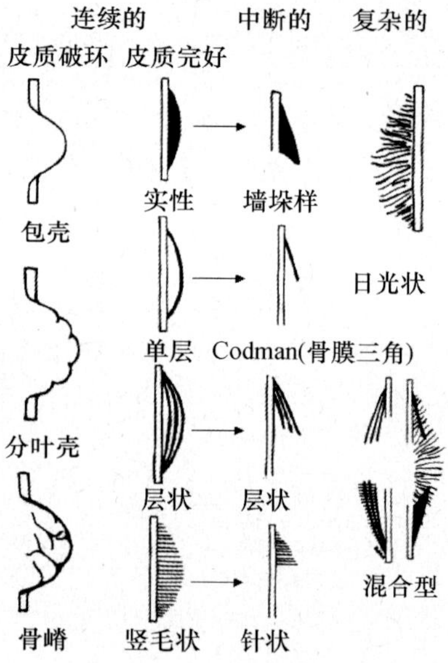

图 2－54　不同骨膜反应

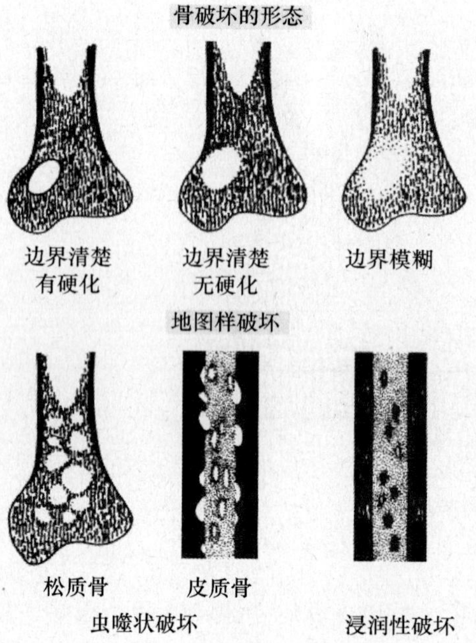

图 2－55　不同类型的骨破坏

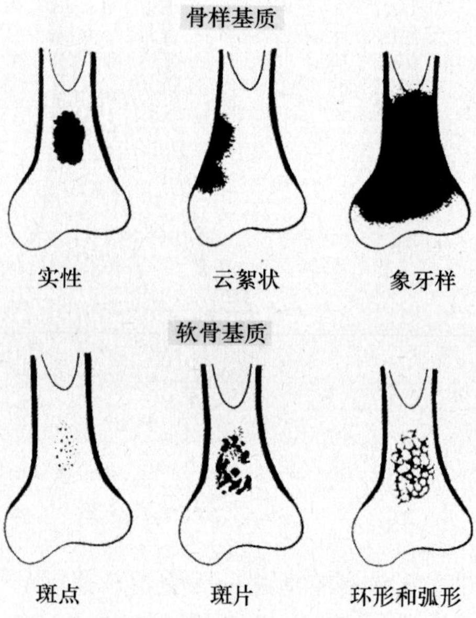

图 2－56　肿瘤基质示意图

➢ 成骨性改变：由于骨或钙化组织产生过多，形成密度增高影，可以为弥漫象牙质样或局限云雾状，包括成骨转移、骨肉瘤和畸形性骨炎。

➢ 混合性改变：溶骨和成骨并存，常见于混合转移癌。

3. 肿瘤基质　肿瘤细胞产生的细胞间质为肿瘤基质，包括骨样、软骨、肌肉和胶原等基质（图 2－56）。X线平片不能直接显示基质，但基质钙化后可显像，仔细观察基质有无钙化及形态对诊断至关重要。基质可钙化或不钙化，原因不明。骨性基质：X线表现为斑片状致密影，一般平片表现很明显，致密影大，一般大于1cm，有“实性”、“云雾状”和“象牙质样”致密影，边缘可清楚或模糊，但主要是确定骨性基质。鉴别诊断包括骨瘤、骨样骨瘤、骨母细胞瘤、骨肉瘤。软骨基质：钙化有三种，一为细小点状（斑点状）；二为小融合区钙化（斑片状）；三为弧线样（环形，弧形钙化），为软骨结节周边钙化。非肿瘤营养不良性钙化和缺血性骨样组织可有类似斑点状或斑片状钙化。鉴别诊断包括软骨瘤、骨软骨瘤、少见的软骨母和软骨黏液纤维瘤等。

- 软组织改变：软组织改变可以提供许多诊断线索。软组织异常征象包括皮肤移位、肌肉间隔移位、模糊、密度增高、钙化和积气。当骨皮质破坏处出现软组织肿块，常为恶性肿瘤。明显感染性病变因水肿而使软组织弥漫肿胀，肌肉间隙模糊，而无软组织肿块。而肿瘤软组织肿块常为局限密度增高影，边缘可以光滑或模糊，肌肉间隔移位，范围局限明确。在显示软组织改变方面，MRI、CT有明显优势，尤其MRI是显示软组织改变的最理想方法。
- 关节改变：仔细观察相邻关节改变对诊断非常有帮助。一般来说，肿瘤不突破骨性关节面，不侵入关节腔，不累及对侧骨性关节面。而感染则明显不同，当感染病灶邻近关节时，可以破坏骨性关节面和关节软骨，进入关节腔，甚至破坏对侧骨性关节面。这一原则适应于所有关节，包括骶髂关节和椎间盘。

关节间隙狭窄可为局部狭窄或均均狭窄，局部狭窄见于退行性变，而均匀狭窄见于炎症性关节炎，如类风湿。

同时，一些关节病变可类似肿瘤，典型例子如关节退变时骨性关节面下的囊性变类似骨髓肿瘤。注意关节有明显退变征象，可以区别。还有类风湿、痛风和绒毛结节性滑膜炎。

如何鉴别良、恶性肿瘤比较困难，一般骨皮质破坏中断、软组织肿块、边界模糊的地图样破坏、虫蚀状破坏和浸润型破坏常见于恶性肿瘤。良性肿瘤不发生转移，骨巨细胞瘤是例外。

三、实例

下面举例几种常见的骨肿瘤：

1. 骨肉瘤　恶性程度高，好发于青少年，股骨下段、胫骨上段和肱骨上端为好发部位。主要临床表现是局部进行性疼痛、肿胀和功能障碍，局部皮温升高和浅静脉怒胀。典型影像学表现为在长骨干骺端骨髓腔内出现高密度的瘤骨、骨皮质破坏中断、骨膜反应中断、软组织肿块（图2-57）。

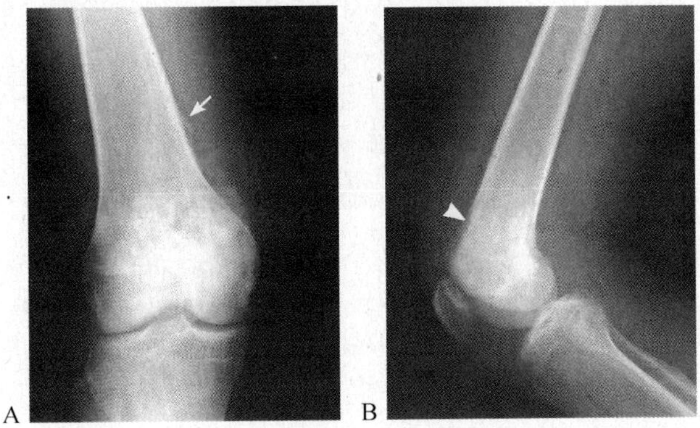

图2-57　股骨远端骨肉瘤

男性患者，18岁，右股骨正侧位。右侧股骨远端干骺端骨髓腔内出现高密度的瘤骨、骨皮质破坏中断（箭头）、骨膜反应中断呈三角形（Codman三角，箭号）、软组织肿块。

2. 骨巨细胞瘤　比较常见的良性肿瘤，以20～40岁好发，以膝关节周围和桡骨远端常见。临床表现为局部疼痛、肿胀和压疼。典型影像表现为骨破坏灶，发生在骨端，可达关节面下，多数为偏心破坏，边界清楚，常有膨胀，有时膨胀很明显（图 2－58，图 2－59）。骨巨细胞瘤可以发生肺转移。

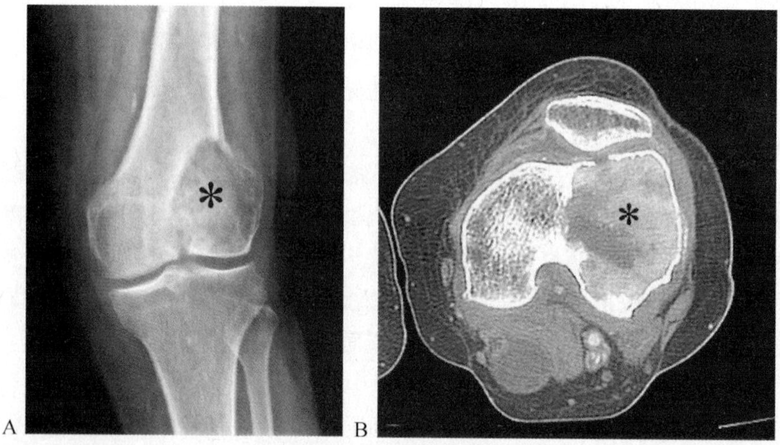

图 2－58　典型骨巨细胞瘤

A. 左膝关节正位，可见股骨远端骨端偏心性骨破坏（星号），直达骨性关节面，病变边界清楚。B. CT 扫描病变边界清楚，骨皮质膨胀变薄，破坏区内有明显强化（星号）。

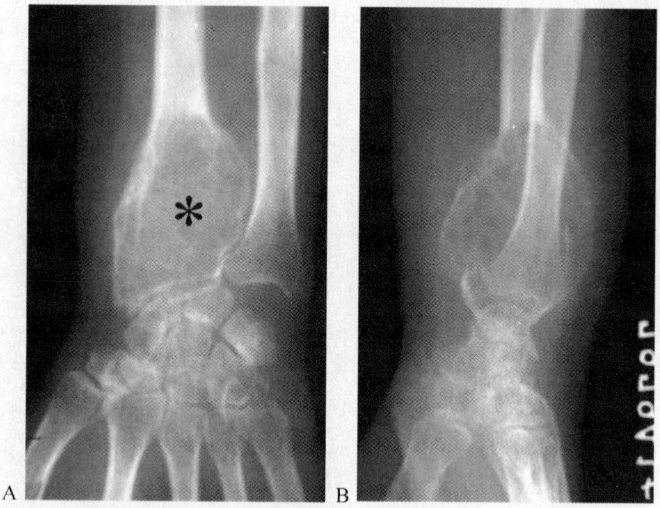

图 2－59　桡骨远端骨巨细胞瘤

桡骨远端骨是巨细胞瘤的另一个好发部位。腕关节正侧位 X 线平片示桡骨远端膨胀性骨破坏（星号），成皂泡样，破坏区直达关节面下，骨包壳完整，无软组织肿块。

3. 骨囊肿　骨囊肿是单发性骨内囊性肿瘤样病变，不是真正的肿瘤，病因不明。好发于青少年，多发生于长骨干骺断和骨干，尤其以股骨和肱骨常见。一般无症状，多因发生病理性骨折而被发现。囊腔内含棕色液体，外被一层纤维膜，在骨松质内包膜周围是边缘整齐的薄层骨壁。X 线平片是主要检查手段，多数能作出诊断。表现为干骺端或骨干圆形或长圆形、边界清楚的透亮区，有时多为囊状。囊肿沿长骨长轴生长，有时可为膨胀性破坏，骨皮质变薄、完整、无骨膜增生（图 2-60）。一般不需 CT 和 MRI 检查，在 CT 扫描图像上表现为骨内圆形缺损，边界清楚，破坏区内密度均匀，为液体密度。增强扫描囊内无强化。MRI 扫描表现为囊内水样均匀信号，边界清楚，可出现液平面。

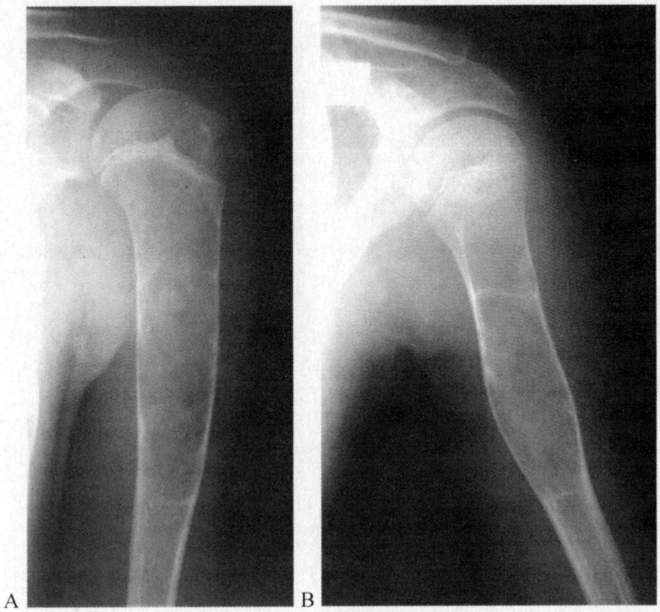

图 2-60　肱骨近端骨囊肿

左侧肱骨正侧位 X 线片示干骺端骨内囊状破坏，病变部位骨略有膨胀，骨皮质变薄、完整、无骨膜增生，无软组织肿块。

总之，骨肿瘤发病率低，诊断困难。影像学检查在骨肿瘤患者的诊断和治疗中起到非常重要的作用。特别强调的是，影像学诊断要密切结合临床病史和病理资料。对疑难骨肿瘤病例应该寻求会诊。

（程晓光　程克斌　刘　霞　白荣杰　唐光健）

第三章　呼吸系统

胸部具有含气的肺组织作为天然对比，为 X 线检查提供了有利的条件。胸部影像学检查包括常规 X 线、DSA、CT、MRI、核素、PET 等。对于呼吸系统，超声检查的运用很少。这些检查中以胸部 X 线平片和 CT 运用最多，在临床诊断和治疗过程中起相当重要的作用。

第一节　胸部影像学检查

一、透视

根据显示介质的不同，透视可分为荧光屏和显示器两种。前者是透过人体的 X 线直接使涂在荧光屏上的荧光物质发出可见光，形成影像的过程。但是由于荧光的亮度低，必须在暗室内进行检查，这种技术现在已被淘汰。另外，使用影像增强屏的方法通过摄像管-显示器实现隔室透视，且可在明室透视。

透视为实时影像，具有方便、经济及动态观察病变的优点，有助于观察肺门血管的搏动和膈肌的运动，鉴别少量胸腔积液和胸膜增厚。但是由于其分辨率较低，易遗漏较小的病灶。最主要的缺点是缺乏永久性图像记录，无法进行前后比较以了解病变的转归。目前胸部透视仅作为胸部 X 线摄影的一个补充检查方法。

二、胸部 X 线摄影

（一）摄影体位及方法

常用的胸部摄影体位包括正位（多为后前位）、侧位、前弓位等。

成人用胶片尺寸为 35 cm×43 cm（14 英寸×17 英寸）；小儿用胶片尺寸常为 20 cm×25 cm（8 英寸×10 英寸）。

1. 后前位（图 3－1）　被照者面向胸片架，双足分开站稳，前胸壁紧贴片架，下颌轻度上抬，置于胸片架上缘，胶片上缘应高于肩峰 3 cm；双手背后放于腰部，双肘部向前，尽量靠向片架，以使肩胛骨移向外侧（如摆位有困难，也可双手抱住胸片架）；双肩放平，使锁骨处于水平位。中心线应对准第 5 胸椎且与胶片垂直。常规采用吸气末摄影：嘱被照者深吸气后屏气，曝光。

- 照片评价：拍摄位置、条件正确的照片，照片包括两侧胸廓、肋膈角及肩部皮肤。双侧胸锁关节对称，肩胛骨位于肺野外，可见第 1—4 胸椎与椎间隙，下部胸椎与心影后的肺纹理隐约可见。肺纹理、肋骨、膈的边缘清楚，无移动造成的模糊（图 3－5）。

2. 侧位（图 3－2）　常规采用左侧位摄影，如已知病变位置，可根据病变所在侧确定左侧位摄影（左侧胸壁紧贴胸片架）或右侧位摄影（右侧胸壁紧贴胸片架）。患者双足分开站稳，双臂上举，交叉抱头，尽量减少上臂与肺部的重叠；侧胸壁紧贴片架。中心线应对准第 5 胸椎水平的侧胸壁中点（约距腋中线前 5 cm），与胶片垂直。嘱患者深吸气后屏气，曝光。

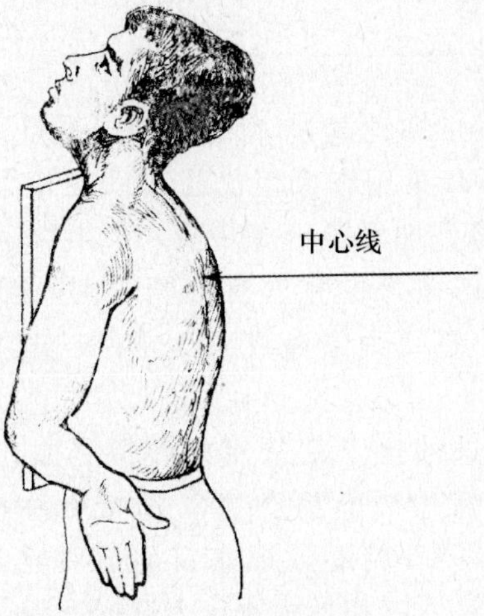

图 3-1　后前位投照

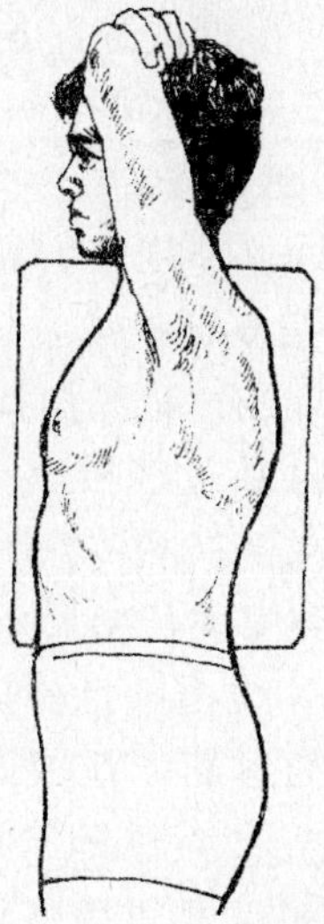

图 3-2　侧位投照

➢照片评价：拍摄位置、条件正确的照片应包括下颈部、胸骨、后胸壁、膈及前后肋膈角。双侧上臂及肩胛骨与肺野无过多重叠，胸骨后间隙与心缘后间隙显示清晰，膈等结构无呼吸造成的边缘模糊。

重病患者不能站立或不能到放射科照像时，可拍床旁前后位或侧位像。前后位投照时，患者取卧位或半坐位，片盒放于背后，体位与中心线与后前位相同（图 3-3）。

3. 前弓位（前后位）　目的是观察肺尖部病变，避开锁骨与第 1 肋骨的重叠。患者背向胸片架，双足分开，距片架约一步站稳身体后仰，颈肩部靠于片架，上身与片架约成 45°。胶片上缘应高于肩部 6～7 cm，腹部前凸，双手后背置于髋部，肘部尽量向前，使肩胛骨移向外侧。中心线对准胸骨体中点且与胶片垂直。患者上身与胶片间不足 45°时，中心线可向头侧倾斜，以补充角度。也可做前后投照（图 3-4），但肺尖部影像有放大。

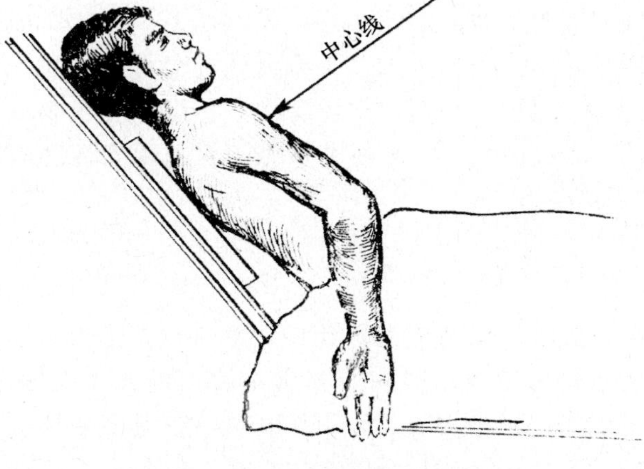

图 3-3　床旁前后位投照

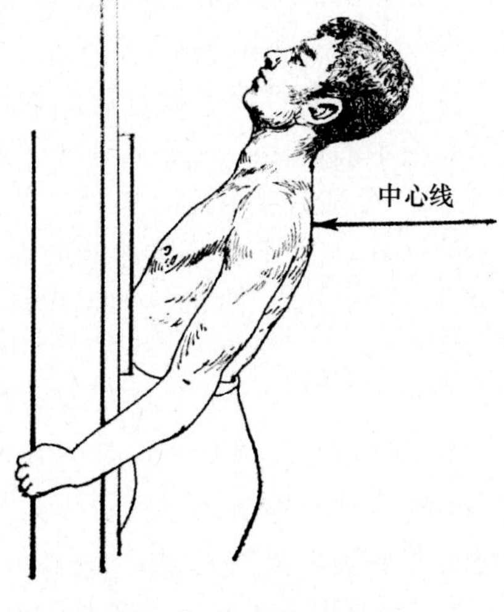

图 3-4　前弓位投照

➢ 照片评价：拍摄位置、条件正确的照片应显示锁骨位于肺野上方，前肋位置高，与相应后肋置于同一水平上，肺尖显示好。

（二）数字X线成像

根据设备结构的差别分为数字X线摄影（DR）和计算机X线摄影（CR）。DR采用平板探测器将X线信息转换成电信号，再数字化。CR采用影像板代替X线胶片作为介质，将影像板的影像信息经过激光扫描读取，再通过图像处理和显示等步骤，产生数字图像。数字成像摄影相对于普通X线摄影具备多种优势：摄影条件的宽容度范围较大；图像处理系统可调节亮度和对比度；图像除了可直接摄成照片，还可由磁盘或光盘储存，输入PACS；还可有减影处理和数字体层摄影等新功能。

总之，胸部X线摄影目前仍然是胸部疾病首选的也是最常用的影像学检查方法，广泛运用于胸部疾病的诊断、疗效观察、随访检查过程中。但是胸部X线摄影存在下列不足：① 密度分辨率低，故对纵隔及胸壁病变通常只有在其轮廓或形态有明显变化时才能显示；② 前后组织结构的互相重叠，使肺门区、纵隔旁、心后和近横膈区等部位的病变难于显示；③ 对弥漫性病变诊断的敏感性及准确性较低。

三、CT

常规CT具有极佳的密度分辨率和横断面图像而无影像重叠的优点。高分辨率CT（简称HRCT）技术的应用，使CT能更清晰地显示肺组织结构的细节，已达到或接近大体解剖的分辨能力，从而大大提高了对肺弥漫性病变的诊断和鉴别诊断的价值。多层CT的运用有助于更好显示病变及组织结构的三维关系。

胸部CT检查的适应证很宽，简单概括为下列4个方面：① 常规X线平片发现异常需进一步定性或定位诊断，如纵隔或大血管病变、肺内局灶或弥漫性病变、胸膜病变合并肺内病变的复杂病例、胸壁和胸膜病变等；② 常规X线检查阴性而临床高度怀疑胸部病变，如痰细胞学阳性、肺功能异常、不明原因的咯血、肺外恶性肿瘤怀疑肺转移、可疑肺动脉栓塞、免疫抑制的患者中不知来源的感染等；③ 导向经皮肺穿刺活检及某些介入治疗；④ 有条件对肺癌的高危人群进行低剂量肺癌筛查。

CT对比剂增强扫描是胸部CT扫描中重要的组成部分，广泛运用于纵隔病变和肺局灶性病变，特别是可疑大血管病变的检查。随着多层CT的广泛运用，尤其是CTA（CT血管成像）技术的运用，胸部CT检查中对比剂的使用也明显增加。下列几种情况可选用对比剂增强：① 可疑血管病变，包括肺栓塞、主动脉夹层和冠状动脉病变等；② 纵隔肿块难以与大血管区分；③ 平扫不易诊断的孤立性肺结节或肿块；④ 肿块合并肺不张或阻塞性肺炎时显示肿块的大小；⑤ 可疑胸腔积液中胸膜转移结节。

四、MRI

磁共振影像具有无创性、无放射损伤的特点，同时具有判断组织化学特性的潜力，能提供软组织及肺内含水的定量、血流的定量和定性等信息，具有直接多层面扫描方式等优点。但是由于受到一些技术因素的限制，在胸部疾病的影像检查中，其运用的广泛性及重要性现在仍远不及CT。不过，随着磁共振技术的发展，结合它本身应有的特性，目前磁共振成像在胸部影像检查中作为二线检查方法，补充解决一些CT难于诊断的问题，并起到相当的作用。主要运用于大血管疾病的诊断，尤其是碘对比剂过敏患者；纵隔占位病变的诊断，特别是淋巴瘤放疗后纤维化或复发的判断；胸壁病变及复杂胸膜病变的诊断。

五、DSA

数字减影血管造影（DSA）是利用计算机处理数字影像信息，消除骨骼和软组织的影像，使血管显影清晰的技术。DAS在胸部主要运用于心脏大血管的检查，但由于多层CT及三维血管成像技术的广泛运用，DSA已不再作为大血管病变诊断性检查的工具，DSA目前仅用于需进一步介入治疗时。

六、核素检查和PET

核素检查在呼吸系统疾病中运用不多，对于可疑肺动脉栓塞的患者，可以进行核素的通气/灌注扫描，但是由于多层CT的广泛运用，目前该技术已逐渐为多层CT的增强扫描所替代。PET尤其是PET/CT在胸部病变尤其是肿瘤性病变的诊断和鉴别诊断中的运用逐渐增多，但是由于其价格比较昂贵，在一定程度上限制了该技术的广泛运用。

第二节　正常影像解剖

一、正位胸片

见图3－5。

（一）胸壁

两肺尖内侧向颈部斜行的带状软组织阴影为胸锁乳突肌影，其外缘锐利，密度均匀，双侧对称；锁骨上方与之平行的约3～5 mm宽的软组织影为锁骨上的皮肤皱折，对于锁骨上窝肿块或体型肥胖的患者，此阴影可消失。两中上肺野中外带可见胸大肌形成的扇形密度均匀软组织密度影，内侧逐渐变淡，外下缘清晰，向外与腋前皮肤皱折延续，右侧常较左侧明显。两下肺野约第5前肋间常可见乳头形成的小圆形影，可一侧清楚，侧位移至胸廓外，可与肺内病变鉴别。女性乳房可于双侧下肺野形成下缘清楚、上界模糊、逐渐变淡的圆形影。双侧肋骨起自胸椎，以胸廓外缘（相当于腋中线）为界，肋骨后部为后肋，相对水平，前侧为前肋，由外上向内下斜行，内侧肋软骨不能显示，但随年龄增长逐渐出现钙化，第1肋软骨约于25岁时出现钙化，其他肋软骨出现钙化的顺序为自下向上，呈不均匀斑片或轨道状高密度影，分布同肋骨长轴一致。双侧肩胛骨应旋至肺野外，外旋不足时，其内侧可投影于外上肺野内。中上纵隔两侧可见胸骨柄外侧缘，与锁骨形成胸锁关节，可与病变相鉴别。投照正确的正位胸片于上纵隔后可见4～5个胸椎，但其他胸椎的横突可凸于纵隔两侧，不要误为纵隔淋巴结肿大。

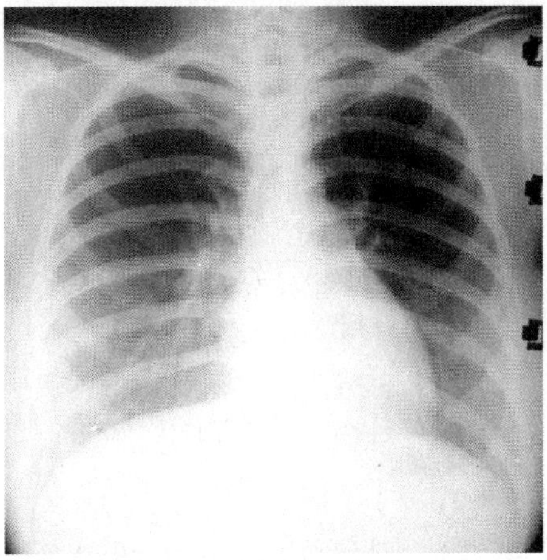

图3－5　正常胸部正位胸片

（二）肺野

指双肺于胸片上的投影。常用九分法人为地将肺野分为上、中、下三野，内、中、外三带：分别于第 2、4 前肋下缘各引出一水平线，将肺野分为上、中、下三野，再分别将两侧肺纵向分为三等分，即内、中、外三带，以便描述方便（图 3-6）。双侧肺叶与肺段在正侧位胸片上的投影位置请参考图 3-7。正常时脏、壁两层胸膜附于胸壁与纵隔上，X 线胸片不能显影。右侧水平裂胸膜在与投照方向一致时，呈右肺中野连向肺门的水平细线影。两肺野内树枝形放射状分布的阴影为肺纹理，为肺动脉、肺静脉、支气管与淋巴管的总投影，而肺动脉分支是肺纹理阴影的主要构成成分。右下内侧肺野的肺纹理常显得较粗，是因为近水平走行的右下肺静脉与内上向外下斜行的下肺动脉交叉，而且心影重叠较少，别误认为病变。正常时双侧肺野外 1/4 范围内无肺纹理影像。右上肺野右上肺支气管上缘常可见奇静脉弓投影形成的梭形影；与投照方向一致时，其下方可见小环形右上叶前段支气管的投影。两侧肺纹理向肺门集中、增粗，形成两侧的肺门阴影。

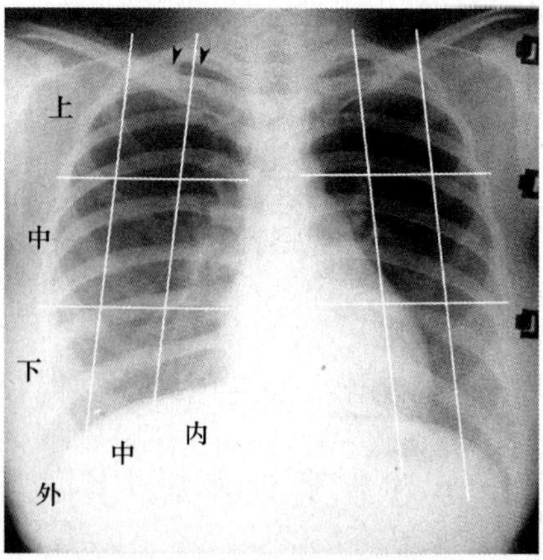

图 3-6　肺野的划分

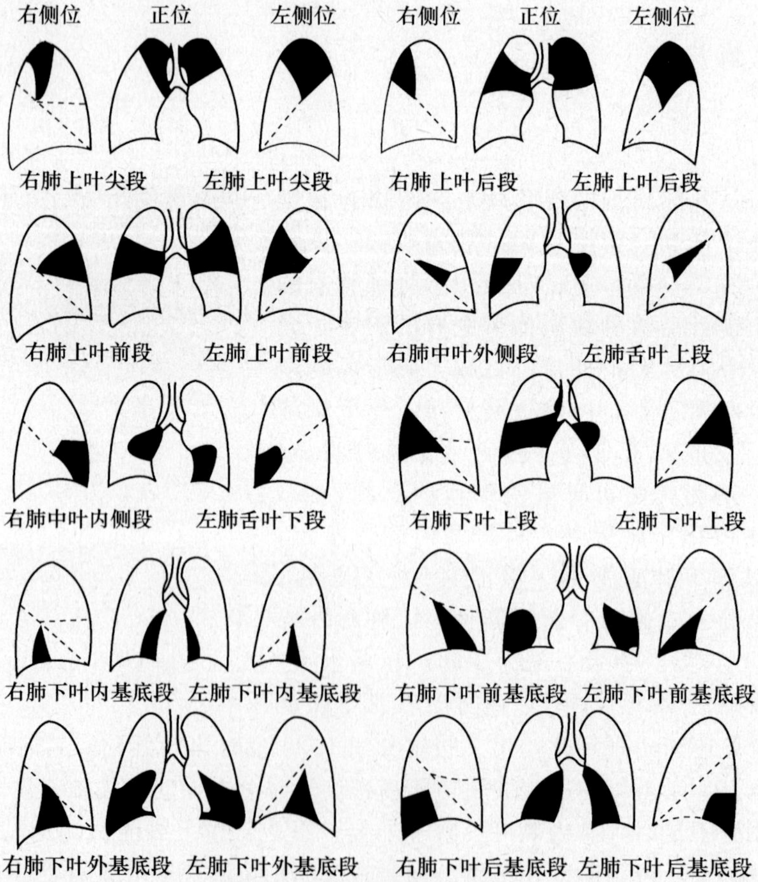

图 3-7　胸片上肺段的投影

（三）肺门

由肺动脉、肺静脉、支气管及淋巴、神经组织构成。X线胸片上，右侧肺门的阴影上部主要为上肺动脉、上肺静脉与下肺动脉后回旋支的投影，下部主要由下肺动脉干的阴影构成；两部分间形成开口向外的肺门角，约为 100°～120°；肺门淋巴结肿大时，肺门角隆凸消失。右下肺动脉的正常宽度应≤15 mm，肺动脉高压时可增宽。左侧肺门阴影主要为左肺动脉与左上肺静脉分支的投影。双侧肺门的影像解剖请参考图 3-8。

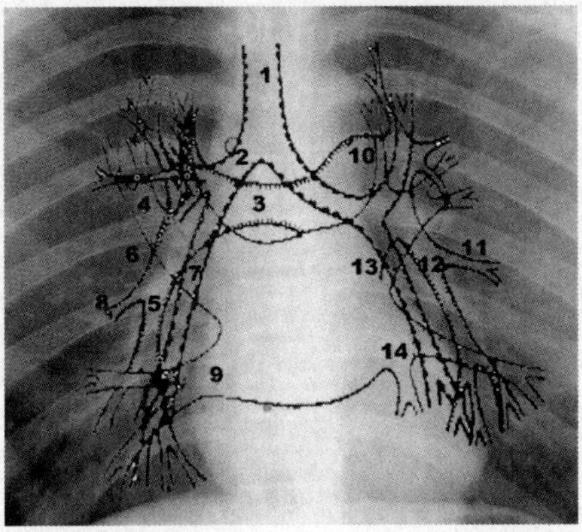

1. 气管 2. 右主支气管 3. 右肺动脉
4. 上后静脉干 5. 右下肺动脉 6. 肺门角
7. 中间支气管 8. 右肺中叶动脉 9. 右下肺静脉
10. 左肺动脉弓 11. 舌叶动脉 12. 左下肺动脉
13. 左上肺静脉 14. 左下肺静脉

图 3-8 肺门影的构成

（四）气管与纵隔

气管投影于上纵隔形成柱状透亮影，上连喉腔，下达支气管隆突，长约 10～13 cm，宽 1.5～2 cm。气管于第 4—5 胸椎水平分叉为左、右支气管，右侧支气管较粗、较陡。分叉下为支气管隆突，正常时左、右支气管成角约为 90°。隆突淋巴结肿大，左心房增大均可引起隆突角增大。纵隔的影像解剖请参阅第四章。

（五）膈

构成两下肺野下界，呈向上凸隆的圆顶形，右侧略高于左侧。外侧与胸壁间形成肋膈角，正常时尖锐；内侧与心影形成心膈角。

二、侧位胸片

见图 3-9。

（一）胸壁

前壁胸骨显示清楚，略呈弧形向前凸隆。后壁胸椎显示椎体、椎间隙及上下关节突，脊柱顺列整齐，向后隆凸。上壁结构重叠，患者双臂上举不足时，上臂阴影可重叠于肺尖之上。

（二）肺门

两侧肺门大部分重叠，呈蝌蚪状，前上缘为上肺静脉干，后上缘为左肺动脉弓，下方的蝌蚪尾为两侧下肺动脉的投影。

（三）膈

呈前高后低的拱形，与后胸壁间形成后肋膈角，为胸腔最低处。

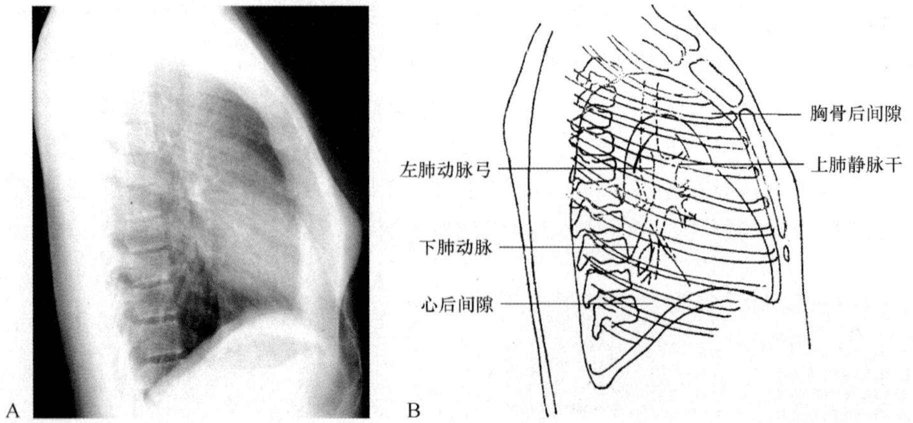

图 3-9 胸部侧位

A. X 线平片；B. 解剖示意图。

第三节 肺与纵隔的基本病变

一、肺

（一）肺不张

阻塞性肺不张 支气管阻塞导致相应肺叶或肺段含气消失，体积减小，密度增高，边界清楚，相邻肺代偿性过度充气，表现为透过度增高。叶间裂呈向心性移位（图 3-10）。肺不张依据病变范围可分为一侧性肺不张、叶性肺不张和盘状肺不张，不同范围和位置肺不张的影像学表现有所不同。

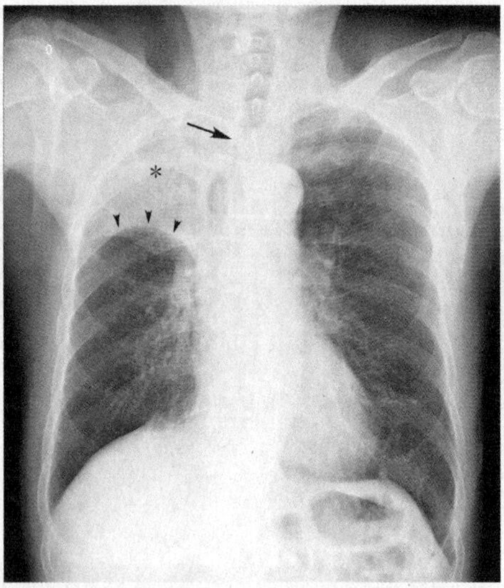

图 3-10 右上叶不张

右上肺野密度均匀增高（*），气管右移（↑），水平裂向上、内侧移位（▲）。

压迫性肺不张 占位性病变或结构移位，相邻肺实质受压，含气减少，密度增高。发生于膈上的压迫性肺不张又称盘状肺不张，表现为正侧位像均见膈上肺野内条带状阴影，常见于膈肌升高等。

（二）肺实变

肺泡腔被液体或/和细胞填充，含气消失，病变肺体积不减小，当病变蔓延至叶间裂时，可形成锐利边缘，叶间裂通常无移位。病变内的支气管仍通畅，X 线影像可见透亮的支气管气相。

（三）肺间质病变

因水肿或纤维组织增生或细胞成分增加，可导致肺泡间隔、小叶间隔、支气管周围间质及胸膜增厚。X 线影像表现为肺纹理增粗，可见网状阴影，甚至呈蜂窝样阴影。间质性水肿时肺内可出现间隔线（Kerley 线）。

➢ Kerley A 线：少见，位于中上肺野，细长线状影，长约 2～5 cm，自周围斜行指向肺门。

➢ Kerley B 线：多见，位于肋膈角上方约 1～2 cm 长的细线状影，垂直于侧胸壁。

➢ Kerley C 线：位于中下肺野的细网状影。

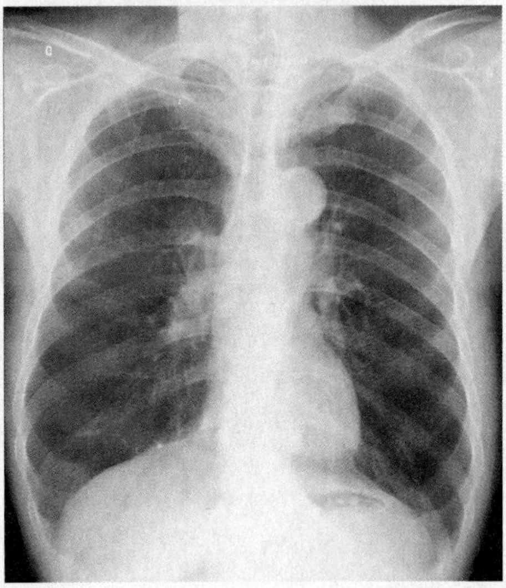

图 3-11 肺气肿

（四）肺过度充气或肺气肿

肺气肿为终末细支气管远端气腔的异常扩大，伴有肺泡壁的破坏。过度充气为肺泡过度膨胀，但无肺泡壁的破坏，通常为较大气道狭窄形成活瓣作用致远侧肺内气体潴留，肺泡含气增多而形成，也可因一侧肺或一个肺叶切除或不张，使其他肺组织代偿性扩大形成。肺气肿的 X 线影像表现病变肺透过度增高，肺纹理稀疏扭曲，肺体积增大，可经肋间隙向外膨出，双侧膈低平，上缘低于第 11 后肋，心脏顺时针转位，呈水滴状。侧位可有心后间隙增宽，胸廓前后径增大（图 3-11）。

（五）结节与肿块

见于肺内良、恶性肿瘤与类肿瘤，如肉芽肿、炎性假瘤等病变。X 线影像表现为肺野内球形或类球形阴影，直径≤3 cm 为结节，直径＞3 cm 为肿块。病变大小，数目，边缘是否光滑，有否切迹或毛刺，空洞或钙化，与相邻肺血管及胸膜的关系，周围肺内有否卫星病灶等是病变定性诊断的重要依据。

（六）空洞与囊腔

空洞 病变组织坏死液化，经支气管排出后形成。根据空腔壁组织的厚度，分为薄壁空洞与厚壁空洞。X 线影像上为灶性透亮影，周围是厚薄不均的壁，空洞内可残留液体，形成气-液平面。

囊腔 肺内含气腔的囊状扩大，壁通常均匀、较薄，一般不大于 3 mm。如肺大泡、先天性肺囊肿及囊状支气管扩张等。

（七）钙化

一般见于退行性改变或坏死组织内，X 线平片上呈高密度影，边缘锐利，大小形状不一。X 线平片发现钙化通常为良性病变的特征。

二、纵隔

（一）移位

一侧胸腔压力增高，可造成纵隔向对侧移位，如气胸、阻塞性肺气肿等。一侧胸腔压力减低，如肺不张，或肺、胸膜纤维化，可牵拉纵隔移向患侧。一侧支气管阻塞，吸气时患侧胸压低于对侧，呼气时患侧胸压高于对侧，可造成纵隔的摆动，透视可动态观察。

（二）增宽

肿瘤、纵隔炎、淋巴结肿大，动脉瘤，食管淤张，椎旁脓肿等均可引起上纵隔增宽。根据病变不同，X 线胸片表现为上纵隔弥漫或局部增宽，外缘光滑或呈分叶状。应注意与胸骨后甲状腺及小儿正常胸腺影鉴别。胸骨后甲状腺侧位胸片可见阴影位于胸骨后，与甲状腺相延续，透视下随吞咽上下运动；小儿正常胸腺影多位于右上纵隔，外下呈三角形，称“帆征”（图 3-12）。

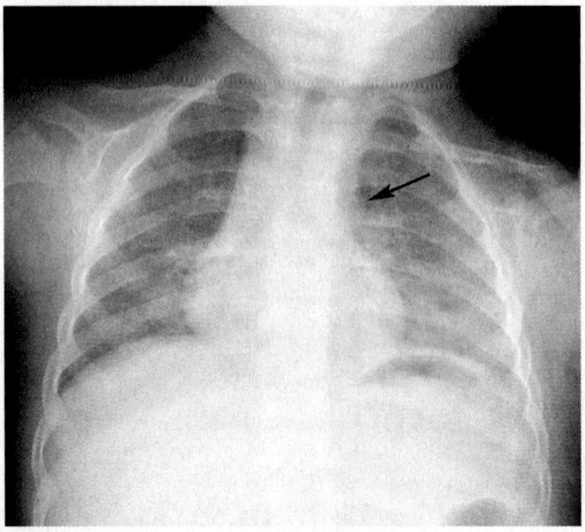

图 3-12　正常小儿胸腺

正位胸片示左上纵隔三角形阴影（箭号）。

（三）气肿

气体进入纵隔。多见于气管、食管损伤，如剧烈咳嗽、经皮气管插管，以及胸部外伤等。X线影像表现为纵隔两侧胸膜下线状透亮影。常合并胸壁、颈部皮下气肿。

第四节　肺　　炎

肺炎是各种病原体如细菌、病毒、真菌等引起的肺实质或间质的炎性渗出，也可由过敏或理化因素造成。影像检查的目的是确定有无肺炎以及发现肺炎的相关并发症。根据其形态学的表现，肺炎的X线平片表现可分为支气管肺炎、大叶性肺炎、球形肺炎和间质性肺炎4类。

一、大叶性肺炎

感染性肺炎。致病菌多为肺炎双球菌。冬春好发，多见于青壮年。临床表现为高热、寒战、胸痛、咳嗽、咳铁锈色痰等，起病急，但3～12 h后胸片才可见异常表现。根据病理演变过程，大叶性肺炎可分为充血期、实变期与消散期。

影像表现： 充血期——X线胸片可阴性，或受累肺叶肺纹理增多，伴或不伴浅淡的片状阴影。实变期——受累肺叶密度增高，含气消失，可见支气管气相。以叶间裂为界，边缘光滑，病变肺容积无明显缩小。消散期——实变阴影渐变淡、分离呈多发斑片状影，最终完全吸收，不留后遗改变。病程约2～3周，少数患者可迁延至1月余。并发症——可有胸腔积液。

需要指出的是，由于抗生素的早期应用，大叶性肺炎的X线胸片的表现常不典型，常表现为节段性分布或不完全实变（图3-13）。

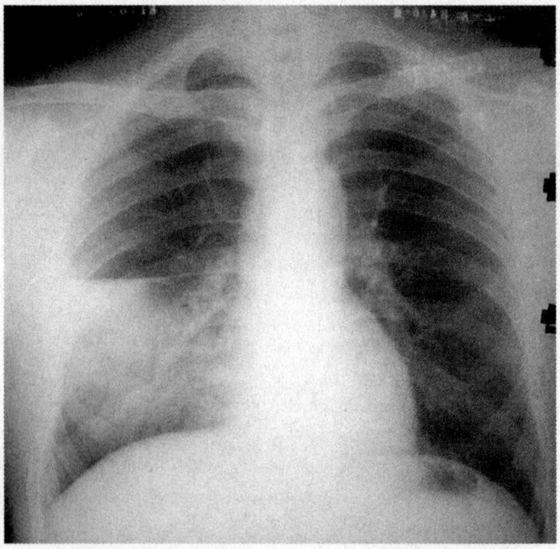

图 3-13　右下肺大叶性肺炎实变期

右下肺野密度增高，以水平裂为界，病变内隐约可见透亮的支气管气相。

二、支气管肺炎

也称小叶性肺炎。致病菌多为链球菌、葡萄球菌及肺炎双球菌等。多见于婴幼儿、老年与术后体弱的患者。临床多表现高热、咳嗽、咳脓性痰，可有胸痛、呼吸困难等。病变主要沿支气管分布，多病灶，病变范围为肺小叶。病理改变主要为终末与呼吸性细支气管充血，水肿，周围肺组织炎性渗出，同时累及肺的实质与间质。

影像表现：肺纹理增多、增重、模糊，沿肺纹理分布小斑片状模糊影，代表肺小叶内的渗出与实变。病变分布以双肺中下野内带为主，病变严重时可相互融合形成大片状阴影，密度不均。病变也可仅见于一侧肺，病变较轻时，X 线胸片可仅有肺纹理增粗、模糊，或伴有网状影。

三、其他类型的感染性肺炎

（一）金黄色葡萄球菌肺炎

简称金葡肺炎，为化脓性肺炎，易引起组织坏死化脓，易累及胸膜。多见于婴幼儿与老年体弱的病人。多起病急，高热，咳嗽，咳脓痰，胸痛，全身中毒症状明显。根据病原的传播途径，可有支气管源性金葡菌肺炎与血源性金葡菌肺炎。

1. 支气管源性金葡菌肺炎

影像表现：早期——多发斑片状模糊影，可累及两个以上肺叶，也可为大叶分布，但密度不均。中晚期——出现蜂窝状、空洞与气囊改变，代表肺坏死、液化。空洞内可有液平面。气囊是本病的影像学特征性表现，变化快，是与病变相通的支气管活瓣作用造成的。可合并有气胸、胸腔积液（脓胸）或气液胸表现。

2. 血源性金葡菌肺炎　多见于儿童，来自感染性肺动脉血栓。

影像表现：双侧肺野多发小斑片状影，大小不一，中心高密度，周边密度淡，多分布于两肺野外围。化脓性病灶常呈小球形，与支气管相通时可出现小空洞，可有液平面，须与转移瘤及肺恶性肉芽肿鉴别。

（二）病毒性肺炎

多见于婴幼儿。呼吸道合胞病毒、腺病毒为最常见的病原体。主要病理改变是呼吸道上皮细胞坏死脱落，支气管、细支气管壁水肿，小叶间隔与周围肺实质炎，严重时出现局部或广泛的肺内出血。

影像表现：早期临床症状明显但影像改变轻微，表现为双肺纹理增粗、模糊，可出现类似支气管肺炎的表现。出现出血性肺水肿时，影像表现似急性肺水肿，进展迅速，数小时内可形成两肺广泛的融合性阴影，周围肺气肿明显，可伴有少量的胸腔积液表现。与细菌性肺炎相比，病毒性肺炎的吸收和消散缓慢，可遗留间质纤维性改变或慢性支气管炎。

（三）支原体肺炎

由肺炎支原体引起，多见于青壮年，春末、初冬多见。临床症状轻微，甚至无自觉症状，极少数严重患者可有高烧与呼吸困难。

影像表现：病变多见于肺下叶，早期表现为局部肺纹理增重，伴有条索状影，数日后形成斑片状模糊影，病变内可见血管纹理通过。治疗后吸收缓慢，一般在临床症状消失后数周才能吸收完全。

（四）免疫功能损害患者的肺炎

如艾滋病患者、器官移植后免疫抑制治疗中的患者。多为吸入性感染，除一般病原菌外，也可出现正常时不发生感染的病原体的感染，如卡氏肺囊虫、产气荚膜杆菌等感染。影像表现无特异性，多表现为两肺多发病变，进展迅速，容易形成肺脓肿及脓胸。

四、间质性肺炎

病变主要发生于肺间质与肺实质内小血管周围的间质内的炎症，多为单核细胞浸润。常见肺炎支原体与病毒感染。肺泡内（肺实质）没有病变或病变轻微。

影像表现：双侧病变，双下肺多明显，可一侧较重。主要表现为双下肺的磨玻璃样密度增高影，伴有网状影。晚期网状影增粗增厚，可形成蜂窝样改变。约20%的患者X线胸片可无阳性发现。

第五节　肺脓肿

肺脓肿是化脓性菌吸入性肺感染，多为混合性感染。多见于糖尿病患者及免疫力低下的患者，也可为血源性感染。临床表现与金葡菌肺炎相似，发病急，高热，寒战，产生大量脓痰。慢性期出现反复咳嗽、咳痰、低热，可伴有杵状指。

影像表现：急性肺脓肿——病变区呈大片状实变影，边缘模糊，可累及数肺段。病变中心坏死液化组织经支气管排出后形成低密度透亮空洞，立位X线胸片可见气-液平面，液体常较多，内壁多光整，壁厚，代表炎性浸润（图3-14）。病变与支气管不相通时无空洞形成，须与大叶性肺炎鉴别；与坏死相通的支气管形成活瓣作用时，空洞内气压较高，形成“张力性空洞”，壁可相对较薄。经治疗，脓肿可完全吸收、消散，空洞愈合。慢性脓肿——脓肿壁变薄，气-液平面消失，病变周围出现多量索条状影，代表炎症吸收，纤维组织增生。纤维组织收缩，可有受累肺叶变形，相邻胸膜增厚、凹陷。支气管造影或CT检查可显示相邻支气管牵引性扩张。

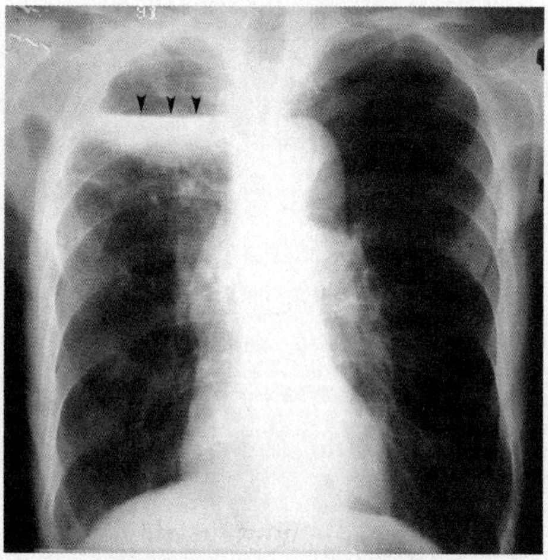

图3-14　右上肺脓肿

正位胸片可见右肺尖巨大空洞，内见长气液平面（箭头），病变下模糊，代表炎性浸润。

鉴别诊断：结核性空洞——周围常有卫星病灶，多薄壁，极少出现气-液平面（参阅第四节）。癌性空洞——肿块多有毛刺、切迹等肿瘤特征，壁厚薄不均，空洞多呈偏心性，内壁不平整，相邻肺实质无渗出性改变，多无气-液平面。

第六节　肺结核

指由人型或牛型结核杆菌引起的肺部慢性感染。由于病菌的耐药性，近年来肺结核在我国的发生有上升趋势。结核菌感染引起肺的病理改变与菌株的毒力、机体的免疫力和敏感程度相关。初次感染，机体免疫反应低下，病变易经淋巴与血管播散，很少出现肺组织的坏死与干酪样变。再次感染时机体免疫反应强烈，组织坏死与干酪样变明显，但除经支气管播散外，病变不易经淋巴与血管播散。肺结核的 X 线平片特点为结节、肺实变、空洞、纤维化和钙化等多种征象混合存在，且在不同病程的表现明显不同。患者机体免疫状况的差别也可导致 X 线征象的变化。

一、原发性肺结核

多见于儿童首次感染结核。原发性肺结核可分为原发复合征和胸内淋巴结结核两型。原发复合征的肺内病变以渗出病变为主，多发生于上肺下部与下肺上部，通过淋巴管向肺门蔓延，形成淋巴管炎，并引起肺门淋巴结肿大，三者形成“哑铃型”的典型表现，这三种病变同时出现称为原发复合征。原发性肺结核极少出现干酪样坏死与空洞，但可经血行播散，形成肺的粟粒性结核。

影像表现：一侧肺野内片状模糊影，中央密度较高，多单发，多见于肺野中部。同侧肺门影增大，代表肺门淋巴结肿大，两者之间可见条索状影。肺内阴影范围较大时，条索状影可被掩盖，显示不清。原发病变吸收后，可遗留肿大的肺门淋巴结影。

二、血行播散性肺结核

（一）急性粟粒性肺结核

短时间大量结核菌进入肺循环，播散到肺内所致。发病急，结核中毒症状明显。

影像表现：早期双侧肺野密度增高，呈磨玻璃状，伴两肺广泛大小 1～2 mm、密度相近，分布均匀的粟粒状阴影，边缘较清。肺纹理显示不清。透视常不能显示病变，应摄片检查，必要时高分辨 CT 可证实诊断。

（二）亚急性和慢性血行播散性肺结核

少量结核菌多次反复进入肺循环播散所致。病变分布以双上肺明显，病变多样，既有新病灶，也有时间较长的病灶。

影像表现：双侧肺野内多发病灶，双上肺明显，向下病灶逐渐稀少。病变大小不一但上肺野病变大于中下肺野病灶，密度不均。伴有钙化的、较陈旧的病灶多位于双上肺，粟粒状较新的病灶多分布于下肺。

三、继发性肺结核

多为原已静止的病变复燃或二次感染结核。由于初次感染结核时机体已产生免疫力，肺内结核灶多局限，易出现干酪样坏死、钙化，坏死物质经支气管排出后形成空洞。机体的修复可出现较多纤维组织，纤维组织收缩使受累肺结构移位、变形。病程时间长，呈慢性过程。临床患者可有低热、盗汗、消瘦等结核中毒症状；也可症状不明显，患者直到病变愈合静止也未曾就诊。

（一）浸润性肺结核

最常见。以上叶尖后段及下叶肺段分布为主，渗出性病变与增殖性病变（结核性肉芽肿）为主。

影像表现：中上肺野片状影，中心密度较高，周围密度渐淡，边缘模糊。多个病灶可相互融合形成较大的阴影。通常伴有小结节影及纤维条索影，也可形成结核性空洞，空洞壁可较厚，多见于较早期病变肉芽组织较多时；也可较薄，是由于干酪样物质排出形成的。空洞内壁多光滑，很少见到气-液平面（图 3－15）。

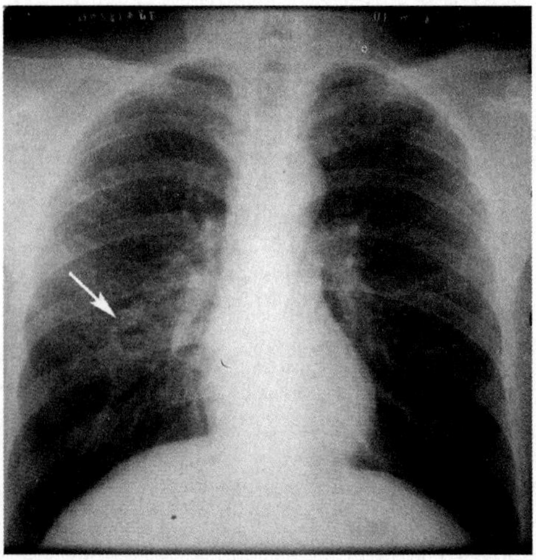

图 3－15　右肺结核性空洞

右肺中野薄壁空洞病变，空洞内无液平面，周围可见结节索条状病变。

（二）结核球

结核灶干酪样坏死，周围由纤维组织包裹形成，多为静止性病变。周围纤维组织收缩，可使相邻肺及胸膜出现牵引性改变（图 3－16）。

影像表现：球形结节影，多位于锁骨附近区域，多 2～3cm 大小，边缘清楚，可有相邻胸膜凹陷形成的“尾征”，结节内可见靶心、层状或多发钙化影，病灶周围可见多发小结节和纤维条索状影，称为卫星病灶，是结核球与肺癌结节鉴别的重要依据。病变应与肺癌鉴别，鉴别困难时应行 CT 检查或进一步病理活检。

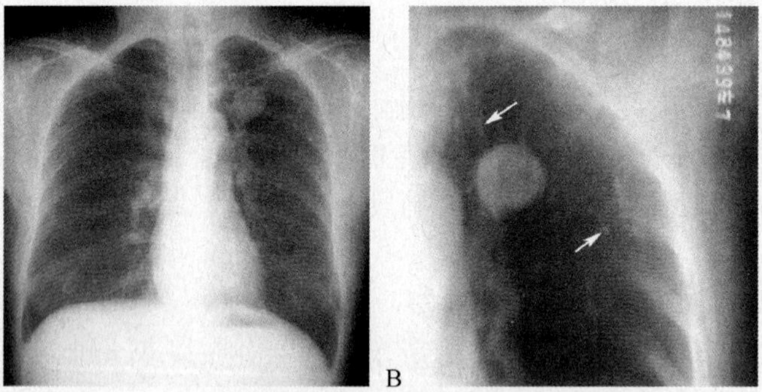

A　B

图 3－16　左上肺结核球

A. 正位胸片；B. 左上肺病灶体层像。左肺上野内带球形阴影，周围可见卫星病灶（箭号）。

（三）干酪性肺炎

结核性病变范围较大，多以大叶分布，病变内以多发干酪样坏死为其特点。晚期病变内大量纤维性修复组织收缩，肺体积减小，支气管牵引性扩张，形成肺硬变。

影像表现：肺叶或肺段大片高密度阴影，多见于上肺，密度不均，可见多发小虫蚀样空洞。相邻肺实质内可见多发斑片或小结节状支气管播散灶。

肺硬变时病变肺叶或肺段体积缩小、致密、密度均匀，内可见扩张的支气管气相同侧肺门，肺纹理受牵向病变移位。

（四）纤维空洞性肺改变

浸润性肺结核未及时和充分治疗，长期迁延、坏死，机体反复修复所致。病理以大量纤维组织与干酪性空洞为特点。

影像表现：双上肺多发空洞与索条状影，肺叶减小，肺门上提，双下肺纹理呈垂柳状。

第七节　支气管扩张

原发性少见，多为继发性。继发于婴幼儿时期的支气管肺炎、百日咳等疾病，也可并发于一些全身性病变。局部肺内纤维化瘢痕也可形成牵引性支气管扩张，但多局限。支气管扩张多反复感染，患者有大量脓痰、杵状指（趾）等症状。根据扩张支气管的形态，可有柱状、囊状与混合性支气管扩张。

影像表现：X线胸片可见病变区肺纹理增重、紊乱、呈“卷发状”，可有网状影甚至蜂窝样影。有时可见支气管壁增厚呈“轨道样”影。合并感染时，可出现斑片状影。囊状支气管扩张时可见多发小气-液平面（图3－17）。

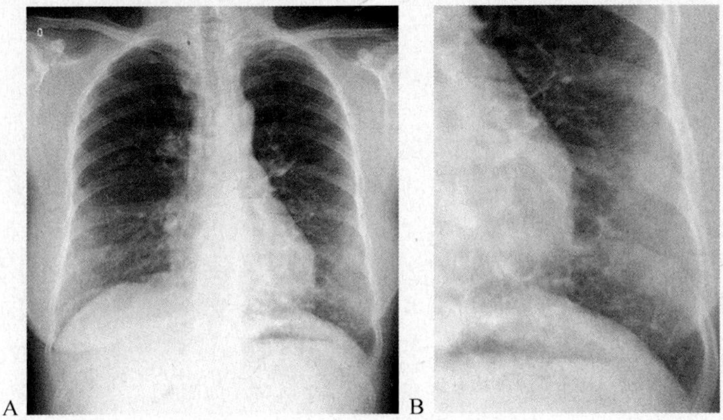

图3－17　左下肺支气管扩张

左下肺显示卷发样影，但未见液平面。

X线胸片不仅敏感性较低，而且不能确诊，支气管造影与高分辨率CT可确立诊断，并确定病变范围。由于支气管造影为有创性检查，有一定痛苦和并发症，目前高分辨率CT已取代支气管造影成为支气管扩张的确诊方法。

第八节　胸部外伤

胸部外伤指由外部暴力引起的胸壁、肺与纵隔的损伤，可单独发生，更多为联合损伤。由于病情多危重，检查时间短的X线胸片为首选影像检查方法。

一、胸壁外伤

（一）肋骨骨折

多发生于第3—10肋。受力方向不同，骨折可发生于后肋（肩胛下线）或侧肋（腋间线）。X线胸片可见受累肋骨皮质分离，远端移位，可伴有皮下气肿-骨折周围软组织内透亮影，或血肿-骨折周围软组织肿胀。侧肋骨折如正位胸片显示不清时，可加照斜位或透视下转动患者仔细观察。薄层高分辨率CT对骨折及周围软组织病变检出的敏感度较高，X线胸片不能确定诊断时可行CT检查。

（二）胸骨骨折

多因直接暴力引起，常见于车祸伤。粉碎性骨折，骨折片向后移位时，常伴发纵隔内血肿。侧位X线胸片显示胸骨骨折较好。

二、气胸与血气胸

气胸是指气体进入脏层胸膜与壁层胸膜间的胸膜腔内。气体可来自胸壁的创伤，也可通过损伤的脏层胸膜来自肺内。开放性损伤时，胸腔内的气体与外界大气相通，胸腔内的压力不能随呼吸而变化，可引起纵隔随呼吸而摆动，造成循环与呼吸功能紊乱，是一种很严重的情况。透视下可见纵隔摆动，呼气时向患侧移位，吸气时向健侧移位。损伤处出现活瓣作用时，气体可进入胸腔，但排出困难，则形成张力性气胸。影像可见纵隔被推向对侧，透视下可见纵隔随呼吸反向摆动——呼气时向健侧移位，吸气时向患侧移位。伴有血胸时可见胸腔内的气-液平面。

气胸与血气胸的影像表现见第九节。

三、肺挫伤与肺撕裂伤

（一）肺挫伤

多见于胸部撞击或气浪冲击伤，胸壁可无损伤。受损肺间质与肺泡内出血与血浆渗出，患者常有胸痛、咯血。

影像表现：病变出现于损伤6 h后，多双侧性，可一侧较重，常发生于肺外带。损伤部位肺纹理增粗、模糊，伴不规则斑片状模糊影，严重时可出现实变，代表肺泡内的出血。病变范围依损伤程度而不同。损伤24～48 h后开始吸收，3～10 d病变可完全消失，不遗留痕迹。如果48 h后病变阴影有扩大，应考虑合并继发性感染。影像提示有肺节段性不张时，可能为支气管内血凝块阻塞。

（二）肺撕裂伤

指在外力的作用下肺组织破裂。轻度损伤的表现与肺挫伤相同，严重的撕裂伤可形成肺内血肿。血肿内的血液部分排出后，囊内出现气体，形成气-液平面。血肿在数周至数月内逐渐吸收，直至完全消失，遗留少量纤维瘢痕。

影像表现：损伤肺内圆形或类圆形阴影，可见大小不等的半月形气体透亮影，壁薄。可多发。但早期血肿常被肺内出血的阴影所掩盖，随出血渗出的吸收，血肿轮廓逐渐清晰。

四、纵隔损伤

多为较强暴力所致。

（一）气管、支气管裂伤

可由胸部闭合性损伤或穿通伤引起。多见于支气管隆突附近，伴胸骨及1—3前肋骨折。

影像表现：支气管裂伤但无移位时，X线胸片可见损伤的支气管周围软组织内少量透亮的气肿。气管、支气管断裂时，可见断裂远端不同程度的移位、成角，气体进入胸腔形成张力性气胸；气体进入纵隔或胸壁软组织内形成纵隔或胸壁皮下气肿，可见纵隔与胸壁皮下透亮影。张力性气胸不伴有胸腔积液表现是诊断气管、支气管断裂的重要征象。常伴有受累肺段肺不张，是由于管腔内出血、肿胀、阻塞造成的。慢性期损伤的气管、支气管纤维瘢痕收缩也可引起受累肺段肺不张。

（二）纵隔血肿

X 线胸片示上纵隔增宽。血肿来自主动脉破裂时，可形成纵隔内的假性动脉瘤。透视下可见增宽的上纵隔有搏动。血管造影与增强 CT 血管成像可明确诊断胸主动脉破裂，并可显示破裂的部位与大小。

第九节 气胸与胸腔积液

一、气胸

除外伤性气胸外，肺大泡破裂、剧烈咳嗽都可引起气胸。医源性气胸指肺穿刺活检或气管插管正压人工呼吸形成的气胸。

影像表现：少量气胸在 X 线正位胸片上表现为上肺野上外侧胸壁下的新月形透亮影，内无肺纹理，内侧可见纤细的脏层胸膜形成的胸膜线。较大量气胸时，透亮影范围大，肺向肺门萎陷，肺纹理聚集、增重，甚至形成肺门肿块影。同时合并有胸腔积液时，影像表现为含气胸腔下方的液平面，向外直达胸壁，透视下不随体位的改变而改变液平面相对地面的方向。此点可与肺内空洞性病变内的气-液平面鉴别。

二、胸腔积液

正常胸腔内的液体约为 10～15 ml，在呼吸时在双层胸膜间起润滑作用。因病理改变引起胸腔内液体增多即为胸腔积液。胸膜结核、炎症、肿瘤是常见胸腔积液的原因，外伤性血胸与胸腔积脓也属于胸腔积液。

影像表现：少量积液——立位 X 线胸片主要表现为肋膈角圆钝、变浅，后肋膈角最先出现，随后为外侧肋膈角。透视下横膈运动正常。中等量积液——立位 X 线胸片示下肺野大片密度增高影，外侧高，内侧低，上缘模糊呈弧形（图 3－18）。大量积液——一侧肺野密度增高，含气的肺受压向肺门方向萎缩变小，肋间隙增宽，肋骨趋向水平，纵隔向对侧移位。

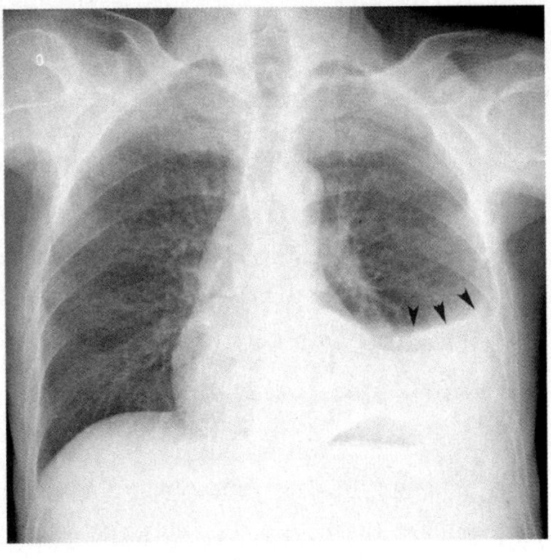

图 3－18 左侧胸腔积液

左侧肺野下部大片致密影，上缘弧形，外高内低（箭头）。

特殊类型的积液：

肺底积液——多见于右侧，液体主要集中于肺底与横膈之间，X 线胸片似膈升高。但心膈角与肋膈角变钝，“膈”顶最高点移位中外 1/3 处，均可提示肺底积液。透视下从立位转为仰卧位时，可见肺底液体向肺尖移行，膈肌位置恢复正常。

叶间积液——指积液进入叶间裂。正位胸片有时可似肺内病变，特别是积液周围两层胸膜粘连、胸腔其他部位积液吸收时。侧位 X 线胸片多为梭形，位于叶间裂部位，长轴与叶间裂平行，可与肺内病变鉴别。

包裹性积液——积液周围脏、壁层胸膜粘连。多见于下部胸壁内侧。病变内缘光滑，外缘模糊，透视下转至切线位时，病变呈D字形凸向肺野，基底宽附于胸壁。包裹性胸腔积液应与胸膜肿瘤、胸壁结核鉴别。恶性胸膜肿瘤可有相邻肋骨破坏，增强CT病变有强化，包裹性积液无强化；胸壁结核形成的寒性脓疡凸向胸廓内，同时也向外侧隆起，形成“胸膜外征”。

第十节　肺肿瘤与纵隔肿块

一、肺癌

为最常见的恶性肿瘤。发病年龄高峰为45～75岁，男性多见，缺乏特异性的临床症状，常见症状包括咳嗽、咳痰，痰中带血，消瘦等。发生于肺尖的肿瘤可压迫上腔静脉、臂丛及交感神经，出现患侧头颈与上肢静脉怒张，上肢痛与Horner综合征（同侧睑下垂，瞳孔缩小，眼球内陷）。肿瘤压迫侵犯喉返神经可有声音嘶哑等。肿瘤发生转移，则可出现转移部位的相应症状。常见组织类型包括鳞状细胞癌、腺癌、肺泡癌（属腺癌的亚型）、大细胞癌、小细胞未分化癌等。由于不同类型肺部恶性肿瘤的X线影像表现不特异，影像上常依据原发肿瘤的发生部位分为中心型与周围型肺癌。

（一）中心型肺癌

指发生于叶、段以上气道的肺癌。肿瘤主要有3种生长方式：向管腔内生长，形成菜花状肿块；沿壁浸润生长，支气管壁增厚，管腔狭窄；向管腔外生长，形成肿块影。无论何种生长方式，均造成支气管狭窄和/或肿块，这也是影像改变的主要病理基础。

影像表现：

直接征象——①支气管狭窄闭塞。闭塞端呈杯口状或鼠尾状，残腔多偏向一侧。支气管断层像显示更清楚。②肿块影。肿瘤向支气管外生长时在局部形成肿块，X线胸片可见相应肺门区肿块影。

间接征象——①阻塞性肺气肿。受累肺叶或肺段支气管狭窄，呈活瓣作用时，吸气时空气进入易、呼出难，受累支气管远端肺组织空气潴留，表现为局部肺纹理稀疏，透过度增高。②阻塞性肺炎。受累支气管狭窄，分泌物不易排出，远侧肺实质发生炎症，影像特征为相同部位反复发生的肺炎。③阻塞性肺不张。受累支气管完全阻塞，远侧肺段或肺叶不张，密度均匀增高，体积变小，病变内见不到支气管气相。发生于右上支气管的中心型肺癌合并右上肺不张时，水平裂弧形上移，加上肺门肿块影，病变下缘呈水平的反S形，称“反S征”（图3-19）。合并有纵隔淋巴结转移肿大时，可见上纵隔增宽，常发生于病变同侧。支气管隆突下淋巴结肿大时，可有支气管隆突角增大。肺

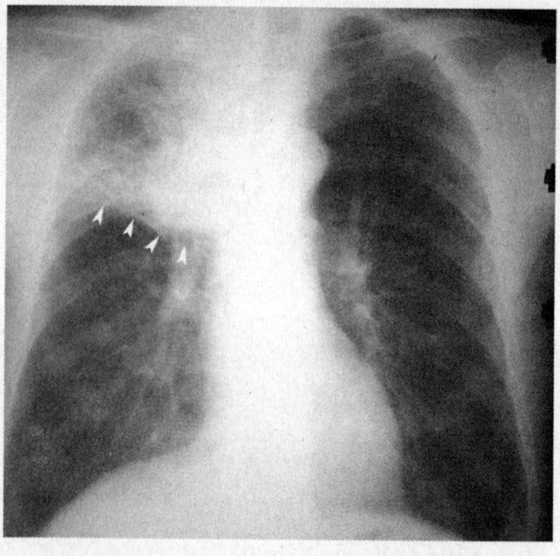

图3-19　右上肺中心型肺癌

右肺门肿块，水平裂上移，形成“反S征”（箭号）。

门影增大，侧位肺门影增浓，提示有肺门淋巴结肿大。

（二）周围型肺癌

指发生于肺段以下小支气管或肺泡的肺癌。

影像表现：位于肺野内的结节或肿块影。发生于心影后的肿块的显示依赖于X线胸片适当的曝光与仔细阅片。结节多单发，病灶周围可见细小毛刺、切迹或脐样凹陷，病灶内有透亮的小泡影（小泡征）。相邻胸膜时牵拉可见胸膜凹陷征，病灶连向肺门的血管影增粗（血管集中征）等影像表现有相对特异性。肿瘤中心可坏死液化，坏死物经支气管排出后形成空洞，多见于鳞癌。空洞常呈偏心性，内壁不规则，空洞内极少见气-液平面。薄层高分辨率CT可更好地显示肿瘤的细节。随访观察病变有增大。肺门与纵隔淋巴结肿大转移的影像征象同中心型肺癌。

鉴别诊断：

- 肺结核球：多发生于上叶尖后段或下叶背段，可有钙化，周围卫星病灶是结核球较特异的征象。随访观察病变无增大。
- 肺转移瘤：可单发，多发生于双侧下肺野，有原发癌病史。

其他肺内结节样病变，如炎性假瘤、错构瘤、肉芽肿等X线胸片常不能作出定性诊断，常需进一步CT检查，最后诊断要依据病理活检。

（三）肺转移瘤

肺部是转移性肿瘤最多发生的部位，多见血行转移，也可为淋巴转移，两种转移可同时出现。临床可有原发肿瘤症状，少部分原发肿瘤不明，肺转移作为首次发现异常改变的情况并不少见。乳腺癌、结肠癌、前列腺癌、肾癌、甲状腺癌、胃癌、子宫颈癌、睾丸癌、骨肉瘤等为成人肺转移瘤的原发癌，而儿童肺转移常见原发癌为肾母细胞瘤、肾胚胎瘤、肝母细胞瘤、甲状腺癌、Ewing肉瘤、骨肉瘤等。

影像表现：肺血行转移癌以双下肺分布为主，表现为肺野内多发圆形阴影，大小不一，密度均匀，边缘相对清楚；相对于原发周围型肺癌，边缘毛刺、切迹等表现较为少见，少数转移瘤可出现空洞（图3-20）。某些肿瘤，如结肠癌、肾癌、乳腺癌等可出现单发转移。少数转移癌，如黏液癌，可有钙化。癌细胞一次性大量进入肺循环时，可出现粟粒性转移，X线胸片表现为双侧肺野大量2～4 mm大小结节影，双下肺分布常多于上肺。与粟粒性肺结核相比，粟粒性肺转移的分布、大小及密度均不甚均匀。

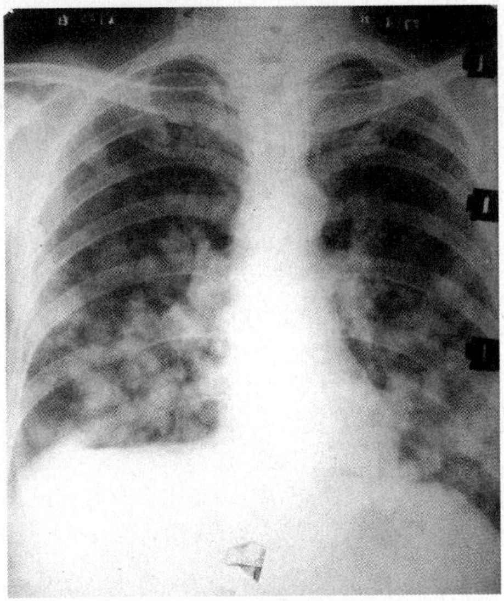

图3-20　卵巢癌肺转移

双肺野可见多发类圆形团块影，下肺为主。

淋巴转移常见于乳腺癌、肺癌、胃癌、胰腺癌等恶性肿瘤，主要表现为肺门和/或纵隔淋巴结肿大以及肺内癌性淋巴管炎。X线胸片表现为肺门阴影增大，纵隔增宽，外缘可呈波浪状。肺内可见受累肺纹理增重，伴细网状影，可有细小串珠样模糊影，病变两侧不对称，以下肺更明显。也可见胸腔积液征象。

CT诊断肺内转移结节的敏感度高于X线胸片，尤其是心后、后肋膈窦内X线胸片的盲区内的病变，

CT尤其是HRCT可清楚显示癌性淋巴管炎。纵隔内淋巴结肿大，增强CT的敏感度可达97%以上，而X线胸片的敏感度只有约37%。X线胸片诊断不肯定时应进行CT检查。

二、纵隔原发肿瘤与类肿瘤

X线胸片只能观察纵隔的轮廓，不能辨识纵隔的结构，纵隔肿瘤达到一定大小时X线胸片才能观察到纵隔轮廓的异常。纵隔原发肿瘤的组织类型较多，但X线影像的特异表现并不多，X线诊断更多的依据是肿瘤发生的部位。

（一）前上纵隔肿物

包括胸腺瘤、胸内甲状腺等。X线胸片表现为上纵隔增宽，侧位示胸骨后间隙消失。

胸内甲状腺位于气管两侧与前方，可压迫气管使气管狭窄。透视下肿物随吞咽动作上下移动，可与胸腺瘤鉴别。

临床症状对胸腺瘤的诊断有一定帮助：约11%的胸腺瘤合并重症肌无力，重症肌无力的患者约12%伴有胸腺瘤。在影像诊断胸腺瘤时，应注意与小儿正常帆状胸腺影鉴别。X线胸片不能诊断较小的胸腺肿瘤，也不能鉴别胸腺瘤的性质（是否侵袭性胸腺瘤），以及鉴别胸腺囊肿、淋巴瘤、脂肪瘤等其他胸腺肿瘤。胸腺肿瘤的CT诊断特异性高于X线胸片，但许多情况下，肿瘤的定性还需要病理检查。

（二）中纵隔肿物

1. 前中纵隔　多为生殖细胞来源的肿瘤，如皮样囊肿、成熟性畸胎瘤及恶性畸胎瘤等。肿瘤多发生于前中纵隔、心脏与主动脉弓交界处，也可见于较高或较低一些的部位。X线正位胸片示中纵隔圆形肿块影凸向一侧肺野或双侧肺野，侧位胸片示肿块闭塞胸骨后间隙的下部。肿块内有结节样致密钙化斑或边缘弧线形致密钙化线，提示为成熟性畸胎瘤（图3-21）。CT可显示病灶内的囊性及脂肪成分，也可显示恶性畸胎瘤向相邻组织侵犯的情况，诊断特异性高于X线胸片。

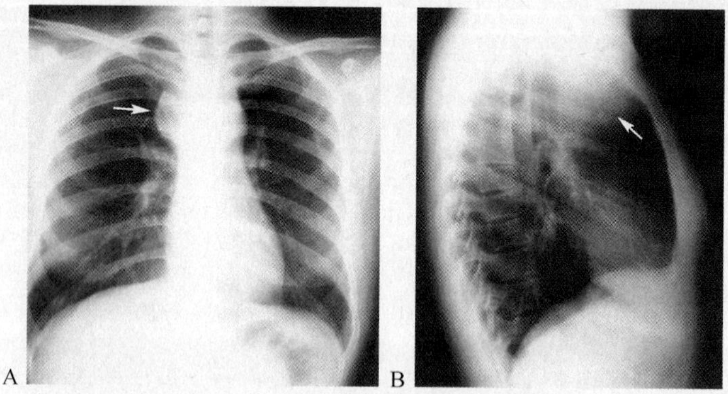

图3-21　前上纵隔畸胎瘤

后前位胸片示右上纵隔团块状增宽，隐约可见壳状致密钙化影（A）。侧位胸片病变位于前上纵隔（B，箭号）。

2. 中中纵隔　多见于淋巴组织病变，如淋巴瘤、结节病、转移瘤、巨大淋巴结增生症等，支气管囊肿也发生在中纵隔。

影像表现：X线胸片主要表现为肺门和/或纵隔淋巴结肿大，可一侧也可双侧。结节病的典型表现为双肺门阴影增大为主，呈分叶状，也称“土豆状肺门影”（图3-22）。而淋巴瘤典型表现为上纵隔阴影增宽，边缘分叶状或波浪状，双侧多不对称。

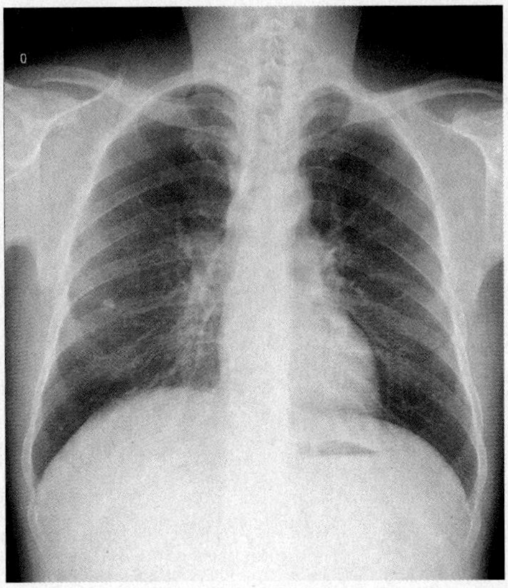

图3-22　结节病
正位胸片示双侧肺门结节样增大。

支气管囊肿为先天发育异常，可发生于纵隔的任何部位，但最常见于支气管隆突附近。发生于气管、支气管旁的囊肿在X线胸片上可见管腔旁的软组织影呈弧形隆凸，外缘光滑，半圆形，附着部位略平直；患者屏气增加腹压时，透视下可见肿物变小，具有鉴别意义。

（三）后纵隔肿物

后纵隔与脊柱及交感链相近，肿瘤多为神经源性。如神经鞘瘤、神经纤维瘤、节神经细胞瘤、神经母细胞瘤等。

影像表现：纵隔阴影向一侧凸出，侧位胸片示病变与脊柱重叠。自椎管内向外生长的神经鞘的肿瘤可见相应椎间孔增宽、椎弓变薄，诊断不明确时可行CT或MRI检查，明确肿瘤与脊柱的关系。

（唐光健　陈起航）

第四章　心脏与大血管

心脏与大血管病变的影像诊断，以超声、MRI、血管造影及 CT 为主。透视与 X 线胸片简单易行，虽然只能观察外形轮廓，但仍不失为初筛方法，根据 X 线胸片提供的线索，决定下一步的检查方法。

第一节　投照与正常影像解剖

心脏大血管的常用投照体位包括后前位（正位），右前斜位，左前斜位与侧位。

透视下观察体位应与摄片相同，但可旋转患者连续观察。

一、后前位

为心脏大血管的基本体位，多采用小焦点和 X 线一胶片距 2 米的远达片以求最好的影像质量。

（一）投照方法与患者体位及照片的评价

同后前位胸片投照。

（二）正常影像解剖

正位 X 线胸片上，心脏大血管的投影构成了纵隔影像的大部分。

心脏的影像可有 3 种：直位心，见于胸廓瘦长、膈位低的瘦长体型者，心脏略顺时针转位，心腰部窄，心脏与膈接触面小，左、右心横径比＜2，心脏长径线与胸廓正中线的夹角（心夹角）常小于 45°；斜位心，见于一般体型者，左、右心横径比≈2，心夹角约为 45°；横位心，见于身高较矮，胸廓较短，横膈位置较高的肥胖体型者，心脏略逆时针转位，左、右心横径比＞2，心夹角大于 45°（图 4－1）。

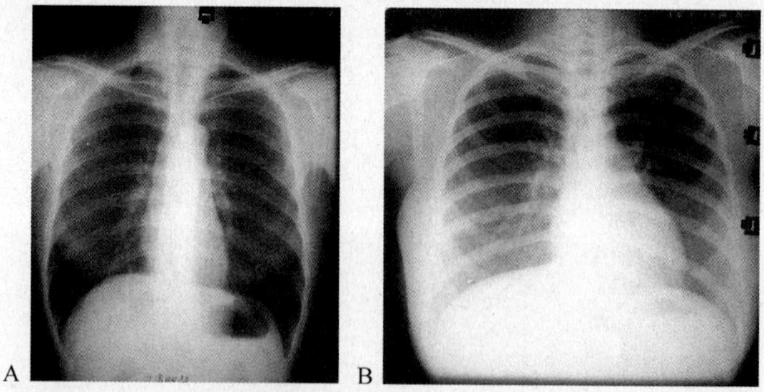

图 4－1　直立心（A）与斜位心（B）

➢ 纵隔右缘：自上至下可分为 3 段。上段为上腔静脉投影，多呈凹面向右的浅弓形，老年人由于主动脉迂曲，常为主动脉弓凸向右的弧形影；中段为升主动脉，下段为右心耳与右心房右缘的弧形投影，3 段比例约为 2∶2∶3。心右缘与右膈间形成右心膈角，深吸气末摄片可显示其内侧略向右斜的阴影，为下腔静脉的投影。

➢ 纵隔左缘：自上至下由 3 段弧构成。上段为主动脉弓的投影，圆形，又称主动脉结，老年人多更为凸出；中段平直或略凹，但年轻人可略膨隆，为左肺动脉主干的投影，称为肺动脉段；下段隆凸，为左心室的投影。左心室与肺动脉段间为左心耳，一般不易与左心室相分辨，但有时也可凸出形成一小弧形投影。心尖部常可见心包脂肪垫形成的小片状模糊影。透视下心室收缩时左心耳膨隆，形成跷跷板样的运动，即“相反搏动点”，其位置是判断左心房大小的重要解剖标志（图 4－2）。

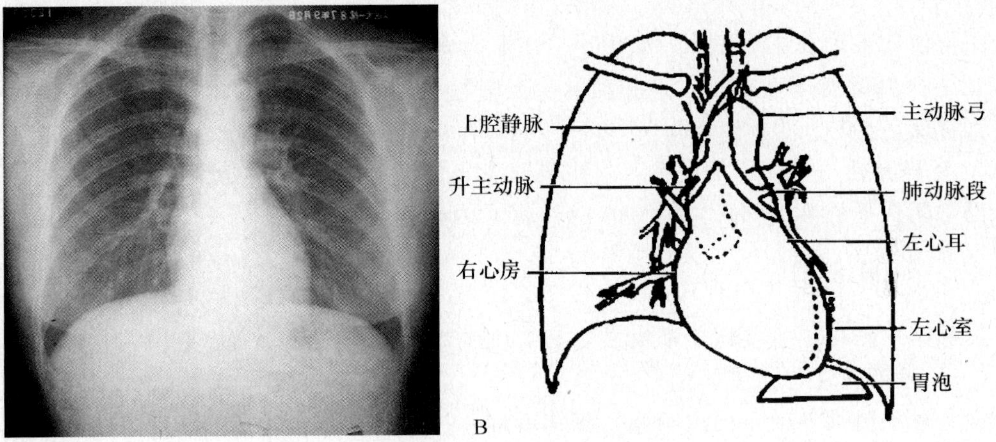

图 4－2　正常后前位 X 线胸片的纵隔解剖

（三）影响心脏影像的因素

1. 年龄　婴幼儿心脏较成人相对较大，近球形，居中，左右大致相等，外缘各结构多不清。因横膈位置较高，心脏多横位。随年龄增长，逐渐变为斜位心。老年人肺动脉段多凹陷，主动脉结凸出。

2. 呼吸状态　深吸气时，横膈下降，心脏顺时针转位，投影的横径变小。反之，横膈较高，心脏逆时钟转位，投影的横径变大。

3. 体位　卧位前后位投照，由于横膈位置较高，心脏距胶片较远，产生放大作用，心影显得较大。

（四）心脏与大血管的测量（图 4－3）

随着影像方法的进展，心脏大血管的测量手段日渐增多，准确性不断提高。心脏 X 线胸片的测量的重要性虽有下降，但仍为首次检查的方法，一些常用的测量方法具有一定临床意义。

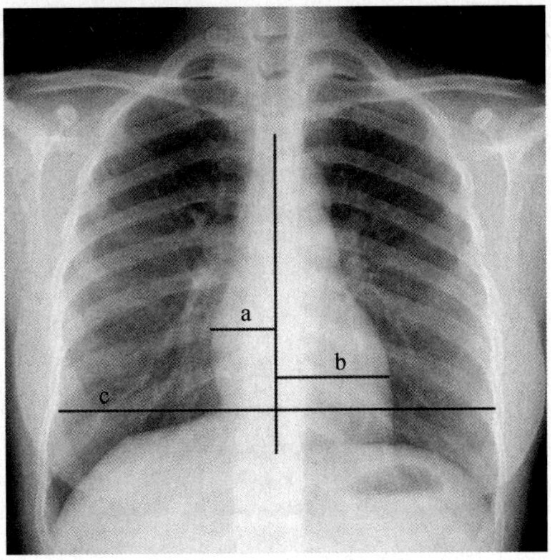

图 4－3　心脏的测量

a＋b：心脏横径 c：胸廓横径。

1. 心胸比率　为心脏横径与胸廓横径之比。

心脏横径——左、右心缘至中线的最大距离和。

胸廓横径——与中线垂直，与膈顶相切的胸廓内缘连线的长度。

心胸比率：平均正常值为0.45±0.03，大于0.5为异常。

轻度增大：0.51～0.55

中度增大：0.56～0.6

重度增大：>0.6

2. 肺动脉段基线长　主动脉结和肺动脉段交点与肺动脉段和左心房（耳）交点的距离。

正常值：平均2.76 cm±0.28 cm。

3. 肺动脉段高　或称凸出度，指肺动脉段最凸处与肺动脉段基线的距离，低于基线时为负值。

正常值：平均0.11 cm±0.28 cm。>0.3为异常。

4. 右下肺动脉干宽径　右下肺动脉与上肺静脉交界下缘水平的宽径。

正常值：平均1.21 cm±0.14 cm。>1.5 cm为异常。

5. 奇静脉径　气管下端右侧，右主支气管上方小圆形结节为奇静脉弓投影的最大径线。

正常值：平均0.66 cm±0.21 cm。>1 cm为异常。

二、右前斜位

又称第一斜位，主要用于观察左心房、主肺动脉干、右心房及右心室漏斗部。

（一）投照方法与患者体位

患者立于胸片架前，面向暗盒，身体后旋，左胸离开暗盒，右前胸贴近暗盒，身体冠状面与暗盒成45°～55°。左前胸与暗盒左缘、右后胸的外侧缘与暗盒右缘距离相等。左手抬高抱头，右手置于髋上，肘内旋，贴向片架，胶片上缘应高于肩部上缘1.5 cm。中心线对准左腋后线第5—6胸椎水平（图4-4）。

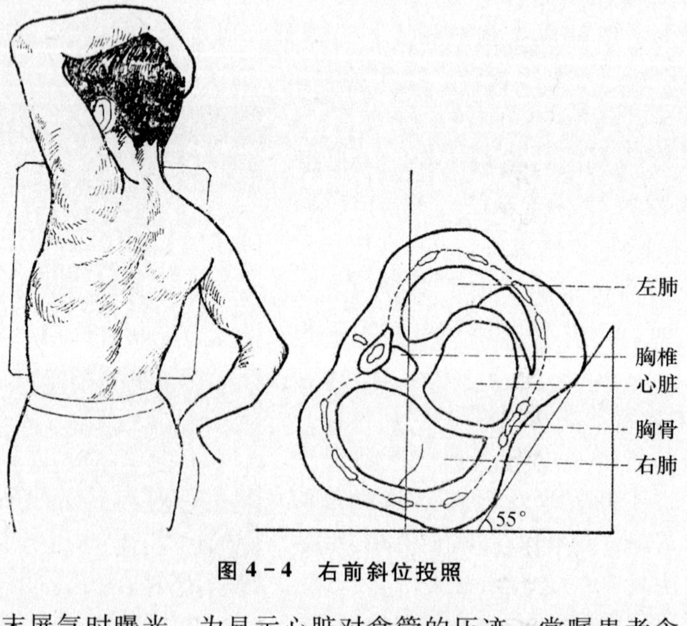

图4-4　右前斜位投照

于患者深吸气末屏气时曝光。为显示心脏对食管的压迹，常嘱患者含一口稠硫酸钡造影剂，吞咽后立即曝光。

照片评价：上缘包括下颈部，下缘包括膈肌，前、后缘包括侧胸壁。旋体角度适当：心影及大血管前缘自升主动脉至心尖基本呈一直线（肺动脉段与右心室漏斗部略隆起）。心影后缘与脊柱间的透亮间隙 3～5 cm（心后间隙），右心室、肺动脉、左心室可辨识，食管内充盈钡剂。

（二）正常影像解剖

➤ 纵隔前缘：3 段弧度，自上至下为升主动脉弓上前缘、主动脉漏斗部、右心室及小部分左心室，后两结构在影像上不能分辨。心脏前缘与胸骨间的透亮区为心前间隙，右心室增大、间隙变窄。

➤ 纵隔后缘：自上至下为上腔静脉，降主动脉后缘，气管与右主支气管，右心房。深吸气时右心房弧下方可显示下腔静脉。这些结构多相互重叠，显示不清，吞钡剂后摄片可有帮助。X 线片显示食管有 3 个压迹，由上至下分别为主动脉弓、右主支气管与左心房的压迹。正常时心脏后缘不与脊柱重叠（图 4－5）。

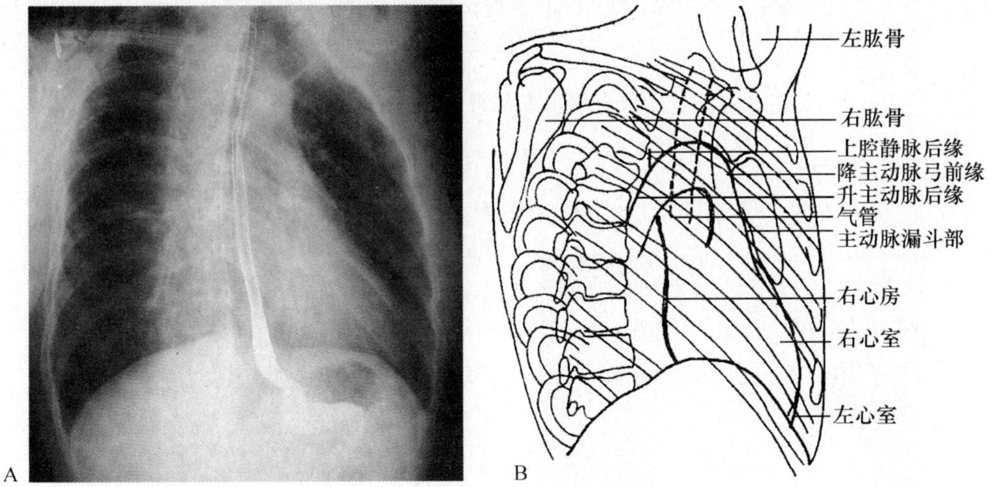

图 4－5　右前斜位胸片正常解剖

三、左前斜位

又称第二斜位，可观察左、右心房与心室，也可显示左心房与左主支气管的关系。

（一）投照方法与患者体位

患者立于胸片架前，面向暗盒，身体后旋，右胸离开暗盒，左前胸贴近暗盒，身体冠状面与暗盒成 55°～65°。右前胸与暗盒左缘、左后胸的外侧缘与暗盒右缘距离相等。右手抬高抱头，左手置于髋上，肘内旋，贴向片架，胶片上缘应包括肩部。中心线对准右腋后线第 5、6 胸椎水平（图 4－6）。于患者深吸气末屏气时曝光。

照片评价：上缘包括下颈部，下缘包括膈肌，前、后缘包括侧胸壁。旋体角度适当：升主动脉、右心房、右心室的前缘近一直线，自后上斜向前下，交于横膈。主动脉弓显示好，可辨识左、右心室。

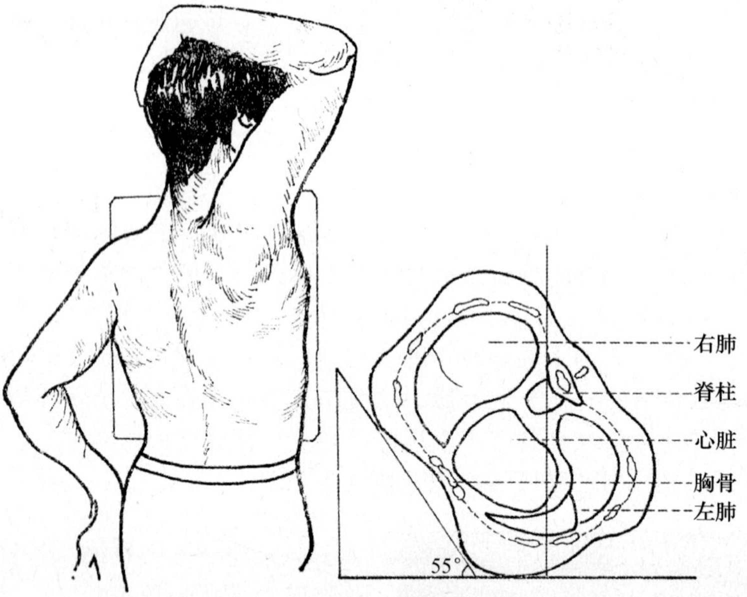

图 4-6 左前斜位胸片投照

（二）正常影像解剖

4个心腔几乎正对着观察者，主动脉完全展开（图4-7）。

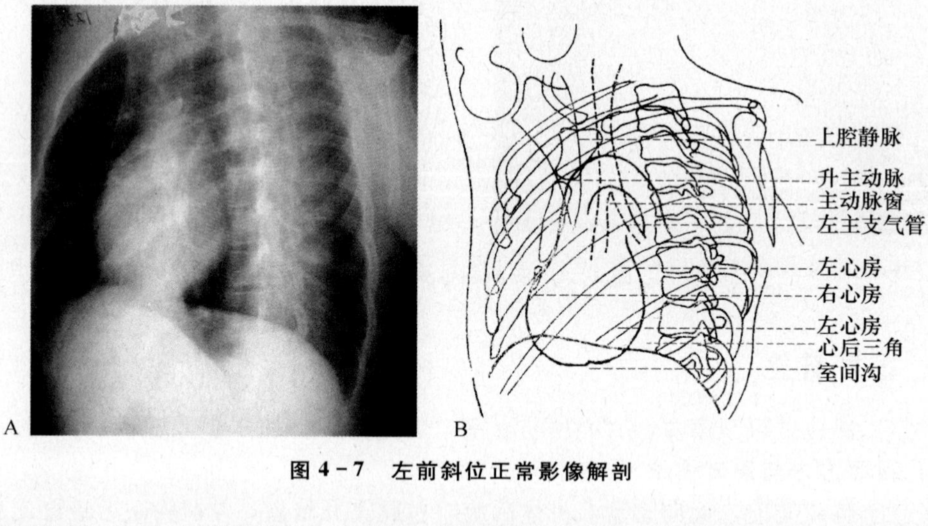

图 4-7 左前斜位正常影像解剖

- 纵隔前缘：两个弧形隆起。上弧代表升主动脉，并且上腔静脉及右无名静脉重叠。下弧代表右心室，其上1/3为右心耳，但轮廓上不能区分。
- 纵隔后缘：主动脉窗透亮影下为单一的弧形影，上段为左心房，下段为左心室。房室沟通常不能辨认，心影下缘可见室间沟形成的切迹重叠于膈上。左心室后下缘、膈与脊柱前缘间的三角形透亮区为心后三角。降主动脉与脊柱相互重叠。

四、左侧位

在拍摄了正位与左、右斜位X线胸片后，左侧位片常不是必要的心血管诊断体位。

（一）投照方法与患者体位及照片评价

同胸部X线侧位投照（见第三章第一节）。

（二）正常影像解剖

➢ 纵隔前缘：上段代表升主动脉前缘，下段的弧形由上部的右心室漏斗部及下部的右心室形成，但轮廓上不能区分。

➢ 纵隔后缘：与左前斜位相似，主动脉窗透亮影下方的弧形影上部代表左心房，下部为左心室的投影。室间沟切迹位于心脏膈面的前部（图4-8）。与左前斜位相比，主动脉弓与主动脉窗显示不很清楚。

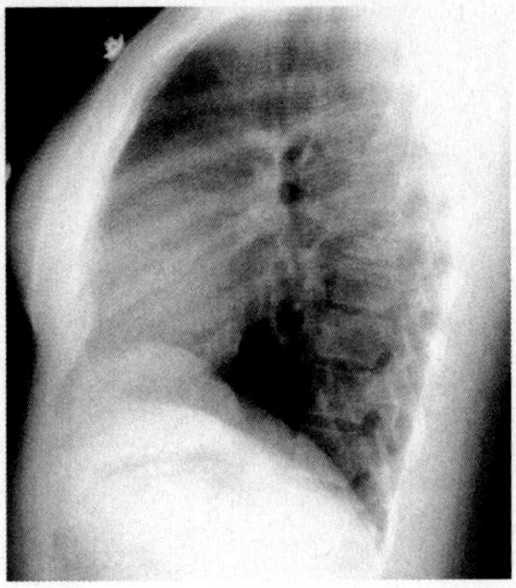

A

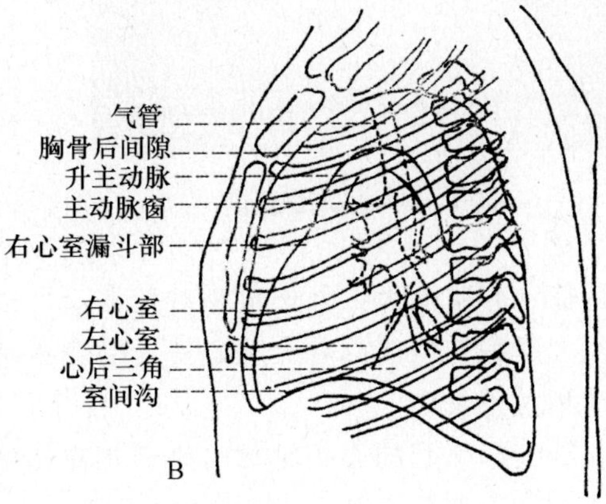

B

图4-8　左侧位胸片正常影像解剖

第二节　心脏增大与肺血改变

一、心脏增大

（一）心外形增大

不同类型心脏病均导致心脏增大，不同的心腔增大更突出，加上相应大血管的改变，心脏的转位，形成一些特征性的心外形改变。

1. 二尖瓣型　典型病变见于二尖瓣狭窄，也可见于房、室间隔缺损，动脉导管未闭，肺动脉高压等左心房压力增高性病变。

影像特征：肺动脉段膨凸，主动脉结正常或变小，两心缘向外膨隆，心脏轻度逆时针转位，心尖略上翘，常位于左膈上方，心脏轮廓似梨形，故又称“梨形心”（图4-9）。

2. 主动脉型　典型病变见于高血压性心脏病、心脏冠心病、心肌病、主动脉瓣病变等左心压力增高性病变（图4-10）。

影像特征：左心缘向外下膨隆，心脏略顺时针转位，心尖略向下移位，常与左膈重叠，肺动脉段-心腰部下陷，主动脉结凸出，外形似靴，故又称“靴形心”。

3. 普大型　心脏外形相对均匀，向两侧增大，见于多瓣膜病、全心肌损害、充血性心肌病等双侧心腔负荷增大。心包大量积液导致的心影增大也属普大型心。

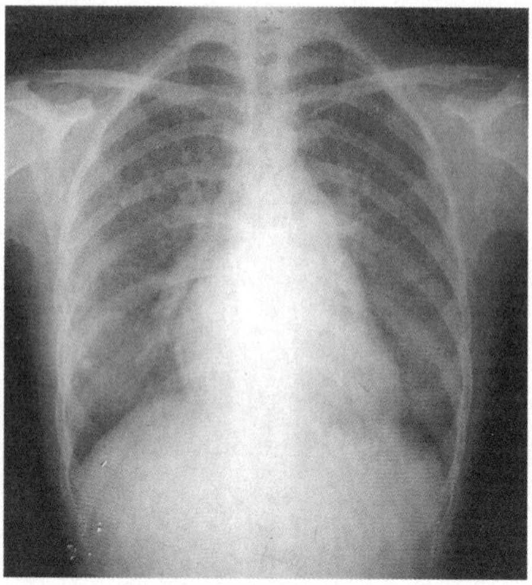

图 4-9 二尖瓣型心

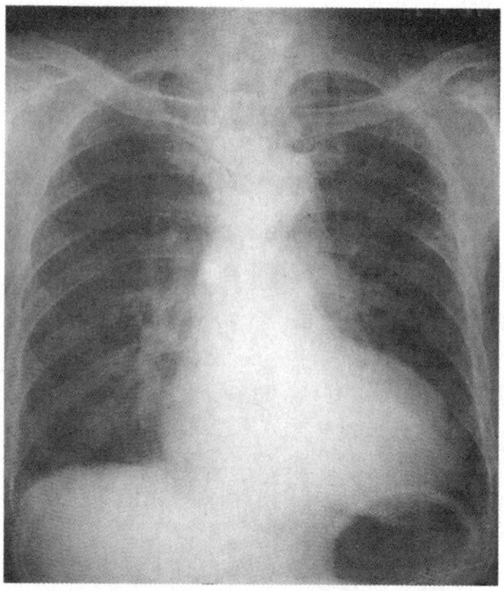

图 4-10 主动脉型心

影像特征：心脏增大，外形可相对正常，也可呈球形；肺动脉段平直，主动脉结无明显凸出。心包大量积液引起的普大型心外形呈烧瓶状，透视下不能观察到心脏搏动，而心底大血管的搏动相对正常。

多数心脏疾病引起的心脏轮廓的改变并非如此典型，常以某型为主，合并有其他类型表现，也称为“移行型”心外形。

（二）各心腔增大

不同心房或心室腔增大，壁增厚引起的心脏轮廓改变须用不同体位观察。应指出，临床上心脏病变常为多心腔增大，单一心腔增大的情况较为少见。

1. 左心房增大　可见于风湿性心脏病二尖瓣狭窄等（图 4-11）。

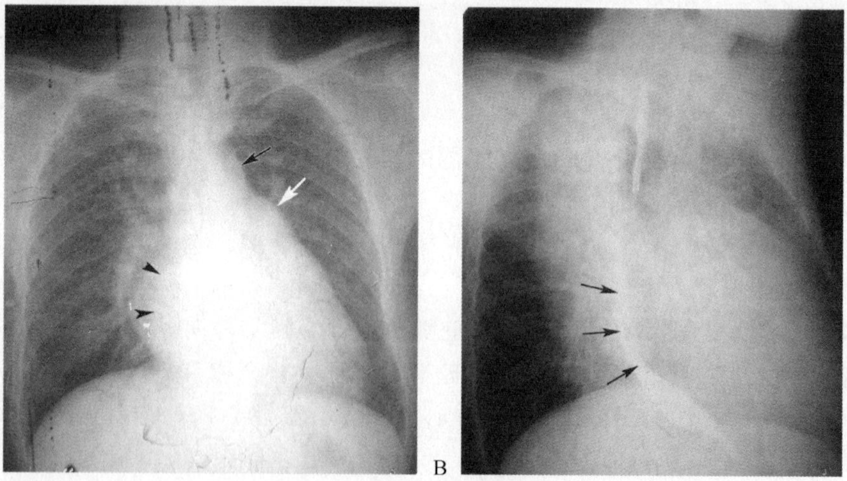

A　B

图 4-11　左心房增大

A. 前后位。示主动脉结小（黑箭号）、肺动脉段膨隆（白箭号）、左心房右缘（黑箭头）形成的双边影；左心缘呈四弧形。B. 右前斜位示食管（吞钡剂后），左心房压迹增宽（黑箭号），食管向后移位超过脊柱前缘。

- 正位（后前位）：肺动脉段膨隆，主动脉结小，左心耳增大，使左心缘出现4个弓，透视下心脏反搏点下移，心外形呈二尖瓣型；右心缘出现双边影，为左心房右缘与右心房右缘，左主支气管抬高、变细，支气管分叉角度增大，支气管隆突下密度增高，为增大的左心房投影。
- 右前斜位：吞钡剂后摄片可见左心房压迹增大、加深。
  轻度增大——压迹增大但食管无移位。
  中度增大——压迹明显伴食管轻度移位。
  重度增大——压迹明显伴食管向后移位超过胸椎前缘。
- 左前斜位：心脏后缘上部向后膨出，与左主支气管间透亮间隙消失，左主支气管上抬，可变细，主动脉窗变小或消失。

2. 右心房增大　如房间隔缺损。

- 正位（后前位）：右心缘上部向右上膨隆，上腔静脉增宽时右上纵隔可见增宽。
- 右前斜位：吞钡剂后异常表现不明显，明显增大时可见心影后下缘向下膨隆。
- 左前斜位：心脏前缘上部向前膨隆、延长，胸骨后间隙变窄。

3. 左心室增大　如二尖瓣关闭不全，高血压性心脏病等。

- 正位（后前位）：左心缘下部膨隆、延长，心尖向左下移位，严重时可与胃泡重叠。透视下左心相反搏动点上移，心腰凹陷，呈主动脉形心。
- 左前斜位：后心缘下部向后膨隆、延长，与脊柱重叠，室间沟切迹向前移位，心后三角变小甚至闭塞。
- 左侧位：后心缘下部向后下膨凸，与下腔静脉影重叠，心后间隙变窄或消失。

4. 右心室增大　如室间隔缺损，三尖瓣关闭不全。增大多始于右室流出道，故先有右心室向前上偏左增大，继而流入道增大，右心室向右下膨隆，使心脏逆时针转位。

- 正位（后前位）：心尖圆隆上翘，肺动脉段增高延长，心脏呈二尖瓣型；透视下左心缘相反搏动点下移，心脏横径增大。
- 右前斜位：心前缘中段膨隆，代表右心室流出道——肺动脉圆锥增大，心前间隙变窄。此征象对早期右心室增大较为敏感。
- 左前斜位：心前缘下段向前膨隆，房室沟向上移位，心底与膈的接触面延长，室间沟切迹向后上移位，心前间隙变窄。

二、肺血改变

指肺循环异常引起X线胸片肺野影像的异常。

（一）肺血增多

指肺动脉内血流量增多，肺动脉分支扩张，即肺充血，主要见于左向右分流或动静脉混合性双向分流的心脏病变，如房、室间隔缺损，动脉导管未闭等；体部循环动静脉瘘，甲状腺功能亢进，贫血等心输出量增多时也可引起肺血增多。

影像表现：肺纹理增多、增粗，但边缘清楚；肺动脉段膨出，右下肺动脉增宽，透视下肺动脉搏动增强；双侧肺野清晰，透过度正常（图4－12）。

（二）肺血减少

指肺动脉内血流量减少，肺动脉分支变细，甚至萎陷；严重时支气管动脉扩张代偿。主要见于右心输出量受阻，如肺动脉狭窄，三尖瓣闭锁等。

影像表现：肺野内肺纹理稀少、纤细，肺门影正常或变小，透视下肺动脉搏动减弱，肺野透过度增加（图4-13）。有支气管动脉代偿时，可见肺野内细点网状血管影，多有扭曲。肺动脉狭窄时狭窄远侧的肺动脉扩张，可见相应肺门影增大，肺动脉增粗。

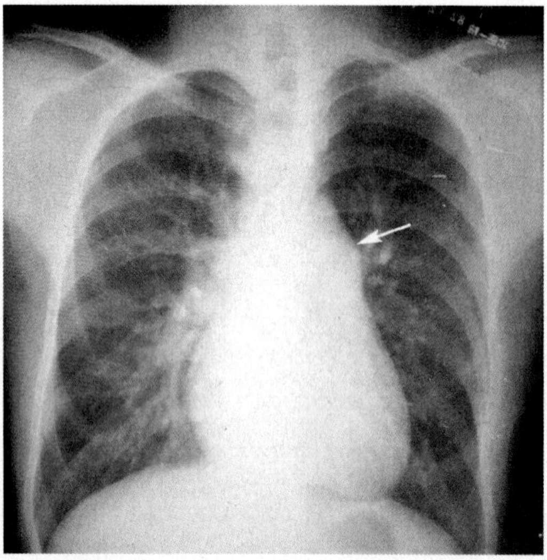

图4-12 肺充血

动脉导管未闭。正位胸片示双肺血管影增粗，肺动脉段膨隆（白箭号）。

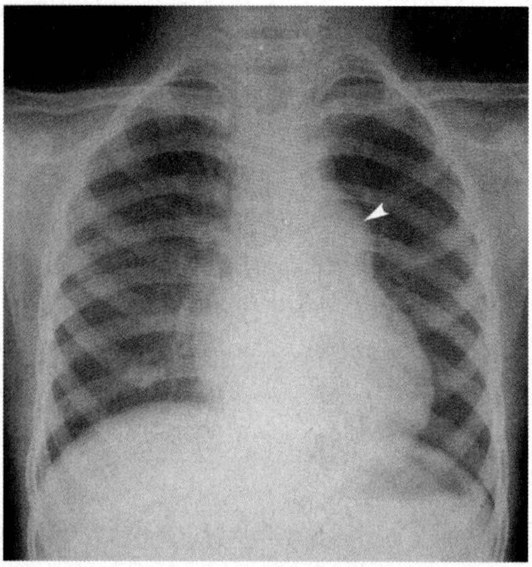

图4-13 肺血减少

肺动脉狭窄。正位胸片示双侧肺野纹理稀少，中、外带几乎没有血管影。肺动脉段膨隆是由于狭窄后扩张引起的（白箭头）。

（三）肺淤血

指肺静脉内血回流受阻、血液淤滞、压力升高，如右心功能不全、三尖瓣狭窄等。早期小静脉与毛细血管扩张，血浆外渗，多发生于下肺静脉，可能与重力有关，后期下肺静脉分支反射性收缩，血液上移，上肺静脉充血扩张。

影像表现：肺纹理普遍增多，轻度增粗，边缘模糊。较晚期病变上肺肺纹理较下肺更明显，下肺纹理相对“正常”。肺门影增大，透视下搏动减弱，肺野透过度下降。

（四）肺水肿

指由于肺毛细血管压增高，血管壁通透性或血浆渗透压改变引起的肺毛细血管内的液体较大量地渗入肺间质——包括小叶间隔、肺泡间隔、支气管血管周围，及肺泡内的改变。

➢ 心源性肺水肿：二尖瓣狭窄，左心衰竭等使肺静脉压升高引起的肺水肿。

➢ 非心源性肺水肿：如肾衰竭，吸入刺激性气体，输液过量等原因引起的肺水肿。

1. 间质性肺水肿　水肿液主要出现于肺间质内，临床症状相对较轻，多出现于病变早期。

影像表现：间隔线——又称Kerley线，见第三章第二节“肺的基本病变”。肺门影模糊，增大——代表血管周围水肿或淋巴结水肿。袖口征——指轴位投影的环形支气管影壁增厚，代表支气管周围软组织水肿。肋膈角圆钝、叶间胸膜增厚——代表少量胸腔积液。

2. 实质性（肺泡性）肺水肿　多见于急性左心衰或大量刺激性气体一次吸入，临床呈急性过程，病情多危重。常同时伴有间质性肺水肿。

影像表现：两肺广泛片状模糊阴影，常融合成大片阴影，呈“蝶翼状”：肺门周围明显而肺尖、肺底与周围肺野透过度较高（图 4－14）；病变内可见透亮的支气管气相；病变变化迅速，控制心衰后，阴影可于数日甚或数小时内吸收。

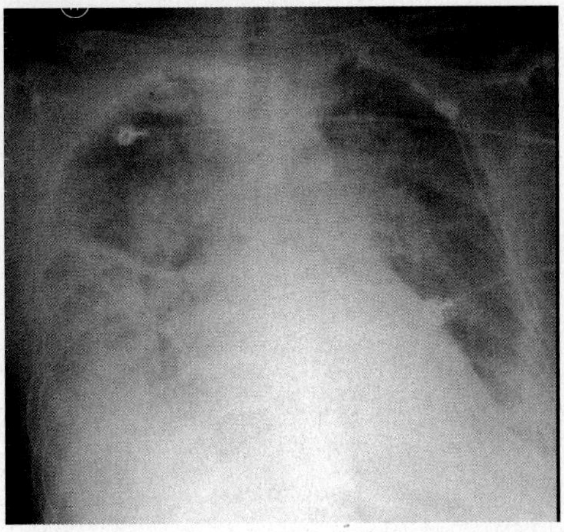

图 4－14　急性左心衰，肺水肿

胸部床旁前后位投照示双侧肺野“蝶翼状”阴影，肺尖及周围肺病变较轻。

第三节　常见心肺疾病

一、肺循环高压

肺动脉收缩压＞4 kPa（30 mmHg），平均压＞2.7 kPa（20 mmHg）即为肺动脉高压；肺静脉平均压＞1.3 kPa（10 mmHg）即为肺静脉高压。

（一）肺动脉高压

病因：肺动脉血流量增加，如左向右分流的心脏病变或甲状腺功能亢进、体循环动静脉瘘等造成回心血量增加。或因肺动脉流出阻力增加，如肺梗死、原发性肺动脉高压等。

影像表现：肺动脉段凸出，肺动脉增粗，肺门影增大，透视下肺门搏动可有增强；肺灌注量增加，轻度到中度肺动脉高压时，肺外周血管增粗，表现为肺充血；中-重度肺动脉高压，肺外周动脉分支痉挛，影像表现扭曲、纤细，甚至肺纹理稀疏，肺动脉主干呈“残根”状，右心室增大（图 4－15）。

应注意，不同原因引起的肺动脉高压影像表现可有区别。如左向右分流性心脏病引起的肺动脉高压，肺周围肺动脉分支纤细不很明显，而肺动脉栓塞性肺动脉高压的这一表现则很明显。

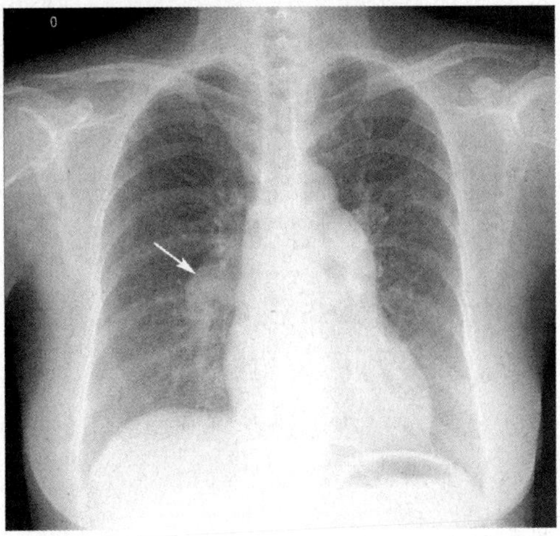

图 4－15　风心，二尖瓣狭窄，肺动脉高压

正位胸片示梨形心，肺动脉段凸出，周围肺野血管稀疏，右肺动脉增粗呈残根状（箭号）。

（二）肺静脉高压

肺静脉回流受阻引起，如二尖瓣狭窄、左心衰竭、肺静脉狭窄等。

影像表现：肺淤血表现，以间质水肿为主的肺水肿，少量胸腔积液。长期患者可见含铁血黄素沉着，X线胸片表现为肺野内多发细小结节影，双下肺明显。也可出现密度更高的骨化性结节及肺间质纤维化的表现。

二、风湿性心脏瓣膜病

较为常见。二尖瓣最常受累，其次为三尖瓣、主动脉瓣，肺动脉瓣等极少病变。也可多瓣膜病变，称为联合瓣膜病。

（一）二尖瓣狭窄

由于炎症引起二尖瓣粘连，瓣环瘢痕收缩，腱索缩短，瓣口狭窄。瓣口狭窄<1.5 cm时，左心房排出受阻，左心房压力升高，左心房扩大。继而肺静脉、肺动脉压相继升高，形成肺循环高压，右心前负荷增大，使右心室增大，而左心室的流入量减小，体积可变小。

影像表现：心脏二尖瓣型，可轻度到中度增大，左心房增大，继而右心室增大，左心室变小。肺内可见肺淤血、肺间质水肿。较晚出现肺动脉高压表现。久病患者肺内含铁血黄素沉着，X线胸片可见肺野内细小结节。

（二）二尖瓣关闭不全

多合并于二尖瓣狭窄。二尖瓣关闭不全使部分左心室内的血液在心收缩期反流到左心房，左心房前负荷增大；心舒张期流入左心室的血量随之增多，左心室前负荷也增大，最终导致左心增大。轻度关闭不全者心脏改变可不明显，或仅有左心房和左心室的轻度增大；重度关闭不全者左心房增大明显，伴左心室增大。

影像表现：心脏增大，呈二尖瓣+普大型，严重时右心室也有增大。肺血改变相对较轻，重度病变或晚期患者可见肺循环高压表现。

（三）主动脉瓣关闭不全

心舒张期主动脉内的血液部分回流入左心室，左心室前负荷增大，每搏射血量增多，左心房压力也随之升高，晚期出现肺循环高压。

影像表现：心脏主动脉型，升主动脉与主动脉弓扩张，透视下左心室搏动明显增强，心舒张期主动脉明显变小（陷落脉征）。晚期左心衰竭时，左心进一步扩大，并出现肺淤血表现。

（四）联合瓣膜病

两处或两处以上瓣膜同时病变。多同时伴二尖瓣病变。影像表现以一种瓣膜病表现为主。

X线胸片及胸部透视诊断心脏瓣膜病的敏感性与特异性均不高，确立诊断须借助于超声心动图、多普勒血流超声、MRI心脏成像、CT心脏成像等影像方法。

三、高血压性心脏病

长期高血压时，左心血液排出阻力增大，左心室及左心房压力增高，升主动脉与主动脉弓压也增高，左心室心肌肥厚，升主动脉与主动脉弓增宽，常伴有粥样动脉硬化。

影像表现：心脏主动脉型，心胸比可>0.5。主动脉壁常可见粥样斑块钙化的线状致密影。

四、肺原性心脏病

肺部或胸壁组织或功能异常导致的心脏病变，简称肺心病。原发肺部病变可分为急性与慢性病变。急性病变如大范围的肺梗死、急性张力性气胸，引起急性肺心病，出现急性右心衰与右心室扩张，病情凶险。慢性病变，如慢性支气管炎、间质性肺炎、肺间质纤维化、尘肺等肺部病变以及脊柱畸形，广泛胸膜增厚等胸壁病变导致肺动脉高压，引起右心功能不全、右心室肥厚。临床多见慢性肺心病。

影像表现：包括肺动脉高压与心脏改变。

（1）肺动脉高压：（见本节第一部分）右下肺动脉增宽，横径＞1.5 cm；肺动脉段凸出，高度＞3 mm；周围肺动脉纤细，中心肺动脉增粗呈“残根状”；右前斜位肺动脉圆锥部凸出，高度＞7 mm。

（2）心脏改变：心脏二尖瓣型——肺动脉段凸出，主动脉结缩小，左心缘出现 4 个弓形影（左心耳）；右心增大，心胸比＞0.5。但伴有严重肺气肿时，由于膈低位，心脏顺时针转位，心影增大可不明显。

五、心脏大血管先天性畸形

（一）房间隔缺损

常见的先天性心脏病。缺损位于卵圆窝附近，为第一房间隔吸收过度或第二房间隔生长不全所致。由于左心房压力大于右心房，出现血液左向右分流，右心房、右心室负荷增大而肥厚，肺动脉血流增加。少数患者晚期出现肺动脉高压，甚至右心衰，出现双向分流或右向左分流。

影像表现：肺血增多——以肺充血表现为主。心脏二尖瓣型——肺动脉段凸出，但无左心耳形成的弧形影。心脏增大——右心房增大为主，主动脉结缩小。透视下肺门搏动增强——尤其是肺动脉段与下肺动脉。“肺门舞蹈”提示肺动脉高压。缺损较小时，X 线胸片可无异常发现。

（二）室间隔缺损

常见的先天性心脏病。室间隔膜部缺损多见，常较大，肌部缺损较小，常呈筛孔状。左向右血液分流小时，心肺功能影响小，但可有明显的心脏杂音；分流大时，肺血流增多，左、右心室负荷增大，扩张肥厚。久病患者出现肺动脉高压，甚至出现右向左分流，形成 Eisenmenger 综合征，临床可有发绀。

影像表现：与房间隔缺损相似但改变更明显，严重肺动脉高压者肺动脉段可呈瘤样扩张，肺动脉呈残根状，肺野内出现细小扭曲的代偿支气管动脉的影像。

（三）动脉导管未闭

常见，占先天性心脏病的第 2 位。婴儿出生后 1 年动脉导管尚未闭塞为异常。根据形态，动脉导管未闭可有 3 种形态：圆柱形，漏斗形，窗形；不同型态下主动脉向肺动脉（左向右）分流的量不同。分流量小，心脏改变可不明显；分流量大，左心室负荷增大，引起左心室扩张、肥厚、未闭导管近侧主动脉增宽，肺动脉血流增加，肺动脉增宽。严重时肺动脉高压明显，可形成双向分流甚至右向左分流，临床出现下半身为主的发绀（分界性发绀）。

影像表现：肺血增多，以肺充血为主。心脏二尖瓣型或伴有左心室增大（二尖瓣-主动脉型），无左心耳形成的弧形影（心左缘 3 弓）。心脏增大，左心室增大明显。主动脉结增宽，可见“漏斗征”——主动脉结下的部分向左下扩大，主动脉结与肺动脉段间的正常凹陷消失，代之以弧形凸起。透视下大血管搏动增强，可见“肺门舞蹈”。严重时可见肺动脉高压改变。

（四）肺动脉狭窄

瓣膜狭窄最多见，约70%～80%。其次为漏斗部狭窄（10%）、瓣膜下狭窄与混合型狭窄。瓣膜狭窄时瓣叶增厚、融合，瓣口呈小孔状，右心排血受阻，右心室收缩压升高，室壁肥厚，右心衰时右心室扩大；狭窄后血流的涡流冲击使狭窄后的肺动脉扩张。

影像表现：肺血减少，肺纹理稀疏纤细，肺野透过度增高。心脏二尖瓣型，肺动脉段凸出，右心室增大，右心房也可增大，但全心增大不明显。左肺动脉增宽，透视下左肺门搏动明显，右肺门多细小，两侧不对称。

（五）法洛四联症

异常包括肺动脉狭窄、室间隔缺损、主动脉骑跨与右心室肥厚。占先天性心脏病的第4位，为最常见的青紫型先天性心脏病。

影像表现：按畸形轻重分为3型。

- 重型畸形：右心室漏斗部或肺动脉瓣高度狭窄或闭锁，临床发绀明显。影像上心脏呈靴形，心尖圆钝上翘，心腰部凹陷，心脏中度增大，以右心室增大为主，肺门及周围肺血管细小，可见代偿扩张的支气管动脉形成的网状影。主动脉宽大。
- 中型畸形：最多见。肺动脉狭窄程度较轻。影像表现与重型畸形相似，程度较轻（图4-16）。
- 轻型畸形：临床发绀不明显或仅在活动后出现。影像与单纯肺动脉狭窄相似，右心室增大的程度与室间隔缺损的程度相关。

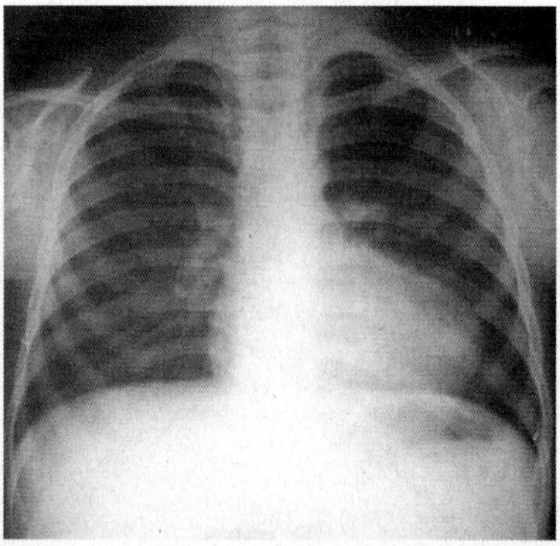

图4-16 法洛四联症

（六）部分性肺静脉畸形引流

是指肺静脉直接与右心房、腔静脉或腔静脉的主要分支相交通，形成左向右的分流。可有完全性畸形引流与部分性畸形引流，部分性畸形引流相对多见。

部分性肺静脉畸形引流多见于右下肺，右下肺静脉或一个/多个分支引流入下腔静脉，也可与右心房、上腔静脉、冠状窦交通。

影像表现：心脏二尖瓣型——右心房右心室轻度增大，但程度较轻。畸形静脉影像——异常血管影，位于上纵隔旁或右心房旁，自上向下或水平方向。右下肺的畸形引流可见右心缘旁肺门下方延至膈下的镰刀状影，同时伴有右肺、右肺动脉发育不全与心脏右移时，即“镰刀综合征”。确诊需要血管造影检查。

第四节 心包疾病

一、心包积液

正常时心包内有少量液体，心脏搏动时有减少脏、壁层心包的摩擦作用。心包内的液体量＞30 ml 时为心包积液，多见于心包炎、结缔组织病、全身性水肿性病变（如肾衰竭），以及原发与继发性心包肿瘤。

积液增长缓慢，心包内压力不大，对循环影响较小；急性心包积液可使心脏舒张受限，出现心包填塞。

影像表现：少量积液（＜250 ml）——心影异常不明显，但急性心包积液时，可有上腔静脉扩张引起的上纵隔增宽。中等量积液——心脏呈烧瓶状或普大型，心缘解剖标志消失，心膈角锐利，这一点与非心包积液性普大型心影不同。透视下心脏搏动减弱（图 4－17）。大量积液——心包上缘上移，主动脉影变短，上腔静脉增宽；右心舒张受限，排血量减少；肺纹理少，或相对于增大的心影无增多、增重。透视下心脏搏动减弱甚至消失，但心底大血管搏动依然可见。

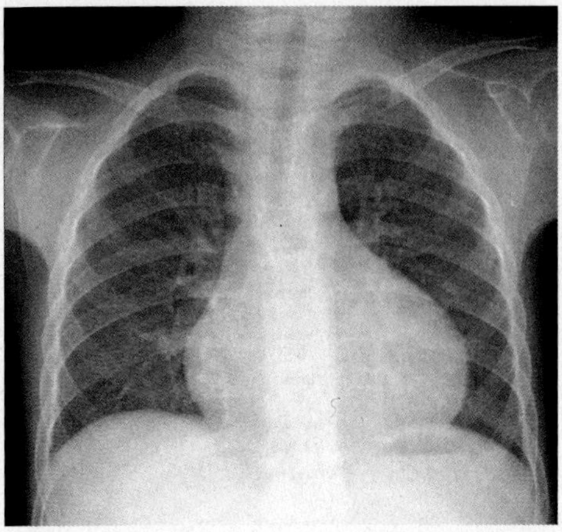

图 4－17　心包积液

正位胸片示心影增大，正常外缘弧形消失，心脏呈烧瓶状。

二、缩窄性心包炎

指心包炎性增厚、粘连甚至钙化，引起心脏舒缩功能障碍的病变。病因可以是结核性、化脓性或病毒性心包炎。创伤出血、结缔组织病及肿瘤浸润也可引起心包缩窄。缩窄的心包使心脏舒张与收缩功能下降，静脉回流受阻，静脉压升高，心输出量下降。

影像表现：70％的患者心影不大或轻度增大，心缘变直，各弓显示不清，心影轮廓可为三角形、球形或不规则。15％～50％的病例可见心包钙化，多位于右心室前左缘，也可范围较大，为缩窄性心包炎的特异性征象。透视下心脏搏动减弱甚至消失。上腔静脉、奇静脉扩张和肺淤血，多伴间质性水肿，可见不同程度的胸腔积液与胸膜肥厚。

（唐光健）

第五章　腹部平片

腹部脏器多，结构复杂，脏器及组织结构间缺乏天然对比，腹部X线摄片（腹平片）的诊断作用有限。但腹平片检查简单、快捷，对一些病变可提供进一步检查的线索，目前仍广泛应用于临床。

第一节　临床应用、投照与正常影像解剖

一、临床应用

腹平片最常用于急腹症的初查，对怀疑有尿路结石、消化道穿孔、梗阻、腹部外伤、金属异物的患者以及不明原因腹痛、腹胀，子宫内节育器的定位等都有一定诊断作用。

二、投照

（一）检查前准备

腹部脏器相互重叠，缺乏天然对比，为获得高质量的影像，有条件时应做好检查前准备，以避免肠道内的气体及内容物的干扰。

- 检查前1日内食用少渣食物。
- 检查前1日晚服用缓泻剂，如服果导片两片，或中药番泻叶适量泡水当茶饮。如患者有便秘，可检查前连服2日。
- 检查当日早晨禁食、禁水。投照前行腹部透视检查，如肠道内粪便、气体较多或有残留钡剂，应清洁洗肠。
- 清洁洗肠：检查前2小时用淡肥皂水约1500 ml灌肠，灌肠中患者应多次变换体位，以使肥皂水到达升结肠，达到最好的清洁目的。

（二）体位与投照

腹部较厚，一般应用滤线器。小儿可不用滤线器。焦一片距多为70～90 cm。

1. 腹部站立前后位　用于消化道穿孔、腹部脓肿内气体及肠梗阻患者的检查，观察气体及气-液平面。

患者站立于胸片架前，面向X线管，腰背靠于片盒或立位滤线器上，体部正中矢状线与片盒中线对齐，双手下垂于身体两侧或置于暗盒后。胶片上缘齐第4前肋，下缘至耻骨联合。中心线对准暗盒中心，与胶片垂直。

嘱患者吸气末屏气，曝光。

照片评价：上缘包括横膈，下缘包括耻骨联合，两侧包括腹侧壁。脊柱居中，双侧髂骨对称无倾斜。肾脏、腰大肌轮廓清晰。

2. 腹部卧位前后位　用于尿路结石、腹部异物及腹部气体的鉴别诊断。

患者仰卧于摄影床上，头枕于枕上，双下肢伸直，身体正中矢状线与床面中线对齐，两

手置于身体两侧或上举。胶片上缘位于胸骨剑突上 2.5 cm，下缘应位于耻骨联合下 2.5 cm。中心线对准剑突与耻骨联合连线中点，与床面垂直。

嘱患者吸气末屏气，曝光。

照片评价：同立位前后位。

3. 腹部卧位侧位　用于腹部异物，与前后位比较，鉴别胆囊结石与尿路结石，腹腔内钙化等病变。

患者侧卧于摄影床上，患侧靠近床面，经身体前后径线中点的正中线与床面中线对齐，双手上举抱头，下肢略弯曲，腰部用棉垫垫平。胶片上缘位于胸骨剑突上方，下缘应位于耻骨联合下方。中心线对准剑突与耻骨联合连线中点，身体正中矢状线中点，与胶片垂直。

嘱患者吸气末屏气，曝光。

照片评价：上缘包括横膈，下缘包括耻骨联合，两侧包括腹前壁与背部皮肤。脊柱为标准侧位，无倾斜，双侧髂骨（髂嵴）重叠。腹脂线清晰。

4. 腹部倒立前后位　用于新生儿先天性直肠肛门畸形，如肛门闭锁、狭窄，测量闭锁的肛门到直肠末端的距离。

患婴出生后 20 h 左右气体进入直肠盲端，是摄片的适宜时间。利用胸片架，摄片者一手提着患婴双足，另一手托患婴肩部，使其头向下后背紧贴暗盒，正中矢状面与暗盒垂直，并与暗盒中线对齐。胶片上缘高于肛门上约 5 cm，在患婴肛门处放置金属标记，如回形针。中心线对准胶片中心并与之垂直。

在患婴哭泣到呼气末曝光。

照片评价：上缘包括臀部皮肤，脊柱居中，无倾斜。金属标记显示清楚，可测定直肠盲端气体与肛门外标记的距离。

三、正常影像解剖

如图 5－1，两侧胁腹部皮下可见条带状低密度脂肪影，内侧为腹膜外脂肪形成的低密度线状影，称为胁腹线，上起第 10 肋，下至髂窝。小骨盆壁内侧为盆壁脂肪形成的低密度盆脂肪线。脊柱两侧可见“八”字形的腰大肌影，外缘在腹膜后脂肪对比下光整平直，双侧对称，上起自第 1—3 腰椎横突，向外下达双侧髂嵴以下逐渐消失。

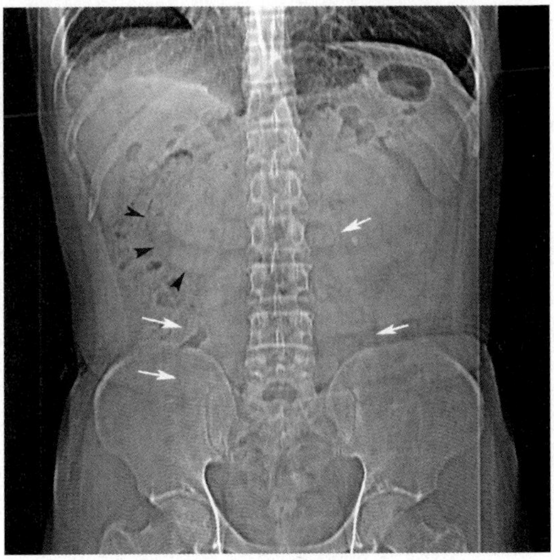

图 5－1　正常腹部平片

黑箭头示右肾轮廓，白箭号示双侧腰大肌。

双侧膈为圆拱形，多数右侧略高于左侧，右膈下为肝脏，密度均匀；左膈下可见半月形的透亮影，为胃底内的气体影，称为胃泡，上缘与膈间的厚度不应超过 1 cm。有时肝左叶可突入胃泡影内。左膈下有时可见弧形低密度影，不随体位变化，是脂肪影，又称为假气腹征。第 1—3 腰椎两侧隐约可见肾脏较高密度影，在肾周脂肪的低密度对比下，肾外缘光滑锐利。右肾略低于左肾。

正常成人小肠内无气体，结肠内可见少量气体影，无气-液平面。有时结肠肝曲可位于肝脏与右膈间，称为间位结肠，显示为右膈下气体影。

小儿腹部脂肪少，胁腹脂肪线不清；胃多水平，胃泡气液平面相对较长。小肠内常有气体，但不应有气-液平面，相邻肠内气体间的肠壁厚度<0.5 mm，腹腔积液、小肠炎症、肿瘤等病变时可增厚。

第二节　异常气体

一、腹腔内游离气体

正常腹腔内没有气体。异常气体多来自消化道穿孔，也可见于腹腔穿刺、腹腔镜检查或治疗、腹膜透析、输卵管通气治疗后等。立位腹平片表现为膈下新月形的透亮影，多见于右侧（十二指肠前壁穿孔），发生于左侧时，透亮影位于膈与胃泡之间。左侧卧位腹平片气体移至侧腹壁与肝之间。

应注意，多数胃十二指肠穿孔发病 4～5 h 后腹平片才可见到游离气体影，气体逐渐增多。但约 10%～25%的消化性溃疡穿孔患者不出现腹腔游离气体影。

二、肠腔内异常气体

主要见于不同原因引起的肠梗阻。肠梗阻一般分为机械性、功能性和血运性等 3 类。

（一）机械性肠梗阻

可因肿瘤、肠套叠、肠扭转、肠疝或手术后纤维带压迫等原因引起。起病多急，不同梗阻部位患者可有腹胀、腹痛，停止排便、排气，呕吐等症状。根据梗阻的部位，分为高位肠梗阻（回肠近侧）与低位肠梗阻（回盲部远侧）；根据梗阻的程度，又分为完全性梗阻与不全梗阻；根据病变肠管的血供情况，还可分为绞窄性肠梗阻（病变肠段有缺血）与单纯性肠梗阻等。

影像表现：

- 单纯性肠梗阻：梗阻近侧的肠管扩张、积气，小肠直径>3 cm，右半结肠宽>7 cm，左半结肠宽>5 cm。扩张的十二指肠位于上腹部，呈 C 形，位置固定；扩张的空肠多位于上腹部偏左侧，黏膜皱襞呈弧线形弹簧状；扩张的回肠多位于中下腹部偏右侧，黏膜皱襞稀少或不显示，肠管内缘光滑；扩张的结肠可见结肠袋形成的不连续短线影，与肠壁垂直。立位腹平片可见梗阻近侧扩张肠管内的气-液平面，扩张的肠袢呈倒 U 形，弧度较大，显示张力较高。较低位梗阻可见多个扩张的肠袢，气-液平面呈阶梯状排列，透视下可见液平面上下运动，表明梗阻近侧肠管运动亢进。完全性梗阻时肠管扩张相对更重，梗阻远侧肠腔内无气体影，但如在发病 24 h 内摄片，因结肠内容物内的气体尚未完全吸收，仍可见少量气体。不全梗阻时，远侧肠腔内可有气体影（图 5-2）。
- 绞窄性肠梗阻：多见于黏连带压迫、小肠内疝或肠扭转等，由于形成了闭袢，受累肠袢的肠腔与血管同时发生阻塞。基本表现与单纯性肠梗阻相同，但闭袢较长时，可出现一些征象提示绞窄性肠梗阻：① 假肿瘤征，充气的肠袢对比下出现类圆形软组织肿块影，为闭袢肠腔内血性渗出而无气所形成，多位于下腹部；② 空回肠转位，见于全小肠或大部小肠扭转，皱襞弹簧状的充气空肠位于右下腹；③ 小跨度蜷曲肠袢，

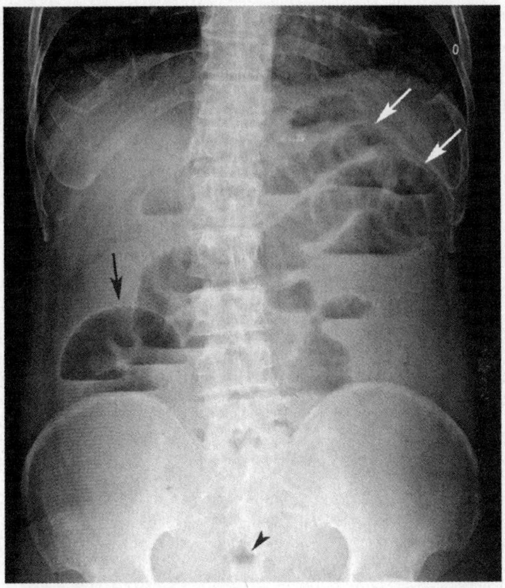

图 5-2　急性低位小肠梗阻

腹平片示多个充气肠绊，曲度大，部分肠黏膜皱襞为螺旋状，代表空肠（白箭号），肠黏膜皱襞光滑的肠绊为回肠（黑箭号），直肠内少量气体（黑箭头）说明为不全肠梗阻。

充气扩张的肠绊明显蜷曲，排列为花瓣状、一排香蕉状、同心圆状等，每个肠绊较短，不超过腹腔横径的一半；④ 局部肠绊明显扩张，闭绊肠段缺血麻痹，绞窄近端梗阻不全时，大量气体进入闭绊内而不能排出，闭绊肠腔扩张明显，曲度小，形似咖啡豆，又称“咖啡豆征”。

（二）功能性肠梗阻

又称麻痹性肠梗阻。由于不同原因引起肠蠕动减弱甚至消失，短时间内肠腔内气体大量增加，而肠道通畅并无阻塞。病因包括神经反射，如脊髓病变或腹部大手术后，血管病变，如肠供血动脉或静脉血栓，腹膜炎或其他全身性疾病等。

影像表现：受累肠段肠腔淤张充气，充气的肠绊曲度平缓，呈无力状，位置恒久不变，透视下液面无运动（肠道无蠕动）（图 5-3）。

（三）肠扭转

肠扭转为一段肠曲绕其系膜轴旋转所致的机械性肠梗阻，常发生于小肠、乙状结肠和盲肠。小肠扭转的X线表现与小肠梗阻不易区别。乙状结肠扭转的典型X线表现为乙状结肠极度扩张，并弯曲呈马蹄铁形，其圆顶高达上腹或膈下。两侧肠管向下直达盆腔，肠壁变薄，结肠袋消失。立位片可见液平面。

（四）肠套叠

肠套叠是近端肠曲受到不同因素的刺激使其环肌收缩，肠腔缩小，套入远端肠曲所致，并形成一种机械性肠梗阻。多见于2岁以下儿童，原因尚不明，常为急性。临床表现典型：腹痛、便血和囊性肿块。多发生在回盲部。回结型最多见，约占80%，其他两类即回回型和结结型各占10%。

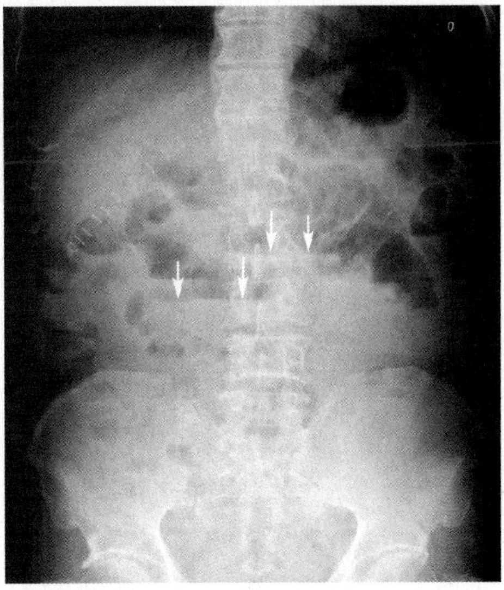

图 5-3　麻痹性肠梗阻

可见较长充气肠绊内的液平面（箭号）。

X线检查是本病的重要诊断方法。腹平片或透视可见右腹部有软组织块影，并多有小肠低位梗阻征象。钡剂或空气灌肠可见套叠部远端呈杯口状充盈缺损，充盈缺损区周围有多个弹簧状环形阴影。灌肠需用低压以免发生肠坏死时的穿孔。发病 24 h 内灌肠复位的可能性很大，表现为套叠部逐渐上移，最后突然消失，并有大量造影剂进入远端肠腔。发病 48 h 以上者考虑手术治疗。

三、腹腔其他异常气体

（一）肠壁内气体

见于缺血性肠炎（功能性肠梗阻），中毒性巨结肠，肠壁气肿等疾病。影像表现为沿肠壁走行的线状或串珠样小囊状透亮影。但腹平片的敏感性不高，怀疑上述病变而腹平片阴性时，应行 CT 检查。

（二）腹腔与腹膜后含气脓肿

多见于大肠杆菌等产气杆菌感染形成的脓肿。影像表现为腹部边界不清的软组织肿块，肿块内簇状小斑片状气体透亮影。但常不易与肠内粪便、气体影区别。应行 CT 检查。

（三）胆囊、胆管内积气

见于气肿性胆囊炎、胆肠吻合术后或乏特壶腹开口成型术后。影像表现为胆囊内和/或胆总管内气体透亮影。

第三节　异常致密影

腹平片上所见到的异常致密影多为异常钙化或钙盐成分较高的结石（X线阳性结石）形成的影像。诊断根据包括病变发生部位、形态、大小、分布、与腹部脏器的关系，以及是否可移动等。常需要摄腹部正侧位片，或不同时间摄片以判断病变与腹部脏器的关系。

一、泌尿系结石

80%以上的泌尿系结石为 X 线阳性结石。根据发生部位，可有肾盂结石，输尿管结石与膀胱结石。肾盂结石位于第 2、3 腰椎横突外侧水平肾影内侧，呈圆形、多角形或不规则形致密结节影。铸形结石较大，充满肾盂，呈鹿角状，又称鹿角状结石。侧位结石与脊柱重叠，可与位于前腹壁下的 X 线阳性的胆囊结石区别（图 5－4）。

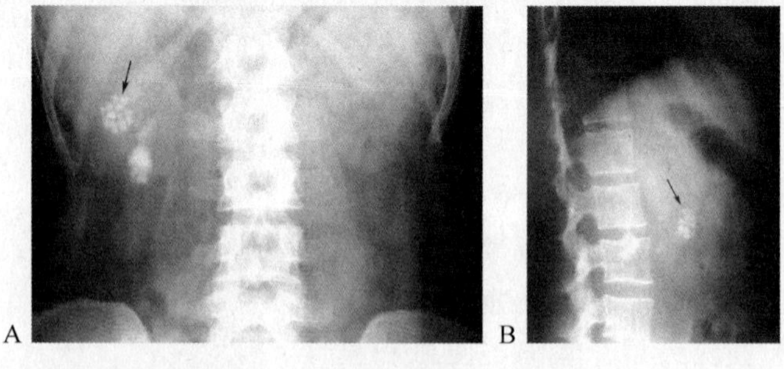

图 5－4　右侧肾盂结石合并胆囊结石

A. 正位腹平片示右上腹两团 X 线阳性结石影；B. 侧位平片可见肾盂结石与脊柱重叠，胆囊结石（箭号）位于脊柱前方。

输尿管结石较小，常呈卵圆形、桑葚状，长轴与输尿管的走行方向一致，易发生于肾盂输尿管结合部、小骨盆入口与输尿管膀胱入口的 3 个生理性狭窄部位。诊断输尿管结石需要质量较高的腹平片，肠腔内的气体、腰椎横突等影像都可干扰观察，特别是密度较低的结石，更容易漏诊。输尿管结石引起肾绞痛发作时，腹平片可显示肠道反射性淤张，脊柱向患侧弯曲。合并近侧输尿管肾盂积水时，患侧肾影增大。由于输尿管结石多较小，腹平片敏感度不高，临床拟诊输尿管结石的患者腹平片阴性时，应做 CT 扫描明确诊断。成人须与盆腔内静脉石鉴别。静脉石为盆深腔静脉内钙化的小血栓，多圆形，与长轴和输尿管的走行方向一致的长圆形的输尿管结石不同。

膀胱结石多见于男性小儿，腹平片结石多位于耻骨联合上方，密度可均匀，也可不均或高低密度相间呈同心圆形，多为单个。变换体位结石位置可相应改变，但嵌顿于膀胱憩室或输尿管开口旁时，则不随体位改变位置。

二、胆囊结石与胆囊钙化

胆囊 X 线阳性结石较少，约占全部结石的不足 20%，X 线阴性结石腹平片不能诊断，须行胆囊造影检查，或超声检查。X 线阳性结石及混合性结石的 X 线表现多样，腹平片可见右季肋部圆形、椭圆形或多角形致密影，密度可不均，表现为环形高密度影，有时致密影中心可见透亮影（图 5－4）。多发结石可呈石榴籽状。

立位腹平片有时可见右季肋部胆囊密度增高，似胆囊造影，也可见头侧低密度、足侧高密度间形成的“液平线”，代表钙胆汁或石灰胆汁，其中可见结石影。与胆囊长期梗阻相关。

胆囊钙化是钙盐沉积于胆囊壁内所致，如全部胆囊壁钙化，称为“瓷胆囊”，胆囊多功能丧失。腹平片显示为右上腹部梨状包壳状致密影。

三、肾结核

肾结核的钙化多数较小，腹平片帮助不大。整个肾脏均由结核性脓疡与钙化充满，肾功能丧失时，称为“肾自截”。腹平片可见患侧肾区密度增高，多发囊状钙化，边缘呈弧形条纹，内为絮状高密度，杂以斑点状致密点状影。病变外形与肾脏一致（图 5－5）。

右侧肾结核钙化有时需与胆囊阳性结石鉴别，一是形态不同；二是侧位腹平片解剖部位不同。

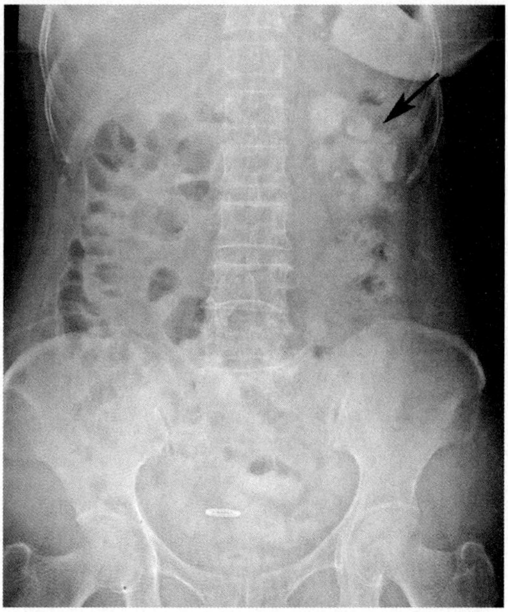

图 5－5　左肾结核钙化（肾自截，箭号）

四、其他异常致密影

1. 动脉粥样斑块钙化　多见于老年人，多发生于腹主动脉、髂动脉，呈断续双线状致密影，但由于与脊柱及骨盆重叠，并不易观察到。如果双线状钙化影距离明显增宽，应警惕动脉瘤的可能，应进一步用超声、CT 血管成像或 MRI 检查。

2. 阑尾粪石　位于右下腹，多呈圆形或长圆形。

3. 子宫肌瘤、盆腔畸胎瘤等病变　其内均可发生钙化，除少数钙化具有特征性表现外，钙化形态多没有特异性，须进行其他影像检查明确诊断。

4. 腹部金属异物　包括女性宫内节育器、腔内金属支架、误服金属物件等。腹平片或透视下可根据病史、部位、形态、是否移动等进行诊断。

第四节　软组织异常

腹平片对腹腔软组织改变的显示，其敏感性、特异性均较差，但仍可观察到一些影像异常，成为下一步检查的线索。尤其对腹部钝器伤和脏器损伤的初期诊断有一定帮助。

一、腹部脏器影增大

可见于肿瘤、积水、外伤淤血等病变。

1. 肝脏增大　可见于肿瘤、脓肿、炎症等。腹平片可显示结肠肝曲内气体影下移，胃泡气体左移，右膈升高；左叶增大可有胃泡上缘与左膈上缘距离增宽，结肠脾曲内气体影下移。

2. 脾脏增大　见于门静脉高压、血液病、寄生虫、肿瘤、囊肿等病变。腹平片可显示左膈升高，结肠脾曲内气体影下移，胃泡左移，但影像表现不特异。有时可显示脾脏下缘的影像，位于左中腹甚至左下腹。

3. 肾脏增大　见于肿瘤、积水、感染积脓、被膜下血肿、尿囊肿、一侧肾切除后对侧肾脏代偿等。质量好的腹平片可直接显示肾脏的轮廓。

二、腹腔积液

立位腹平片少量积液显示为膀胱上方两侧液体密度影，称为“狗耳征”。大量积液时肝下缘肝角模糊，脏器轮廓不清，腹部磨玻璃样，含气肠管上漂集中，含气肠袢间的距离增宽。但结核性腹膜炎时肠袢粘连，这一征象不明显。伴有炎症或软组织水肿时，腹脂肪线模糊。

三、软组织肿块

虽然腹腔内的软组织肿块与周围脏器间缺少天然对比，但在肠道内气体的衬托下仍然可显示为软组织密度占位，周围肠袢与器官受压移位。应进一步用超声或CT检查。

（唐光健　孙永光）

第六章　造影检查

在人体组织中，仅有含气的肺、含钙盐的骨骼具有明显的X线密度差别，即自然对比，适用普通X线检查方法。而大多数软组织、器官缺乏自然对比。在X线诊断中，为了使这些器官或解剖结构显影，常常将某种物质引入体内，如消化道、血管、胆管、尿路、淋巴管等生理管道或器官周围，使之产生人工对比，这种方法称造影检查。所引入的物质称造影剂。

第一节　造影剂

一、分类

依据造影剂不同的性质，可有多种不同的分类。按造影剂不同密度，可分为高密度的阳性造影剂与低密度的阴性造影剂。按溶解性质可分为脂溶性造影剂，如乙碘油；水溶性造影剂，如醋碘苯酸（泛影葡胺）。水溶性造影剂按其渗透压又可分为高渗造影剂，如泛影葡胺；低渗造影剂，如碘海醇；等渗造影剂，如碘克沙醇（威视派克）。按造影剂的成分，又有钡剂、碘剂、钆剂等。按造影剂的用途，又可分为X线造影剂、超声造影剂、磁共振造影剂（对比剂）等。这里只介绍X线阴性与阳性造影剂。

阳性造影剂是原子量高、比重大、吸收X线较多的高密度化合物，如钡剂及碘剂。而阴性造影剂是吸收X线较人体软组织少的低密度物质，如空气、氧气、二氧化碳及水等。

（一）阴性造影剂

1. 气体　包括空气、氧气、二氧化碳等。二氧化碳吸收快，空气吸收慢，多引入腹腔、腹膜后、胸腔或关节腔等部位，如人工气腹、盆腔造影、肾上腺腹膜后造影等。脑室造影应用过滤的空气，多有一定危险性，目前大多已淘汰不用，为CT、超声、MRI等断层影像所取代。

2. 阴性液体造影剂　水、乳化的食用油等，多用于胃肠道CT检查。

（二）阳性造影剂

1. 碘剂　有油剂、片剂、水剂3种。水剂又称为水溶性造影剂，是有机碘的溶液，临床应用广泛。以其在溶液中是否解离为离子，分为离子型碘造影剂（如泛影葡胺）与非离子型碘造影剂（如碘海醇）。按造影剂渗透压相对于血浆的高低，又可分为高渗造影剂（渗透压为血浆的4～5倍，如泛影葡胺）；低渗造影剂（渗透压为血浆的2倍左右，如碘海醇）；等渗造影剂（渗透压与血浆相等或近似，如碘曲仑）。由于有机碘溶液毒性低，可直接引入血管内，并经肝、肾从胆管或泌尿系排出，故广泛应用于血管、胆管、泌尿道、关节腔等造影中。目前应用最多的是非离子型造影剂，它具有低渗和低毒性的特点，副作用少，减少了造影的危险性，部分制剂可用于脊髓造影（离子型造影剂不能用于脊髓造影），但费用相对较高。

2. 钡剂　钡剂是纯净的硫酸钡粉末，在胃肠内不被吸收，安全，用于胃肠道的造影检查。常规检查用钡剂，可根据检查目的，调制成不同的浓度，一般可分为3类：① 稠钡剂。钡与水的重量比为4∶1～3∶1，呈糊状，用以检查食管和胃黏膜；② 钡餐用混悬液。钡与水重量之比为1∶2～1∶1，用量每次150 g，加温开水200～250 ml，可另加适量辅剂，如胶粉、糖浆等，用于口服检查胃肠道；③ 钡灌肠用混悬液。钡与水重量之比为1∶4，用量约每次250～300 g，加温开水1000～1200 ml及适量胶粉。

胃肠双对比造影用钡剂其质量必须达到下列要求：① 高浓度；② 低黏度；③ 细颗粒；④ 与胃液混合后不易沉淀和凝集；⑤ 黏附性强。

二、造影剂使用方式

(一) 直接引入

1. 口服法　如食管钡餐造影、上消化道钡餐造影等。

2. 灌注法　如钡灌肠、支气管造影、逆行肾盂造影、瘘管、脓腔、子宫输卵管造影等。

3. 穿刺注入法　直接穿刺或经皮穿刺经导管将造影剂注入管腔或器官内，如脊髓造影、静脉穿刺造影、淋巴管造影等。

(二) 间接引入

1. 吸收性　造影剂引入人体后，选择性地吸收、集聚于某一器官内，从而使之显影。如淋巴管造影。

2. 排泄性　造影剂引入人体后，选择性地经某一器官排泄，从而使之显影，如静脉肾盂造影等。

三、碘过敏试验

由于部分人群对水溶性造影剂（3%～7%，离子型造影剂）过敏，在静脉应用造影剂前应进行造影剂的过敏试验。

1. 皮内试验　以30%造影剂0.1 ml注入前臂之皮内，另于其下方或对侧前臂注入同量蒸馏水作对照。10～15 min后出现直径大于1 cm的红斑为阳性。

2. 结膜试验　此法较快，将造影剂1～2滴滴入一侧眼内。滴入3～4 min后出现结膜充血和刺激感为阳性。

3. 舌下试验　舌下滴入数滴造影剂，阳性者5 min后有嘴唇麻木感，舌头肿胀感，最后可累及全口均有此感觉。

4. 口服试验　可有数种：

➢ 口服10%碘化钾20 mg，30 min无反应即可进行造影检查。

➢ 造影前3天口服少量复方碘溶液，约5～10滴，每日3次，观察有无反应。

➢ 口服5%～10%碘化钾5～10 ml，每日3次，观察2～3日有无反应。

5. 静脉注射试验　将造影剂1 ml静脉注射，并观察15 min。阳性者可出现恶心、呕吐、皮肤出现荨麻疹等，严重者可出现休克。

在上述各种常用的碘过敏试验中，静脉法较为可靠，但此法也并非绝对安全，一些过敏试验阴性的患者，当注入含碘造影剂后仍可能发生过敏反应，另外进行碘过敏试验时亦有发生过敏反应者，所以过敏试验并不十分可靠。因此在造影后宜进行短期观察，以便及时处理，即便过敏试验阴性，造影前也要作好各种抢救准备。应用含碘造影剂进行造影检查前要与患者或其家属签造影剂使用知情同意书。

第二节　消化道造影

一、上消化道造影

（一）适应证和禁忌证

1. 适应证　上消化道造影安全、简便，所以适应范围很广：

- 上消化道疑有非金属异物。
- 吞咽不适或发噎。
- 上腹部不适，并有消化道症状（如出血、疼痛、恶心、呕吐等）。
- 严重贫血和消瘦，原因不明。

2. 禁忌证

- 胃肠道已有或疑有穿孔（尤其是急性穿孔）。
- 胃肠道大出血（呕血、黑便）。
- 肠梗阻。

（二）钡餐造影前的准备

1. 患者准备　患者禁饮食 6～12 h，于 3 天前停服不透 X 线的药物，如铋剂、钙剂等，停服影响胃肠道功能的药物。

2. 钡剂的配制　口服钡剂常调成两种不同的浓度：

- 稠钡剂：用于检查咽部及食管。钡水比例为 3∶1～4∶1，要求调成糊状。
- 稀钡剂：用于口服检查胃、小肠和结肠，钡水之比约为 1∶1。

调制钡剂必须搅拌均匀，避免成块；配制后存放时间不宜过长；容器和调钡用具必须严格消毒。

（三）上消化道钡餐造影检查方法

1. 食管造影　服钡前常规胸、腹部透视，注意腹部有无气-液平面及异常阴影。首先，取患者右前斜位，给患者服一汤匙稠钡剂，透视下观察吞咽动作，并随钡剂在食管内下行，观察食管的扩张、充盈、收缩、排空、蠕动及黏膜皱襞等。右前斜位检查后，再取患者左前斜位与正位，检查方法同前，必要时增加卧位。检查食管裂孔疝时，采用头低位并憋气及腹部加压等方法。连续呃气法多轴位下透视对早期食管癌诊断有帮助。

2. 胃十二指肠常规造影

（1）先行常规胸、腹部透视。

（2）患者立位口服一大口钡剂，先观察钡剂通过食管的情形，然后重点检查胃黏膜。检查顺序是先胃体，后胃窦和幽门前区。具体手法：用右手将胃体部之钡剂上推后再慢慢松开，在钡剂下流时可显示胃体上部的黏膜。或在钡剂上推后不松手，而让患者深呼吸，可见少部分钡剂下沉，对显示胃黏膜更为有效。对胃体下部胃角部的黏膜可用右手自胃小弯侧向大弯侧来回推移而显示；胃窦部和幽门前区的黏膜可用右手向右上方推移，或加用左手从大弯侧向小弯侧适当推压而显示。对于瀑布型胃，钡剂积存胃底，可让患者做弯腰动作，钡剂可流至胃体和胃窦。对于低张力型胃，钡剂沉于胃体下部或胃窦，可倾斜床位或卧位检查。

对于高张胃或体胖腹大者，按摩困难，可取卧位，不断转动患者体位，并加手法按摩胃部。仰卧位，胃内气体积于胃体、胃窦形成对比，便于观察该部的黏膜。俯卧位，气体又积于胃底部使该部的黏膜显示较清。在黏膜检查中要注意观察其柔软度，粗细形态，有无破坏、中断和纠集现象。

(3) 胃黏膜检查完毕后，于俯卧位口服一口稠钡剂，观察食管，多体位观察食管下段、贲门等。再服 100～150 ml 稀钡剂，观察胃中等量充盈的形态。然后再服多量钡剂，观察胃在大量充盈下的轮廓、形态和功能等。检查时立卧位结合，多体位观察。

(4) 胃底：立位时借胃泡内气体观察有无软组织肿块影，多体位观察贲门情况，右前斜位可观察贲门下的连续曲线；仰卧位时胃底充盈钡剂，可观察其充盈的轮廓；俯卧位可显示胃底黏膜皱襞。

(5) 十二指肠检查：在检查胃的过程中，若十二指肠球充盈应随时进行检查。胃检查结束后，十二指肠球充盈不满意时，可借助蠕动波达幽门前区时用手法把钡剂挤进球部，然后逐段检查。观察充盈相、加压黏膜相，检查中应多体位观察。

胃十二指肠常规造影应以透视为主，辅以摄片。

3. 胃双对比造影

(1) 造影剂：常用青岛东风 4 号硫酸钡混悬剂，浓度以 120%～200%（重量/体积比，g/100 ml；下同）为宜。成人用量约 100～200 ml。

(2) 低张药物的应用：低张药物的作用一是抑制胃肠道蠕动，减低张力，在服用钡剂和产气剂后，能充分扩张胃肠道，使黏膜面展平，以显示出微细的黏膜结构和病变；二是减少胃液分泌，使钡剂容易在黏膜上附着；三是减慢胃肠道的排空，减少检查部位以外肠道影像的重叠；四是消除功能性因素的影响，易于发现器质性病变等。常用 654－2（山莨菪碱），肌注 20 mg，注射后 5 min 产生低张效果，同时患者可出现心跳加快、口唇发干等轻度类阿托品的症状。脑出血急性期及青光眼患者禁用，前列腺肥大者排尿困难时慎用。还可用胰高糖素等。

(3) 气体产生的方法：

- 经导管直接注入法：任何部位双对比造影均可采用。
- 发泡剂：有粉剂、片剂，用于胃及十二指肠双对比造影检查。
- 空气吸入法：用于食管双对比造影。

(4) 操作步骤：

- 肌注低张药物 654－2，10～20 mg，5 min 后口服产气剂，口服造影剂，先于右前斜位、正位及左前斜位观察食管；
- 让患者取卧位不断翻转 4～5 次，使钡液均匀涂抹于胃壁上。透视下见胃已充分扩张，胃壁已均匀涂抹上一层薄薄的钡剂，即可摄取各种体位照片；
- 一般常规摄片包括 3 种基本体位：① 俯卧位：主要显示胃体、胃窦前壁黏膜相，此部位用钡量应少；② 仰卧位和仰卧左、右前斜位：可显示胃体中下部、胃角、胃窦和幽门前区的双对比相，随后让患者俯卧位摄充盈相；③ 立位或半立位：采用右前斜位、侧位摄片有利于显示胃体上部、贲门部的双对比相，摄贲门区照片时，再口服一口钡剂，当钡剂通过贲门时点片；于立位或半立位时，用适当加压法摄取胃体下部和胃窦部的黏膜相，对显示该部位病变帮助很大。

二、下消化道造影

（一）适应证和禁忌证

1. 适应证

➢ 排便异常或血便。

➢ 慢性阑尾炎了解粪石情况。

➢ 腹部不适，并有消化道症状，诊断不明确的患者。

2. 禁忌证　除疑有结肠坏死、穿孔以及年老体弱、大便失禁者外，别无其他禁忌。

（二）钡灌肠造影

1. 患者准备　在检查的前一天服少量饮食，当晚按说明分次口服缓泻剂，将肠道内粪便泻干净，次日早上禁食水；如急症可于检查当日行清洁灌肠。

2. 钡剂的配制　通常用200～300 g $BaSO_4$，加水至800～1000 ml，配成混悬液。

3. 方法和步骤　患者取侧卧位，将肛管内的空气排出，肛管头端涂以润滑油，然后把肛管轻轻地插入肛门。插管时应注意有无阻力、疼痛、出血等。钡剂灌入之前应进行常规腹部透视，了解有无异常情况，如钙化、异物及急腹症征象。钡剂灌入的压力不宜太高，钡剂的温度以微温为宜，灌入的速度要慢，并在透视下观察钡头行进的情况。如患者出现便意应立即停止数秒钟，待便意消失后再缓慢注入钡剂直到充盈满意为止。

在检查中要根据具体情况变换体位并摄片，结肠充盈状态检查完毕，让患者排便，再摄片观察黏膜皱襞的情况。

（三）结肠气钡双重造影

这种检查方法是采用气钡对比，减少钡剂重叠，对结肠细微病变及早期肿瘤有较大诊断价值。但是，操作比较复杂。造影前肌注低张药物（如654－2），经肛管注入浓度为70%～80%（W/V）的钡剂约300 ml，然后缓慢注入气体约700～1000 ml。翻滚体位，按部位分别摄片。该方法的关键是不断调整体位，达到最佳的对比效果。

三、正常影像表现及影像解剖

（一）食管

食管始于环状软骨下缘（相当于C6水平），下接胃贲门（相当于T11水平），为一纵行肌性管道，长约25～30 cm，宽约1.5～3 cm，分为上、中、下3段：主动脉弓水平以上为上段，稍偏左；主动脉弓水平以下至T8水平为中段，基本居中；T8水平以下为下段，稍偏右。正常食管有4处生理性狭窄，即入口与咽连接处、主动脉弓压迹处、左主支气管压迹处、膈食管裂孔处。还有3处生理性压迹（图6－1），分别为主动脉弓压迹、左主支气管压迹及左心房压迹，以主动脉弓压迹较明显，年龄越大此压迹越深。

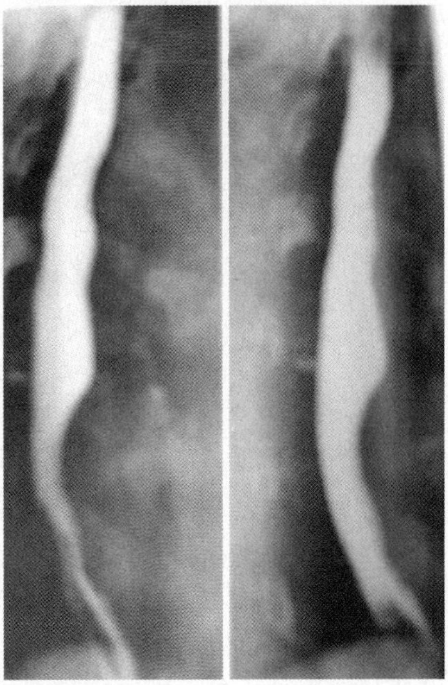

图6－1　正常食管生理压迹

食管充盈后呈柔软光滑的管状影，可见扩张与收缩的蠕动波，通过顺利。食管正常蠕动有原发性和继发性两种。原发性蠕动即第一蠕动波，由吞咽反射引起，自食管上端向下运行直达食管下端，是推送食物的主要动力。继发性蠕动即第二蠕动波，与吞咽反射无关，自主动脉弓水平向下推进，由食物团刺激食管壁引起。第三收缩波是由食管环肌局限性不规则收缩形成，多发生在食管下段，多见于老年人和病理情况。正常食管黏膜皱襞呈2～5条纵行纤细条纹状透亮影。

（二）胃

1. 胃的X线解剖分区　胃入口叫贲门，自贲门至大弯侧画一条水平线，此线以上称为胃底，立位胃内气体聚于此处故称胃泡，胃底在左膈下。胃右上缘叫小弯，外下缘为大弯，小弯拐角处为角切迹，自角切迹至幽门为胃窦，胃窦与胃底之间的垂直部分为胃体。胃出口为幽门（图6-2）。所谓贲门区是指以贲门为中心，半径约2.5cm的区域；所谓幽门前区是指幽门端约4～5cm的一段区域。

2. 胃型和张力　胃的形状、大小和位置因人的体型、体位和肌肉紧张力而异，钡餐后立位观察时可分为4型（图6-3）。

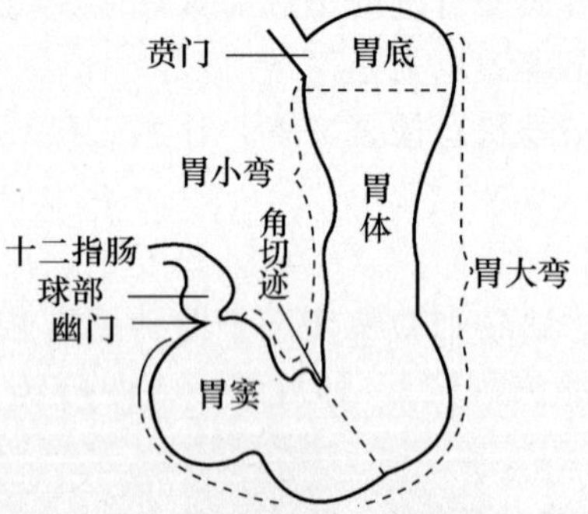

图6-2　胃解剖分部

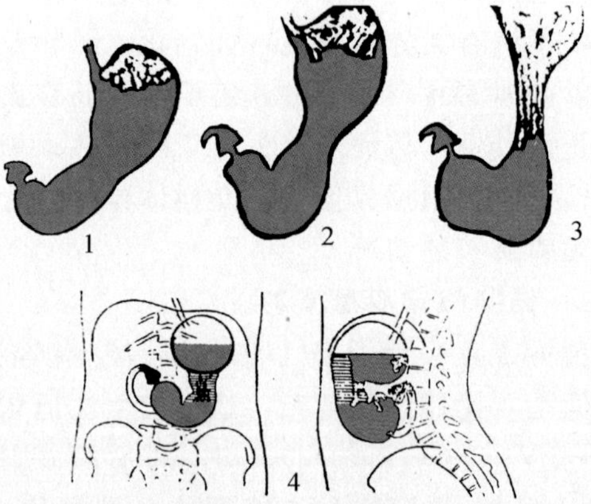

图6-3　胃型

（1）牛角型：常见于矮胖体型者，紧张力高，呈上宽下窄的牛角状，胃角切迹不显著，胃下极在脐上，胃近于横位。

（2）鱼钩型：见于中等体型者，属于中等紧张力，胃体垂直，胃角切迹清楚，胃下缘在髂骨嵴水平附近，是最常见的一种类型。

（3）无力型：见于瘦高体型者，紧张力甚低，胃体中部较细，胃下部呈囊状，胃下极远低于髂嵴下方。

（4）瀑布型：胃底较大并倾向后下方，胃体较小，立位时钡剂先充满胃体后方的胃底，然后才由胃底溢入胃体，状如瀑布，侧位或斜位观察较明确。此型多见于胃肠道有器质性病变或功能性病变者。

3. 胃黏膜皱襞　胃壁分为黏膜层、黏膜下层、肌层和浆膜层。黏膜皱襞是由黏膜层和黏膜下层共同形成的许多沟峰起伏的皱褶。其形状及粗细，随胃肠道蠕动和黏膜肌层的收缩及黏膜下层的血管充盈情况而有变化，有纵行、斜行及横行3种。胃体黏膜皱襞表现为与胃体长轴平行的数条纵行条纹影，靠近胃小弯侧较光滑，靠近胃大弯侧渐弯曲为斜行或横行，显示大弯侧边缘呈锯齿状。胃窦黏膜皱襞是胃体黏膜皱襞的延续，常保持与小弯平行、与胃窦长轴一致，也可变为斜行或与胃窦长轴垂直。胃底部黏膜皱襞排列不规则，呈花纹状。正常胃窦黏膜皱襞宽度一般不超过 0.5 cm。

在良好的胃双对比造影片上，上述的胃黏膜皱襞消失而显示胃的微小皱襞，主要是胃小沟和胃小区。胃小沟表现为纤细的、致密的网状结构影，其宽度小于 1 mm。胃小沟围起来的隆起部分即胃小区，胃小区的形态大小、分布和排列情况与胃本身的形态、张力及体积大小因素有关。胃窦部胃小区较小，可呈圆形、类圆形。胃体部胃小区较大，可呈圆形、类圆形、多角形。胃底部常介于二者之间，排列疏散，形态不规则。胃窦部胃小区最易于显示。胃小区是肉眼可见的胃内壁的最小单位。

4. 胃的轮廓、柔软度及移动度　正常胃充盈后轮廓光滑，仅胃底及大弯缘可呈锯齿状。胃壁柔软，触压可变形，并有一定的移动度，胃底及幽门部移动度较小。

5. 胃的蠕动和排空　胃的蠕动是一种推进性运动，呈波浪形收缩，从胃体中 1/3 段开始，向幽门方向推进，自上而下逐渐加深。蠕动波约每隔 20 s 一次，通常整个胃部可同时出现 2～3 个蠕动波。一般钡餐后 1～5 min 胃开始排出，约 1.5～2 h 可排空。如果 6 h 仍有钡剂存留胃内，即为排空延迟。

（三）十二指肠

十二指肠分为球部、降部、水平部和升部，也称为第 1、2、3、4 部，全长约 12 个横指，宽约 2～3 cm，形状弯曲呈“C”形。

球部充盈后呈三角形或卵圆形，形态光滑。条纹状黏膜皱襞向尖端集中。降部以下为环状皱襞，横纵交错表现为羽毛状。钡剂进入球部后可短暂停留，然后以整体性收缩将钡剂排入降部。降部以下表现为波浪式推进的蠕动波，钡剂通过较快，有时可出现逆蠕动。十二指肠上接幽门，下接空肠，形成一“C”形或“V”形弯曲，称十二指肠曲。胰头位于十二指肠曲之中。胆总管下段介于十二指肠降部内缘和胰头之间，胆囊和胆囊管位于十二指肠球部和降部开始段外上方，以上这些器官病变都可引起十二指肠曲形态和功能改变。

低张十二指肠造影片上，十二指肠管径明显增宽，上述之羽毛状皱襞消失，显示为环状皱襞或呈龟背状外观。十二指肠乳头多位于降部中段内缘处，呈圆形或椭圆形透亮区，直径一般不超过 1.5 cm。

（四）空肠及回肠

空、回肠占据腹腔的大部分，无明显分界，全长约 6～7 m，其中空肠约占 200～250 cm，宽约 2～3 cm，空肠宽度超过 3 cm 就有病理意义，空肠主要位于左上脐区，空肠形态、皱襞及蠕动与十二指肠降部相似，黏膜皱襞呈羽毛状。回肠长约 400～450 cm，宽为 1.5～2.5 cm，多位于右腹及盆腔，回肠黏膜皱襞细而不明显。正常钡餐后 1 h 内显示空肠，3 h 左右钡剂大部分在回肠，钡头可达回盲部，如果 6 h 左右钡剂仍未到回盲部则为小肠动力慢。小肠可分为 6 组，第 1 组为十二指肠；第 2 组为左上腹部的小肠袢；第 3 组为左下腹部的小肠袢；第 4 组为脐区的小肠袢；第 5 组为右中及右下腹部的小肠袢；第 6 组为盆腔部位的小肠袢。

（五）结肠

结肠包括盲肠、升结肠、横结肠、降结肠、乙状结肠和直肠 6 部分。回盲瓣以下为盲肠，阑尾在其内下侧。自回盲瓣以上至结肠肝曲为升结肠，长约 20 cm，脾曲以下至髂骨嵴为降结肠。髂骨嵴以下为乙状结肠，长约40 cm，其形状如“乙”字状。乙状结肠以下为直肠，长约12 cm，直肠最宽处称为直肠壶腹部。横结肠和乙状结肠的位置及长度变化较大，其余各段则较固定。结肠黏膜皱襞有横、纵、斜3种，彼此相互交错。结肠有两种蠕动：一种是结肠袋之间的肠管收缩的蠕动；另一种是右侧结肠一时性收缩的巨蠕动。钡餐后通常6 h内钡剂到达升结肠、肝曲，12 h到降结肠，约1～2天排空。

在双重造影时，结肠黏膜面可见到横行的小沟（宽约0.5～1.0 mm），间隔1～3 mm，形成似网状结构，解剖上称之为无名沟。无名沟对诊断溃疡性结肠炎或其他病变有重要意义。

第三节　常见消化道疾病的X线表现及诊断

一、咽与食管异物

（一）咽部异物

不透X线异物易见。鸡骨、鱼骨类异物X线不易显影，故必须采取吞钡棉法，观察带钡的棉絮有无搁置或挂在异物上的特征。

（二）食管异物

多发生于儿童，异物以果核、钱币多见。而成人则多见不慎咽入的鱼骨、禽类骨头等。异物常滞留于食管生理狭窄和正常生理压迹处，尤以食管入口处最多，约占70%。大部分食管异物可不经处理而自行通过，仅小部分需到医院通过器械予以取出。

最常见的症状是异物梗阻感、痉挛和吞咽困难，疼痛多发生于异物部位，一般都有比较明确的异物误咽病史。

- 检查方法：对不透光性异物（钱币、义齿、碎骨等），普通透视或平片都可清楚显示；一般应摄取颈部和胸部的正侧位片。而透光性异物如果核、较薄的鱼骨等，须进行食管钡餐造影。如钡剂通过较快，不易观察时，则须在钡剂内混入撕碎的细小棉絮，让异物钩住带钡的棉絮，以利观察。
- X线表现：不透光异物在正位像时为一圆形致密影，侧位像时为条状影；如果异物正面投影与矢状面一致则多在气管内，并可伴有纵隔摆动征象。透光性异物在进行食管钡餐造影时，见钡流偏向一侧或绕异物分流而下，有时可出现完全性梗阻。钡棉对较小的异物有利，可观察钡棉搁置和钩在异物上的特征。

二、食管静脉曲张

正常情况下食管上段静脉经上肋间静脉、头臂静脉、甲状腺下静脉和其他纵隔侧支血管引流入上腔静脉；中段食管静脉经奇静脉、半奇静脉引流；下段食管静脉由食管周围静脉丛，经胃冠状静脉、胃短静脉引流入脾静脉，经门静脉入肝，引流入下腔静脉。当门脉高压时引起门静脉血回流受阻，导致静脉血流流向相反，使得食管黏膜下静脉和食管周围静脉丛扩张，形成门-腔静脉系统间的侧支循环，为上行性静脉曲张。当上腔静脉阻塞时，引起食管上段静脉回流受阻，致使食管上段静脉曲张，此为下行性静脉曲张。

轻度食管静脉曲张常无明显临床症状，比较明显的静脉曲张由于曲张部位黏膜变薄，易发生溃疡、糜烂而发生明显呕血，故呕血常为首发症状。

上行性食管静脉曲张的X线影像表现： X线检查采取右前斜位，用中等稠度、小口钡剂重点观察食管下段的黏膜皱襞，以在卧位食管舒张期时较易显示。早期表现为食管下段的黏膜皱襞增粗或稍迂曲，粗细不匀，管腔边缘不规则，似锯齿状。静脉曲张明显突入管腔时，呈串珠状、蚯蚓状或多个黄豆大小结节状充盈缺损，管腔边缘凹凸不平，且向上蔓延至食管中段（图6－4）。晚期因食管肌层退化，管腔稍扩张，蠕动减弱，钡剂通过较慢，但食管壁仍柔软，可扩张，并无狭窄或梗阻，借此可与食管癌相区别。

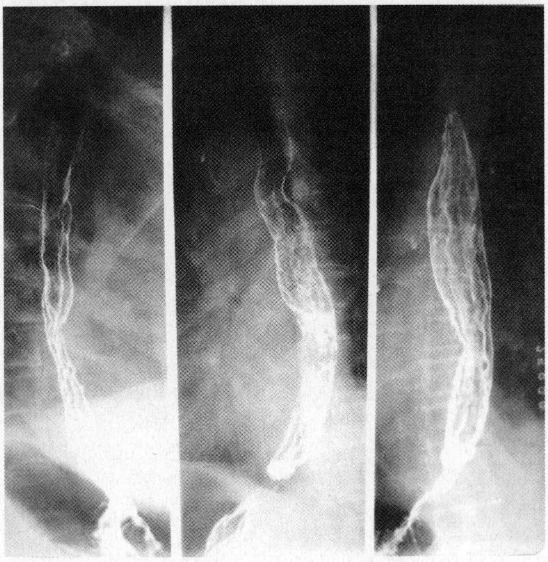

图6－4　食管静脉曲张

食管钡餐造影，双对比，正位与右前及左前斜位，示食管中、下段管壁黏膜呈多蚯蚓状，管壁尚柔软。

下行性食管静脉曲张的X线表现与上行性食管静脉曲张表现类似，但其病变主要累及食管上段，但随病变进展，也可累及中下段食管等更多部位。

三、反流性食管炎

反流性食管炎是由含胃酸和胃消化酶的胃液反流入食管，对食管鳞状上皮发生消化作用而引起的炎症，故又称消化性食管炎，主要发生于食管下段，先是黏膜充血水肿，继而伴有浅表糜烂或小溃疡形成。最终结缔组织修复，使食管变短、变窄。主要症状为胸骨后或心窝部疼痛，可放射至背部。亦可为胸骨后烧灼感，吞咽不适或梗阻感。

X线影像表现： 卧位可见胃内钡剂反流入食管。轻度时，X线可显示正常，或轻度痉挛等。待有糜烂与小溃疡时，则黏膜粗大不规则或呈息肉状，黏膜常显示不清。管腔边缘不规则，呈锯齿状，因水肿与痉挛使该处管腔变窄。低张双重对比造影片上，可发现靶征，切线位时可见小刺状突出，狭窄段可有一定的扩张。慢性期时狭窄的程度与长度，视病变累及的深度与长度有关。此时狭窄段呈漏斗型或细管状，与正常段移行过渡。狭窄以上的食管可有轻度扩张。诊断食管炎的同时，宜注意观察有无食管裂孔疝并存。

巴瑞特（Barret）食管以往误认为是先天的，根据近年来的研究报道，更多的证据支持其为获得性的，是反流性食管炎的结果，即正常鳞状上皮剥落后，由柱状上皮修复化生。其并发症是食管狭窄和食管消化性溃疡，并伴有恶变的倾向。造影表现为食管下段黏膜呈网状，少见龛影，炎症或溃疡愈合可引起向心性狭窄，部分可见小的疝囊。必要时进行内镜检查或活检除外恶变。

四、食管憩室

食管憩室为与食管腔相通的囊袋状突出，是一种常见病。按发病部位及发生原理分为3类。

1．食管中段憩室　最为多见。多发生在气管分叉平面的食管前壁，此类憩室为牵引性，绝大多数为气管支气管结核性淋巴结炎累及食管壁所致。食管钡餐造影显示憩室突出，正位呈边界锐利的环形轮廓影，部分可见气-液平面。

2. 咽食管憩室　少见，发生在下咽部与食管交界的生理薄弱区，当某些因素使腔内压增加，即可导致局部管壁突出，形成憩室，此类憩室为内压性。食管钡餐造影显示憩室呈囊袋状，可见气-液平面。吞钡时钡剂先进入憩室，充满后才流入食管，部分可反流入气管。

3. 膈上食管憩室　不多见，多为内压性，常并发于贲门失弛缓症等动力异常时。一般位于膈上 5～6 cm 的食管右后壁，呈边缘光滑的圆形突出，憩室增大时可见钡剂滞留其中。

五、贲门失弛缓症

贲门失弛缓症是一种神经、肌肉功能紊乱性疾病，表现为食管下端和贲门丧失正常的弛缓功能。

按发展程度可分为早、中、晚 3 期。

钡餐造影显示食管不同程度扩张，中下段正常蠕动波减弱或消失，代之以无规律的收缩，管壁呈锯齿样改变。食管下端呈向心性漏斗状狭窄，边缘光滑，晚期可见潴流物及液平面。

贲门失弛缓症有时需与食管下端贲门部浸润型癌相鉴别。后者癌肿近端与正常组织分界截然，可呈肩胛状；狭窄段僵硬呈管状，无蠕动。

六、食管裂孔疝

腹内脏器通过膈的食管裂孔进入胸腔，为食管裂孔疝。实际上疝入胸腔的为胃和肠腔。根据食管和贲门的关系可分为以下 3 种类型：

1. 食管胃疝　又名轴性裂孔疝。腹段食管和胃底的一小部分疝入胸腔。食管和疝入的胃在同一轴线上，贲门大多位于胃底的最高点。此型最多见。

2. 食管旁型　少见。胃底的一部分从食管旁疝入胸腔，而贲门仍在膈下。

3. 混合型疝　胃底的一部分从食管旁疝入胸腔，贲门也同时疝入。

根据疝是否可以回复，可分为可复性（滑动性）疝和不可复性疝两类。食管胃疝大多是可回复的，其余的类型大多是不可回复的。

食管裂孔疝的 X 线表现依疝的类型而不同：膈上出现疝囊，有时可见液平；膈上可见胃黏膜，并与膈下胃黏膜连续；膈上可见食管胃环，即膈上的“食管”下段或疝囊两侧或单侧切迹。如出现上述征象之一者可诊断为裂孔疝。

对疑为裂孔疝的患者应采用裂孔疝的特殊造影检查体位，即俯卧、头低足高位。

七、食管癌

我国华北地区食管癌发病率很高，患者多是 40 岁以上的男性，可有进行性吞咽困难症状，癌肿多位于食管中、下段，以鳞癌最多见，约占 95%，贲门端则常为腺癌。

（一）早期食管癌

早期食管癌包括原位癌和早期浸润癌，肿瘤仅局限于黏膜及黏膜下层，未侵及肌层，手术切除效果较好。X 线检查宜选用气钡双重造影。X 线征象为癌区黏膜皱襞增粗、中断和迂曲，出现小溃疡或小充盈缺损，或呈颗粒状，局部管壁扩张受限。有时伴局部钡流缓慢或痉挛现象等。早期病变宜结合内镜、脱落细胞学检查，以达到早期确诊。

（二）中晚期食管癌

癌肿侵及肌层后，X线表现较明显。根据癌肿浸润的范围、形状将其分为4型，即硬化型、蕈伞型、髓质型及溃疡型。

1. 硬化型　又名浸润型（图6－5）。主要为食管壁增厚，引起管腔向心狭窄，一般长约3 cm，视狭窄的程度而决定梗阻的情况。

2. 蕈伞型　主要侵及黏膜下层，肿块向腔内突出，形成蕈状扁平的充盈缺损与管腔不规则狭窄，可有条状与肿物长轴一致的溃疡，肿物与正常食管分界清晰（图6－6）。

3. 髓质型　主要侵及食管壁全层，并向腔内外扩展，致使管壁增厚、管腔狭窄以及不规则的充盈缺损，与正常食管的分界呈斜坡状。

4. 溃疡型　在蕈伞型与髓质型癌的基础上，癌组织破溃形成溃疡。肿块以溃疡为其特征，表现为较深的龛影。

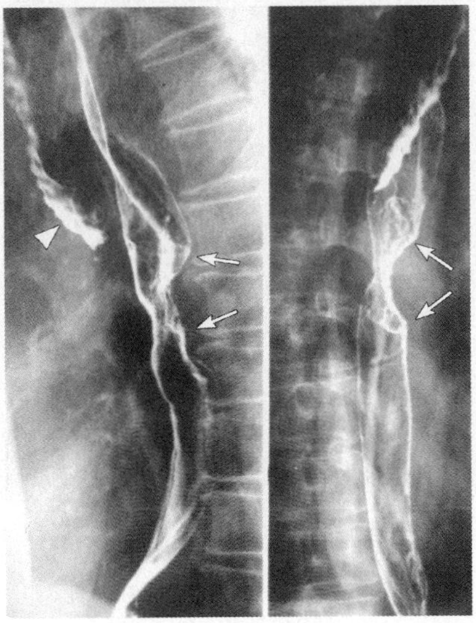

图6－5　浸润性食管癌

食管钡餐造影，左侧位与右前斜位，示食管中段缩窄僵硬，表面不光整，两端与相邻食管壁分界截然（箭号）。箭头示进入气管的钡剂。

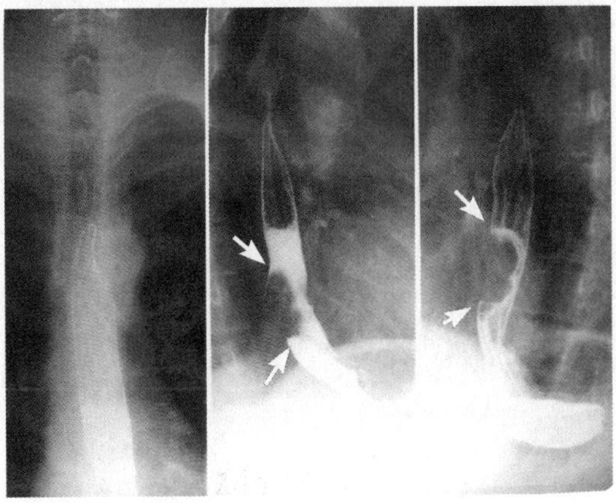

图6－6　蕈伞型食管癌

食管钡餐造影，正位与右前及左前斜位，示食管中下段后壁分叶状充盈缺损，凸入管腔内（箭号）。

以上各型亦可混合出现，综合食管癌中晚期的X线表现有：管腔轮廓不规则，有充盈缺损，不对称性狭窄或溃疡形成，黏膜皱襞破坏，管壁僵硬，蠕动消失，常有不同程度梗阻，其上方食管扩张。

八、消化性溃疡

（一）胃溃疡

胃溃疡是消化道常见的慢性病，可发生于胃的各部，但最好发于胃小弯角切迹附近。多单发，少数多发。

1. 病理　溃疡首先侵犯黏膜层，逐渐侵犯黏膜下层、肌层至浆膜层，胃壁溃烂缺损，形成深浅不一的壁龛。溃疡多呈圆形或椭圆形及线形，口部光滑整齐，底部平坦或高低不平。溃疡周围组织有不同程度的炎性浸润、纤维组织增生和水肿，并逐渐向外移行至周围正常胃壁。由于大量纤维组织增生，溃疡周围的黏膜皱襞向溃疡方向呈放射状纠集，纠集的黏膜直达龛影口部。

2. 临床表现　反复发作性上腹部疼痛为主要症状，可为钝痛、胀痛、刺痛或灼痛。疼痛时间多在餐后半小时至2小时内，进食后疼痛可缓解，是胃溃疡疼痛的特点。此外，也可有食欲缺乏、嗳气、反酸、恶心呕吐等，但无特异性。严重者可发生急性胃肠道出血。幽门梗阻时呕吐成为突出症状。

3. X线表现　胃溃疡的X线表现分为直接征象和间接征象两大类。

(1) 直接征象——龛影：代表溃疡本身的特征，是主要的X线征象。切线位观察，龛影凸出于胃轮廓线以外，腔外龛影呈乳头状、半圆形或锥形，边缘多光滑整齐，密度均匀，底部平坦。若有不均匀增生的肉芽组织、食物残渣或附着的血块则可导致溃疡底部高低不平，龛影密度不均匀。正位观察，龛影呈圆形或椭圆形钡斑，边缘光滑整齐，同样可见溃疡底部高低不平和龛影密度不均匀。由于溃疡四周胃壁水肿、炎症细胞浸润和纤维组织增生，从而形成龛影口部的一系列特征性表现，为良性溃疡的特征：① 黏膜线：即Hampton线，为龛影口部一条宽约1～2 mm光滑整齐的透亮细线，主要是由于肥厚的黏膜固有层向溃疡内轻微凸出所致；② 狭颈征：龛影口部较狭小，表现为龛影犹如具有一个狭长的颈；③ 项圈征：龛影口部宽约0.5～1.0 cm光整的透亮带，犹如颈部带有一项圈。龛影周围的黏膜皱襞纠集也是良性龛影的特征之一（图6-7）。

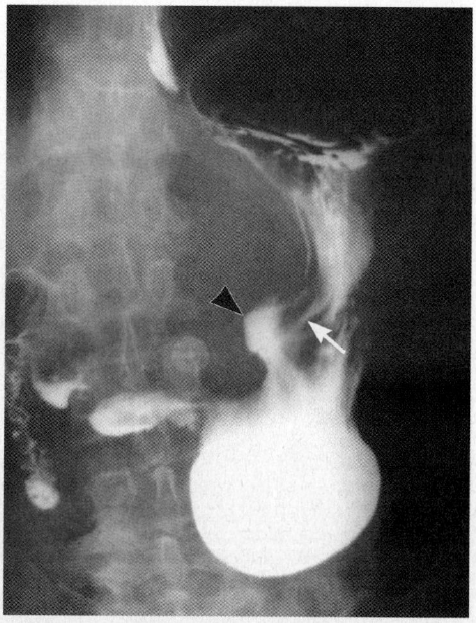

图6-7　胃小弯溃疡

胃钡餐造影，立位，胃小弯近角切迹可见凸向腔外的龛影（箭头），黏膜皱襞纠集，进入龛影内，无中断（箭号）。

(2) 间接征象：多为神经反射引起的功能性改变，不仅见于胃溃疡，也常见于胃炎、胆囊炎等疾患。功能性改变往往比龛影出现得早些，随着溃疡的愈合而恢复正常。但无特异性。间接征象如下：

- 痉挛及张力的改变：痉挛使胃腔变窄。例如幽门附近的溃疡及炎症，可引起幽门痉挛及胃窦狭窄。胃小弯溃疡引起环肌挛缩，对侧大弯出现痉挛切迹。胃张力表现为增高或减低改变。胃张力过高时，胃腔缩小呈横位；张力过低时，胃腔扩大，松弛而下垂。张力的增减可改变原来的胃型。
- 蠕动的改变：一般在溃疡的早期，多为蠕动亢进，蠕动波深而频。幽门梗阻时蠕动减弱或阵发性增强。在溃疡处的蠕动依溃疡的大小及有无粘连，可减弱消失或跳跃越过。
- 分泌功能的改变：胃溃疡时多出现胃分泌增多，特别是伴有胃炎时，空腹时常有明显的滞留液。

➢ 动力的改变：即排空快或慢。一般张力过高，蠕动亢进，排空加速。如有幽门梗阻或因瘢痕引起部分性梗阻，则排空时间延迟。

➢ 压痛：在龛影处或激惹变形的十二指肠球部常有局部压痛。

（3）胃溃疡愈合征象：胃溃疡愈合时龛影变小变浅，形态成锥形或尖角状，并逐渐消失，周围水肿减轻直至消失。浅小溃疡愈合后可不留痕迹，较大溃疡愈合后可有局部胃壁平坦而蠕动呆滞，但无龛影。

（4）胃溃疡癌变的征象：少数胃溃疡可恶变，胃溃疡恶变发展到后期，与恶性龛影表现一样（表 6－1）。

（二）十二指肠溃疡

90％的十二指肠溃疡发生于球部，其他部位少见。好发于青壮年，男性多于女性。十二指肠球部溃疡多见于球部后壁，呈圆形或类圆形，直径约为 1～3 mm。溃疡周围充血水肿，并伴有纤维组织增生。临床以中上腹周期、节律性疼痛为特征，疼痛多在餐后 3～4 h 出现，持续至下次进餐，进食后可缓解，故称空腹痛。疼痛也可于晚间或半夜出现，称夜间痛。

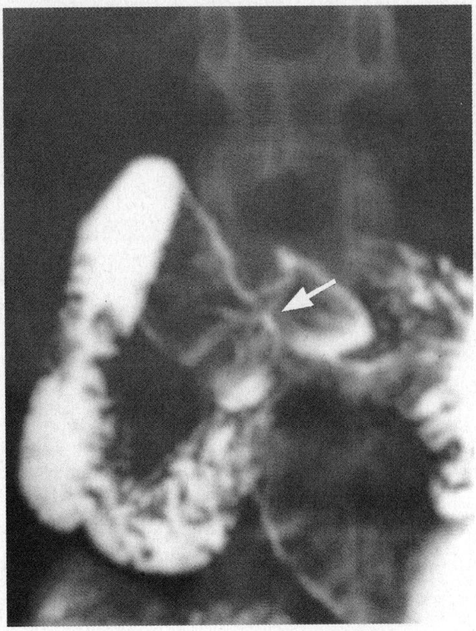

图 6－8　十二指肠球溃疡

上消化道造影，示十二指肠球部三叶草样变形，中央可见点状钡斑（箭号），周围黏膜放射状纠集，连续。

X 线表现有：① 龛影是十二指肠溃疡可靠的直接 X 线征象，因球部溃疡多在后壁，故多显示于正位像，表现为类圆形钡斑，边缘光滑，周围常有一圈透明带（月晕征），或有放射状黏膜皱襞纠集。② 球部变形是十二指肠球部溃疡的另一个重要征象，是由于瘢痕收缩、黏膜水肿和痉挛引起。球部可呈双叶、三叶或花瓣样等；亦可出现球的一侧壁切迹样凹陷，以大弯侧多见。③ 激惹征：为球部炎症刺激所致，表现为钡剂在球部不易停留，迅速通过。④ 幽门痉挛（图 6－8）。

十二指肠球部溃疡愈合征象为龛影变小、变浅，以至消失。较小溃疡可不产生球部变形；但较大溃疡，可留有黏膜纠集和恒久变形。

九、胃癌

胃癌是消化道最常见的恶性肿瘤，多见于中年或老年。好发于胃窦，其次为贲门和胃体小弯。早期胃癌患者可无显著不适，或出现消化不良、食欲缺乏、上腹饱胀等。

胃癌的早期诊断对手术的疗效十分重要。纤维胃镜和胃细胞学检查提供了诊断早期胃癌的途径，但 X 线检查在胃癌的诊断中仍起重要作用，胃双重造影对诊断早期胃癌有很大价值。胃肠钡餐造影仍是一种简便、有效的检查方法。

（一）早期胃癌的病理和 X 线表现

病灶局限于黏膜或黏膜下层，未侵及肌层，且不论其大小和是否有淋巴结转移。常分为 3 型：

1. 隆起型（Ⅰ型） 癌肿向腔内生长，突出的高度常在5 mm以上，范围大小不一，边界比较清楚。形态可呈圆形或不规则形，基底宽。癌肿表面毛糙不平。X线表现为固定的小充盈缺损，双重造影显示在气体的衬托下薄层钡剂将隆起的肿瘤勾画出类圆形的小肿块。

2. 表浅型（Ⅱ型） 癌肿主要沿黏膜和黏膜下层浸润，分界不清，形状不规则，肿瘤生长呈平坦状，但也可呈轻度的隆起与轻度的凹陷，其高度与深度不超过5 mm。故而又分3个亚型：表浅隆起型（Ⅱa），癌肿隆起高度小于5 mm；表浅平坦型（Ⅱb），癌肿与周围黏膜相平，无明显隆起与凹陷；表浅凹陷型（Ⅱc），癌肿凹陷深度小于5 mm。此型X线诊断困难，双对比片显示局部胃小沟和胃小区破坏或消失，呈不均匀的颗粒状改变。

3. 凹陷型（Ⅲ型） 癌肿表面坏死、脱落，形成明显凹陷，深度大于5 mm，边界清楚，但不甚规则，形态大小不一。可见小龛影，胃壁僵硬，黏膜皱襞中断。

临床上除上述3型外，还可见具有多个类型的混合型早期胃癌，依病变的主次不同，可构成：Ⅱc＋Ⅲ型，Ⅲ＋Ⅱc型，或Ⅱc＋Ⅱa型等。

（二）进展期胃癌的病理和X线表现

通常分为蕈伞型、浸润型、溃疡型，其病理与X表现如下：

1. 蕈伞型 癌肿向胃腔内生长呈息肉状或菜花状肿块，其表面常有溃疡。X线表现为充盈缺损，边缘多不规则，癌区可有不规则龛影，黏膜皱襞及蠕动消失。如癌肿较大，触诊可扪及肿块，并与充盈缺损相符。贲门癌立位检查时，因胃泡气体的对比，可显示出癌肿的软组织块影。

2. 浸润型 癌组织主要在胃壁内浸润生长，使胃壁增厚变硬，没有明显向腔内突出的肿块。浸润型胃癌分为局限型及弥漫型两种。局限浸润型胃癌多见于胃窦或幽门前区，X线表现为窦腔狭窄、僵硬，呈漏斗状、管状或环形狭窄，黏膜皱襞及蠕动消失。弥漫浸润型胃癌使整个胃壁僵硬，无蠕动波，如皮革囊状（图6-9）。

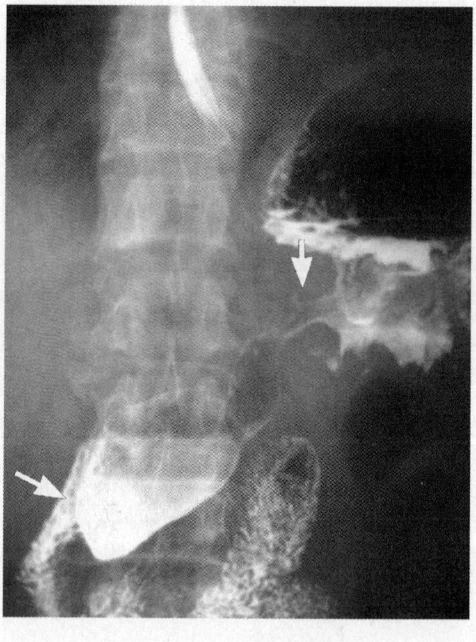

图6-9 浸润型胃癌

胃钡餐造影，立位，示胃窦及相邻大部胃体胃腔变小，胃壁僵硬，内缘光滑，皱襞消失（箭号间）。

3. 溃疡型 癌肿以溃疡形成为主要表现。癌组织向腔内呈盘状突起，中心因坏死凹陷形成溃疡，故形成“腔内龛影”；周围因癌组织浸润增生而隆起，表现为一圈高低、宽窄、形态均不规则的透亮区，称为“环堤征”。球堤内可见癌结节间充钡细条状“裂隙”与龛影边缘的“指压迹”样表现。龛影周围的黏膜皱襞破坏、中断、消失。邻近胃壁有不同程度的胃壁僵硬，蠕动消失等。切线位加压投照时，大而浅的不规则龛影位于胃轮廓线以内，与周围的环堤构成“半月征”，亦称Carman征（图6-10，图6-11）。良恶性龛影的区别见下表。

表 6-1　良性胃溃疡和恶性胃溃疡鉴别要点

X线表现	良性溃疡	恶性溃疡
龛影形态	圆形、卵圆形，边缘光滑整齐	扁平型，边缘不规则，有多个尖角
龛影位置	突出胃轮廓线以外	位于胃轮廓线以内
龛影的口部特点	黏膜线，项圈征，狭颈征	环堤征，半月征
龛影周围黏膜皱襞	集中，直达龛影边缘	破坏，中断，消失，断端呈杵状
病变附近胃壁	柔软，有蠕动波	僵硬，无蠕动

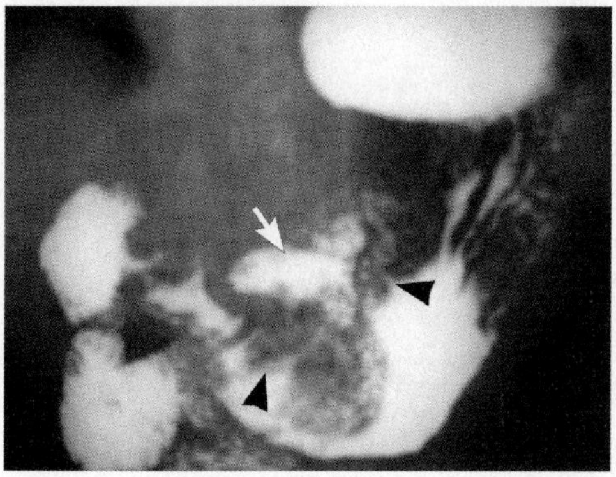

图 6-10　溃疡型胃癌

胃钡餐造影，单对比，仰卧位，示半月形腔内龛影（箭号），周围分叶状充盈缺损（环堤征，箭头）。

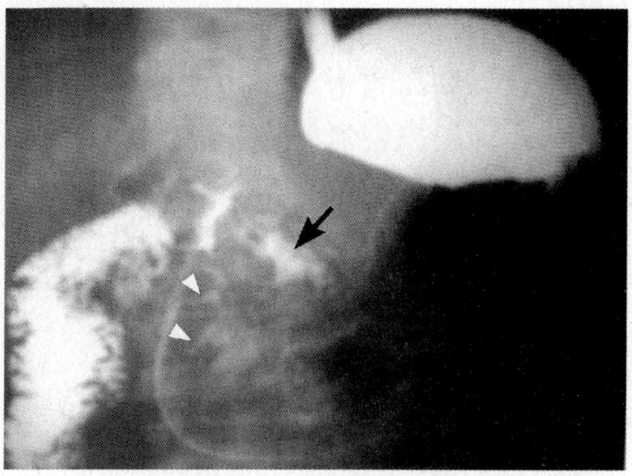

图 6-11　溃润型胃癌

胃钡餐造影，双对比，仰卧位，胃窦部可见腔内溃疡形成的钡斑（箭号）。周围可见指状肿瘤（指压迹）与肿瘤结节间形成尖角状的充钡裂隙（尖角征，箭头）。

十、结肠癌

结肠癌好发生在直肠和乙状结肠，常继发于息肉、溃疡性结肠炎等。结肠癌可分为3类：① 增生型。肿瘤向腔内生长，呈菜花状，表面可有浅溃疡。肿瘤基底宽，肠壁增厚。② 浸润型。肿瘤沿肠壁环形浸润，使肠壁增厚，形成环形狭窄。③ 溃疡型。肿瘤主要表现为大而深的溃疡。

临床表现为腹部肿块、便血和大便习惯改变。

钡灌肠表现如下：① 肠腔内可见充盈缺损，轮廓不规则，黏膜皱襞破坏消失；② 受累管腔不规则狭窄、僵硬，病变区与正常区分界清楚。此型易造成肠梗阻；③ 较大的龛影，形状多不规则，边缘多不整齐，龛影周围常有不同程度的充盈缺损和狭窄，结肠袋消失，黏膜破坏。

结肠癌需与结肠息肉、肠结核、溃疡性结肠炎等鉴别。结肠息肉是胃肠道中最常见的良性肿瘤，好发在直肠和乙状结肠，多单发，表现为圆形、光滑的充盈缺损。肠结核多继发于肺结核，好发在回盲部和升结肠。溃疡性结肠炎是一种原因不明的结肠慢性炎症，病变累及范围广，可达全结肠。

第四节 尿路造影

一、静脉尿路造影的方法与适应证

又称静脉肾盂造影，是泌尿系统最常用的造影方法。由静脉注入含碘造影剂，通过肾脏排泄使泌尿系显影。此法不仅显示肾实质以及肾盏、肾盂、输尿管和膀胱的解剖形态，还可了解两肾排泄功能。

1. 常用造影剂　60％醋碘苯酸（泛影葡胺）或300 mg/ml碘海醇。

2. 适应证

（1）肾、输尿管疾患，如肾结核、结石、肿瘤、先天畸形等；

（2）不明原因的血尿、脓尿等；

（3）腹膜后肿瘤，观察肿瘤与肾脏的关系；

（4）泌尿系损伤，了解肾损伤程度和范围。

3. 禁忌证

（1）碘过敏；

（2）泌尿系急性炎症；

（3）严重血尿及肾绞痛发作；

（4）严重心血管疾患，肾功能不良；

（5）急性传染病及高烧；

（6）严重的甲状腺功能亢进。

4. 造影准备　造影前应清洁肠道，还应限制饮水6～12 h，以免造影剂稀释而显影不良。做碘过敏试验。

5. 造影方法

（1）常规法静脉尿路造影：成人造影剂用60％泛影葡胺20 ml，儿童按1～1.5 ml/kg体重计算。患者排尿后仰卧于检查床上，摄腹平片，然后将两个椭圆形压迫器放于脐孔两旁，相当于输尿管经过处，用连接血压计的气袋覆盖其上，束紧压迫带，腹部不加压时，可置患者于头低脚高位。经肘静脉注射20 ml造影剂，然后即行气袋充气，加压至80～100 mmHg。一般在5 min、15 min、30 min各摄两肾区片1张，若显影满意，30 min时解除腹压带立即摄全尿路片1张；若显影不好，可延长摄片时间至2～4 h。儿童摄片应略早，可于注射后3 min、7 min、15 min摄片。在造影过程中应密切观察患者，如有反应须及时停止造影，进行救治。

（2）双剂量法静脉尿路造影：对肾功能较差、肾盂积水、体重较大及下腹不宜加压的患者，常规法显示不佳，可用双剂量法。造影剂用量加倍，操作方法与常规法相同。

（3）大剂量法静脉尿路造影：主要用于肾功能不良者，造影剂用量按1.5～2 ml/kg体重计算，加入等量5％葡萄糖或生理盐水，5～10 min滴完，输完后1 min、3 min、5 min、10 min、20 min各摄片1张。此法不必禁水，也不必腹部加压，肾盂、肾盏及肾实质显示均佳。

二、正常表现

（一）肾脏

静脉注射碘造影剂后早期摄片，造影剂主要位于肾实质内，肾脏密度增高，可观察肾脏外形。正常肾影位于腰大肌影外缘，呈“八”字形排列。成人肾影长度为10～15 cm，约相当于3个腰椎（含椎间隙）的高度，宽度约为长度的一半。肾影如蚕豆，轮廓光滑，上极略尖，下极圆钝。其内侧中部略凹陷，为肾门。两肾大小、形态大致对称，一般左肾略高于右肾。肾脏有一定移动度，立位较卧位略低，正常不应超过4 cm或邻近一个椎体的高度。侧位片上肾影与腰椎重叠。

排泄性尿路造影，注射造影剂后1～2 min肾实质显影，2～3 min后肾盏肾盂开始显影，10～15 min显影最清晰，以后因造影剂不断流入膀胱而渐淡。

肾盂多位于第2腰椎水平，呈喇叭形。内下方较窄，连接输尿管；外侧宽大，与2～3个肾小盏连接。肾锥体乳头伸入小盏顶端使肾小盏在肾乳头周围形成隐窝，即小盏穹隆部。由于肾乳头突入，故小盏侧影呈杯口状，而正面及斜面投影则为中央密度稍淡的圆形或卵圆形影。正常肾盂、肾盏的形态两侧大致相似，轮廓光滑规则，小盏的杯口边缘锐利。肾盂肾盏的形态也可有较大变异，如有的肾盂狭小，很快分成两个长形的肾大盏，称为分支型肾盂；有的肾盂大而饱满，可直接与小盏相连而没有大盏，称为壶腹型肾盂，这种肾盂易误为肾盂积水。

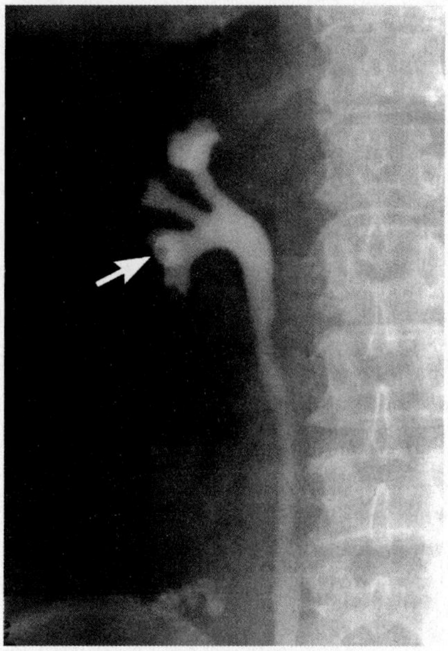

图6-12　正常右肾盂输尿管造影

造影可见右肾盂有上、中、下3个大盏，每个大盏又分出1～3个小盏，其中轴位抽照的小盏在影像中呈高密度环，中央的低密度区为肾乳头（箭号）。

（二）输尿管

输尿管长约25～30 cm，为纤细的条状影，上接肾盂，在腰大肌前方腰椎横突两侧下行至盆腔，先在骶髂关节内侧下行，后转向外下至坐骨棘附近的上方，再转向内下斜行进入膀胱。输尿管有3个生理狭窄，即与肾盂连接处，越过骨盆边缘处和进入膀胱处。正常输尿管表现为边缘光滑的管状影，形态自然，其宽度可因蠕动及充盈程度而稍有不同，一般为3～5 mm。

（三）膀胱

膀胱位于耻骨联合上方，其大小形态随充盈程度而不同。充盈丰满时膀胱呈圆形或横置的卵圆形，边缘光滑，密度均匀（图6-13）。充盈较少时膀胱较扁，其上缘凹陷。膀胱收缩时由于黏膜皱襞增粗而使其边缘不规则，表现为锯齿状。女性膀胱顶部有时显示子宫压迹，老年男性有前列腺增大时可在膀胱颈部见到两个对称的弧形压迹。

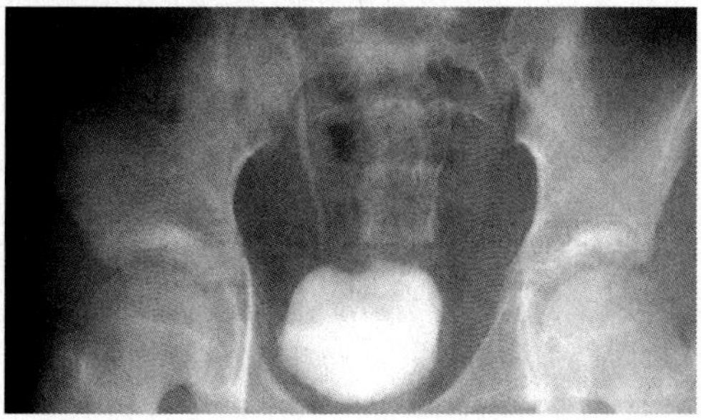

图6-13　正常膀胱造影

静脉肾盂造影放开压迫后。可见膀胱充盈，呈球状。

（四）尿道

女性尿道较短，不宜行尿道造影检查。

男性尿道可分为3部：海绵体部、膜部和前列腺部。临床上常将后两部合称为后尿道。尿道膜部因斜穿尿生殖膈，周围有尿道外括约肌围绕而明显狭窄，尿道海绵体部近段穿过尿道球称为尿道球部，尿道膜部和球部都是尿道外伤的常见部位。逆行法尿道造影时，由于括约肌收缩，后尿道显示较狭小，往往呈细线状，易误为狭窄。行排泄法造影时，括约肌松弛，后尿道显示较宽大。

三、异常表现

（一）位置、大小、轮廓的异常

1. 肾脏　肾脏位于脊柱两旁，平T12上缘至L2下缘，上下移动度为1～5 cm，左右移动度为1cm，位置改变超过上述范围为病理现象，常见异位肾，肾上腺肿瘤等。肾脏增大见于肿瘤、囊肿、肾盂积水和代偿性增大等；肾脏缩小见于肾动脉硬化、肾动脉狭窄及肾缺血等。局限性凸出见于肿瘤、囊肿等，局限性凹陷见于肾动脉分支狭窄、梗阻等。

2. 肾盂　位置异常原因与肾脏相同。肾重复畸形时可见双肾盂，多上下排列（图6－14）；肾融合畸形，如马蹄肾，则肾盂失去正常形态。

3. 输尿管　输尿管移位见于腹膜后肿瘤的压迫及纤维组织的牵拉。输尿管增粗见于尿路远端梗阻及先天性巨输尿等。输尿管狭窄见于炎性痉挛、瘢痕收缩等，狭窄以上可出现扩张。

4. 膀胱　移位及边缘显示弧形压迹多系乙状结肠、前列腺及子宫的占位性病变推压所致。膀胱腔扩大见于尿道梗阻及神经膀胱功能障碍。膀胱结核可引起膀胱缩小，边缘不整。

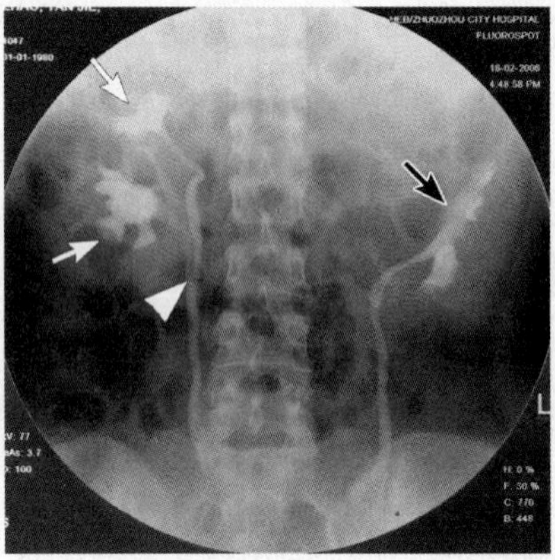

图6－14　双侧肾重复畸形

静脉肾盂造影，示右侧上、下两个肾盂（白箭号），双输尿管于肾下极水平汇合（箭头）。左侧肾盂受压向下移位（黑箭号），上半肾积水未显影。

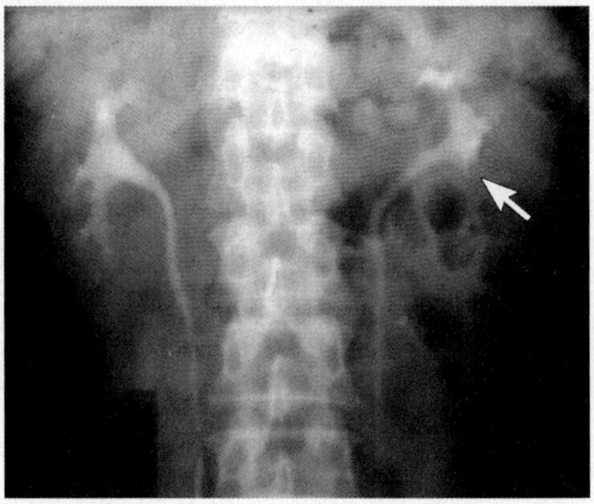

图6－15　左肾下极肾细胞癌

静脉肾盂造影，示左肾下盏不显影，断端呈截断样（箭号）。

（二）密度异常

静脉肾盂造影显示肾盂、肾盏浅淡，表示肾功能障碍或肾盂积水，肾功能丧失者肾盂、肾盏不显影。

（三）形态异常

1. 破坏性改变　部分肾盏不显影，见于恶性肿瘤浸润破坏（图6－15）。炎性浸润和纤维组织收缩使肾盂输尿管及膀胱管腔狭窄缩小，亦可发生溃疡，造影显示其边缘毛糙，并可有收缩变形。

2. 充盈缺损　尿路造影时肾盂、肾盏、输尿管和膀胱内造影剂不能完全充盈，显示为透亮的充盈缺损影（图 6－16）。见于肿瘤、阴性结石、血块及气泡等。

3. 变形与扭曲　静脉肾盂造影显示肾盂、肾盏拉长，扭曲，甚至呈蜘蛛腿状，多见于肾实质的占位性病变，如肾囊肿、良性与部分恶性肿瘤（图 6－17）。

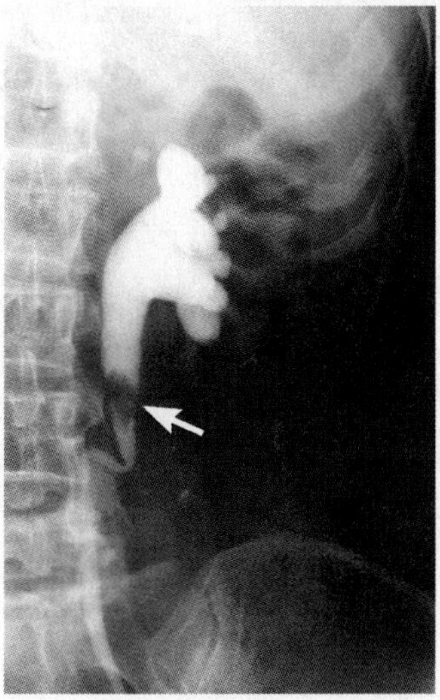

图 6－16　左侧肾盂输尿管结合部移行上皮癌

静脉肾盂造影，示左侧肾盂输尿管结合部结节状充盈缺损（箭号），肾盂、肾盏扩张积水，提示病变造成的输尿管近端不全梗阻。

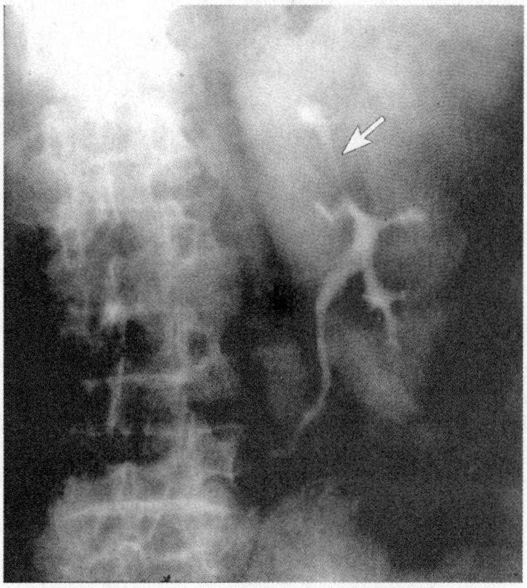

图 6－17　左侧上极囊肿

静脉肾盂造影，示左肾上盏蜘蛛腿状拉长（箭号）。

4. 尿路狭窄、梗阻及积水　尿路狭窄、梗阻引起积水，原因很多。其静脉造影早期显示肾分泌功能迟缓，肾盏呈杵状，肾盂扩大。进一步发展肾盂趋向圆形，肾盂、肾盏的距离相对缩短，扩大的肾盂、肾盏连成一体，成为一个多房的囊袋，最后肾盂显示为梨形或球形，肾实质变薄，肾功能明显减退或消失，静脉尿路造影不显影（图 6－16）。

（四）功能性改变

1. 分泌功能异常　正常情况下注射造影剂后约 3 min 已开始显影，5～7 min 显影最好。分泌功能减退时肾盂、肾盏显影延迟，影像浅淡，有时在注射造影剂后 20 min 或 1 h 乃至更长时间才显影，病变严重时肾盂、肾盏不显影。按病变发生部位，肾分泌功能减退可有肾前性，如肾动脉闭塞肾梗死；肾性，如急性肾小球肾炎；肾后性，如肿瘤、结石引起的肾盂输尿管梗阻。应注意碘造影剂对肾脏有一定的损害作用，肾功能损害的患者应慎用。

2. 痉挛和激惹　指静脉尿路造影一侧或两侧肾盂、肾盏发生一时性不充盈，造影剂不易存留。常见于炎症。

3. 紧张力降低　见于膀胱神经性功能障碍，膀胱显示紧张度低，容量增加，造影剂不易排出。输尿管张力降低，管腔扩张，见于先天性巨输尿管。

四、泌尿系常见占位病变的静脉造影表现与鉴别

（一）肾癌

1. 临床表现　常见于40岁以上的男性，多为单侧。主要是无痛性血尿，有时可摸到腹部肿块。50%以上患者无症状，由体检发现。

2. 静脉造影表现　由于肿瘤的压迫、包绕，可使肾盏伸长、狭窄和受压变形，形成“抱球征”或“蜘蛛足”样改变。由于肿瘤的侵蚀和压迫，可使肾盂、肾盏边缘不光整，充盈缺损和移位。

3. 鉴别诊断

（1）肾结核：多为继发，主要侵犯肾脏，然后蔓延至输尿管和膀胱，多为单侧性。初期表现为肾小盏边缘虫蚀样破坏，当皮质部形成溃疡空洞时可见团状造影剂与肾盏相连，病变发展后期肾盂、肾盏广泛破坏，则造影常不显影或显影延迟且淡，边缘不整齐。肾结核多累及输尿管，造成输尿管的破坏、狭窄。

（2）肾良性占位病变：常见的有肾囊肿和多囊肾。肾囊肿多单发，造影表现肾盏伸长、狭窄和受压变形，但边缘锐利。多囊肾为双侧，不造成肾盂、肾盏的侵蚀或截断表现。

（二）膀胱癌

1. 临床表现　多为乳头状癌。以血尿为主，可伴有尿急、尿痛、排尿困难。

2. 造影表现　可见充盈缺损，呈结节状或菜花样。

3. 鉴别诊断　膀胱癌有时需要与前列腺占位鉴别。后者可见膀胱底部有弧形压迹，或见肿物影向上突入。

（孙永光　高树明　唐光健）

第七章　颅　　脑

由于脑组织位于颅腔内，而构成颅腔的颅骨外形复杂，颅骨及脑的病变临床表现常常缺乏特异性，因此颅脑的影像学检查对于外伤、肿瘤和脑血管病等颅脑病变可提供重要（有时属决定性）的诊断依据，对检出病变，明确病变的位置、形态和性质是必不可少的诊断方法。

颅脑的影像检查方法包括头颅 X 线平片、颅血管造影、CT、MRI 等，其中 MRI 与 CT 是颅脑的重要影像检查方法。本书只介绍头颅 X 线平片与 CT 的影像解剖与常见病的诊断。

第一节　头颅平片

一、正常影像解剖与投照

（一）颅骨正常影像解剖

正常颅骨分为颅盖部和颅底部，由额骨、顶骨、枕骨、颞骨、筛骨和蝶骨等构成，呈椭圆形颅腔，容纳和保护脑组织。

1. 颅盖部

➢ 颅板：颅盖部由扁骨构成颅板，具有外板、板障和内板分层状结构；外板和内板为密质骨，板障为松质骨。平片上，内、外板呈高密度影，板障呈相对低密度影。颅板各层的厚度、形态和密度等随性别、年龄和部位而异，一般两侧呈对称性。

➢ 颅缝：颅骨各板之间以结缔组织连接，构成颅缝，颅缝有较恒定的位置、走向和形状。颅盖部有冠状缝、矢状缝、人字缝、鳞状缝、顶乳缝和枕乳缝等。正常颅缝宽约 1.0～1.5 mm，随年龄增长由宽变窄或闭合。颅缝在平片上呈低密度影，外板颅缝呈锯齿状，内板颅缝呈直线状。不同位置上可重点显示不同的颅缝，例如侧位片显示冠状缝、汤氏位显示人字缝。

➢ 颅壁压迹：颅壁压迹主要由脑回压迹和血管压迹形成。① 脑回压迹。主要为大脑半球脑回压迫内板处变薄所致，侧位片上显示脑回压迹较佳。主要见于额顶下部、颞枕上部，呈指状密度稍低影。2～8 岁儿童大脑发育快于颅骨，脑回压迹清楚属正常表现。② 血管压迹。主要有脑膜中动脉压迹、板障静脉压迹、静脉窦压迹和蛛网膜颗粒压迹。相应部位颅板变薄，形成沟槽状凹陷。侧位片显示脑膜中动脉压迹最好；汤氏位显示横窦和乙状窦压迹最好；蛛网膜颗粒压迹则以正位片显示最佳，常见于额顶骨矢状旁两侧，呈类圆形透明影，一般 1 cm 大小。

2. 颅底部　颅底部由额骨眶板、筛骨筛板、蝶骨体及蝶骨大小翼、颞骨下部、岩骨后上面、枕骨斜坡和鳞部等，组成前高后低呈阶梯状的颅前窝、颅中窝、颅后窝。其中颅底骨面凹凸不平，有许多骨孔与裂隙，为颅神经和血管通过。

➢ 颅前窝：在侧位像上颅前窝位置最高，眶顶微向上突出的弧线状影。筛骨和蝶骨平台稍低，呈直线状影。后前正位像，颅前窝正中显示条状致密影为鸡冠。筛板和蝶骨平台呈横行线状致密影。眶顶板呈微向上突出的横行线状致密影。

- 颅中窝：前界为蝶骨小翼和蝶骨嵴，后界为颞骨岩锥。窝底正中为蝶鞍，两侧为蝶骨大翼，形成颅中窝底。从前至后有视神经孔、眶上裂、圆孔、卵圆孔、破裂孔和棘孔分别通过颅神经和血管。在侧位像上颅中窝较颅前窝低，呈弧线状向下突的致密影，轮廓清楚。同时可见碟鞍全貌，为圆形、卵圆形或扁平形。正常前后径的范围 7～16 mm，深径 7～14 mm；蝶鞍边缘光滑清楚。
- 颅后窝：前界为鞍背和斜坡，前外侧为岩锥后缘，后界为枕骨鳞部与侧部，最下后方为枕大孔。颅后窝最低，岩锥中部后面有内听道，在其后下方是颈静脉孔、舌下神经孔等。侧位片上颅后窝最低，枕骨斜坡居前下方，呈致密斜坡影，常与岩锥、乳突重叠，显示欠清晰。后下方枕大孔与颈 1—2 椎结构清楚。汤氏位上对枕骨斜坡、枕大孔、枕骨鳞部及侧部的显示清楚良好。

（二）头颅平片的常规投照位置和非常规投照位置

头颅平片是检查颅骨最简便易行的基本影像检查方法。头颅平片的常规位置是正、侧位，二者结合可以整体显示颅腔骨性结构及病变的三维空间关系；某些头颅特殊解剖结构则需要非常规投照位置来显示。必须引起注意的是，对于头颈外伤的患者进行 X 线检查，要从临床实际情况出发，不能随意搬动患者头部，以免加重病情。

1. 常规位置

- 后前正位：是从正面显示颅骨外形和结构的常规位置。额骨和顶骨显示良好，颞骨、枕骨、筛骨和蝶骨等可部分显示。投照时，患者俯卧于摄影台上，头颅正中矢状面垂直于台面，并与床面中线一致；听眦线垂直床面，双外耳孔应与床面等距。使用滤线器，焦—片距 75～100 cm，中心 X 线从枕外粗隆经眉间射至胶片（图 7－1）。

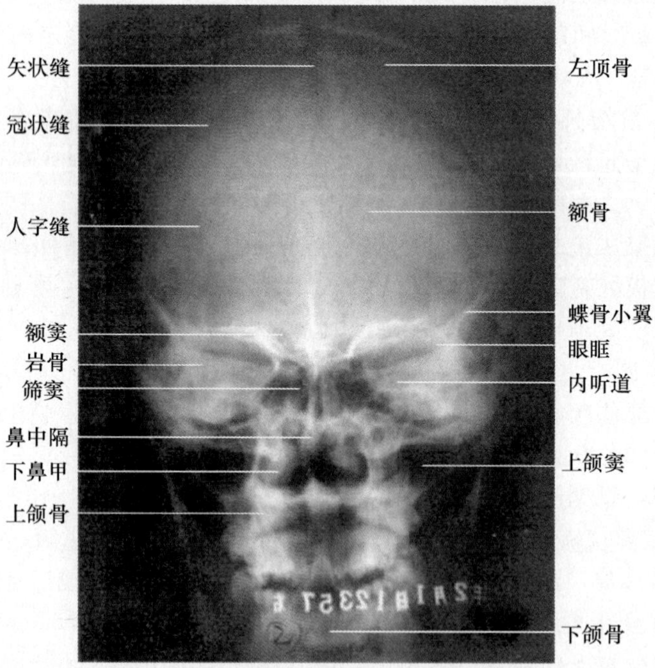

图 7－1　头颅后前正位平片

➢ 侧位：是从侧面显示颅骨外形和结构的常规位置。额骨、顶骨和枕骨等显示良好，颅底前、中、后窝呈阶梯状排列，显示良好。投照时，患者俯卧于摄影台，头侧转，被检侧靠近台面。矢状面与床面平行；双外耳孔连线应垂直于床面。使用滤线器，焦—片距 75～100 cm，中心 X 线从外耳孔上前方 2 cm 处经对侧垂直射至胶片（图 7－2）。

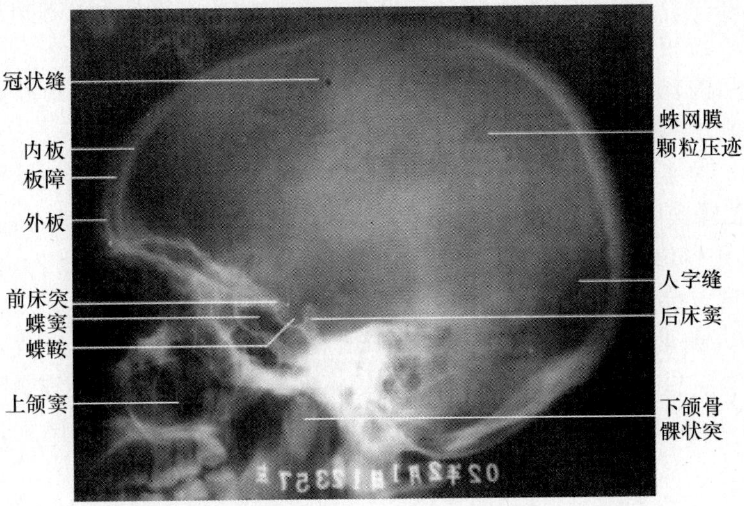

图 7－2　头颅侧位平片

2. 非常规位置　除颅骨常规位置外，欲显示某些重要而被遮掩的颅骨结构，需加照非常规位置。投照时需使头或中心 X 线倾斜一定角度，例如颏顶位、汤氏位、视神经孔位（53°，后前斜位）、斯氏位（45°，后前斜位）、蝶鞍局部侧位和局部颅骨切线位等。

➢ 颅底颏顶位：从底面显示颅底诸骨形态的非常规位置，可以显示枕骨大孔及颅底诸孔的孔径大小，颧骨弓的形态。投照时，患者仰卧于摄影台，用厚棉垫将背部垫高 30 cm；髋及膝屈曲，足踏于台面，两外耳孔与台面等距，听眦线与床面平行。使用滤线器，焦—片距 75～100 cm，中心 X 线与听眦线垂直，经下颌角连线中点射入胶片。

➢ 头颅汤氏位：可以显示枕骨、枕骨大孔及顶骨后部，颞骨岩部及鞍背床突影像。投照时，患者仰卧于摄影台，下颌内收，两外耳孔与台面等距；听眦线与床面平垂直。使用滤线器，焦—片距 75～100 cm，中心 X 线向足侧倾斜 30°～40°，经两外耳孔连线之中点射入胶片。

二、常见异常表现

头颅平片的异常表现多与颅骨及颅内钙化的移位有关，多为脑及颅内其他组织或器官病变的间接表现，除外伤性骨折外（见下文），头颅平片对颅内病变诊断的敏感性不高，目前基本由敏感性与特异性更高的 CT 与 MRI 等影像技术所取代，但颅平片所显示的异常仍可为某些颅内病变的诊断以及选择进一步检查方法提供线索。

1. 头颅大小与形状异常　增大多见于婴儿脑积水或成人的畸形性骨炎；变小可见于脑小畸形或发育障碍，如颅缝早闭。

2. 颅局限性异常　可有变薄、破坏与增生。

局部变薄多见于颅内占位性病变的压迫，正位显示局部颅骨密度减低，边界不清，切线位示病变颅骨变薄。

局部颅骨破坏可见于颅内恶性肿瘤，如恶性脑膜瘤，严重时可形成局部骨持缺损。病变限于板障时见于颅骨本身的病变，如嗜酸性肉芽肿、颅骨肿瘤，可累及内、外板，而良性肿瘤压迫或脑膜脑膨出等先天性病变形成的局部骨缺损则边缘光滑锐利。颅外病变引起的颅骨破坏主要位于外板，相邻颅外软组织肿胀。

局部颅骨增生表现为局部颅骨硬化或增厚，可见于脑膜瘤的内板增厚或颅骨本身的病变，如骨纤维异常增殖症。

3. 蝶鞍改变　可有增大、变形与骨质破坏，多见于鞍内病变，如垂体肿瘤，可有鞍底骨板破坏，甚至正位蝶窦内显示有软组织密度影，同时可有鞍背直立、后倾，前床突变尖等。

4. 松果体钙化移位　松果体在正位颅平片上位于中线，如偏离中线 2 mm 以上则认为有移位，多见于颅内占位。

5. 颅压增高　颅平片可见颅缝增宽，蝶鞍增宽，鞍背或后床突骨吸收，颅骨内板脑回压迹增多、增深等，可见于颅内肿瘤、脑积水等疾病，儿童患者较为明显。

6. 异常血管压迹　表现为一侧脑膜中动脉压迹增宽、迂曲，见于该血管供血的富血供肿瘤或血管畸形。

三、骨折

根据颅脑损伤后颅腔与外界的关系，可分为开放性和闭合性两类。颅骨骨折约占颅脑损伤的 1/3。根据骨折形态，又可分为线状、粉碎状、凹陷状和火器伤的穿通状。在急性颅脑损伤中，影像学检查占有重要地位，其中，平片和 CT 检查常可及时、准确地作出诊断。颅骨骨折的 X 线平片征象包括直接征象和间接征象。直接征象包括：① 骨折线。可有多种形态和不同长度，必须和颅缝及血管压迹相区分；② 颅缝分离。好发生于儿童和青少年的少见的骨折，人字缝分离最多见，一侧颅缝宽度超过 1.5 mm 或两侧颅缝相差超过 1 mm 即可诊断。间接征象包括：① 鼻窦积液。好发于额窦、筛窦和蝶窦，窦腔内可见气-液平面或高密度影完全充填；② 颅内积气。颅腔与外界相通或乳突蜂房骨折破入颅腔，颅内可见气体影。

（一）线状骨折

在颅骨损伤中最多见，约占 70%。颅骨任何部位均可发生，颅盖部多于颅底部。平片上，颅板连续性中断，呈方向、长度和宽度不一的低密度线状影，边缘锐利清楚。当内、外板不在同一平面断裂时，可呈低密度双线状影。切线位上，直接显示颅板中断，宽度 1～2 mm，也可以达 1 cm 以上。骨折线可跨越颅缝，累及多块颅骨。正位上易显示额骨骨折，侧位片上易显示顶颞骨骨折（图 7－3），汤氏位上易显示枕骨骨折，颅底位上易显示颅底骨折，但必须注意在急性期一般不宜摄颅底位照片。

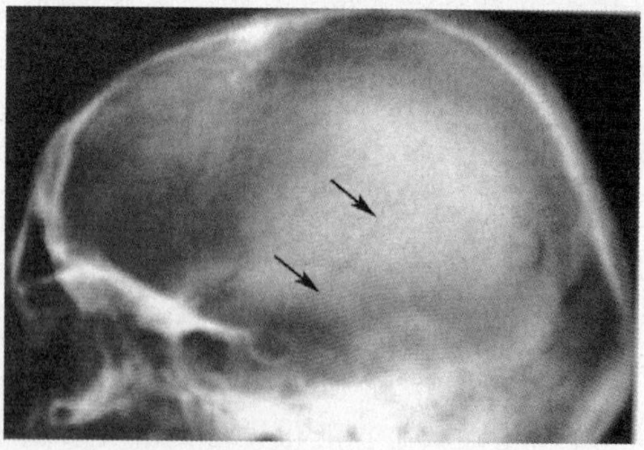

图 7－3　线样骨折

头颅侧位片可见颞骨线状透亮影（箭号）。

（二）粉碎性骨折

颅骨粉碎状骨折或星状骨折，常因暴力直接作用产生，并伴有颅脑损伤。临床上常有头痛、呕吐、偏瘫，乃至昏迷；触诊有骨擦音或骨片沉浮感。粉碎性骨折好发于颅盖部，以颅顶骨为主、颞枕骨少见，亦可见于颅前窝。呈方向不一、长宽不等的多条状低密度影。骨碎片可重叠或陷入颅内，致使密度不均。有开放性损伤者，可伴有异物存留。

（三）凹陷性骨折

颅骨凹陷状骨折或乒乓球状骨折为颅板局限陷入颅内之骨折，常见于儿童。儿童颅骨弹性大，具有一定伸缩性，易发生凹陷性骨折。局部头皮肿胀，触诊颅板呈圆形下陷。凹陷状骨折位于脑功能区，可发生偏瘫、失语、偏盲和癫痫等。平片上可呈环状或星状低密度影，骨碎片下移与临近骨质重叠，则呈现密度不均。婴幼儿颅骨弹性好，可不显示骨折线。切线位上可见颅板陷入颅内，并可测量陷入深度。

（四）颅底骨折

颅骨骨折中较特殊的一类骨折。颅底骨质较颅盖骨薄弱，而且有许多颅孔，厚薄差异大。骨折线常沿颅底支架间隙走行，如斜坡两侧、岩尖、蝶骨嵴蝶裂、眼窝、枕骨大孔边缘等。骨折常顺着这些解剖薄弱处不规则或曲折分布。且易伤及相邻额窦、乳突等，使硬膜撕裂，呈内开放性骨折。临床上伴有颅底骨折者，常有眶窝及颅内积气、脑脊液鼻漏、耳漏，并继发感染。脑损伤，特别是脑干损伤亦较重。急性颅脑损伤伴颅底骨折者，由于病情较重，一般不宜摄颅底位照片。在正侧位上如见颅盖部骨折线向颅前中窝延伸，又伴有气颅或鼻、耳出血或脑脊液漏者，提示伴有颅底骨折。汤氏位可显示枕骨骨折，骨折线向枕骨大孔边缘延伸，应行 CT 颅底检查。岩锥骨折移位重者，可见变形移位。

第二节 CT 平 扫

一、扫描方法与正常影像解剖

（一）颅脑的 CT 扫描

1. 体位与扫描基线 颅脑的 CT 扫描多采用横轴位扫描。患者平卧于检查床上，扫描平面与两外眦连线平行，扫描框架向头侧倾角，使扫描基线位于上眶耳线，即眶上缘至外耳孔连线（30°线），目的在于以最少的检查层面包括最大的检查范围，并避开对 X 线敏感的晶状体。后颅凹的检查，扫描基线取下眶耳线（眶下缘至外耳孔连线，0°线），可最大限度减小双侧岩骨象牙骨质形成的伪影（亨氏伪影）对脑桥与桥小脑角影像的干扰。螺旋 CT 在临床广泛应用后，可以获得头颅的连续薄层横断面图像，应用影像后处理技术可以实现任意方向的断层图像。

2. 层的厚薄和间距 颅脑横轴位断层扫描一般层厚为 10 mm，层距 10 mm，连续扫描。薄层扫描是为了减少部分容积效应的干扰和发现小的病灶，对减少后颅凹的伪影也有帮助。层厚可以分为 5 mm、2 mm 或更薄。多层 CT 螺旋扫描采用 1 mm 薄层，不但可用于形成后处理图像，还可有效减小亨氏伪影的干扰。

3. 影像算法 一般采用软组织重建，可获得较好的影像信噪比。观察颅底、鼓室、内耳等骨结构时应用骨算法重建，获得较清晰的高空间分辨率影像。

4. 窗宽与窗位　观察脑组织病变时应采用脑组织窗，窗位或窗中心 40～45 HU，窗宽 80～100 HU。观察颅骨等骨结构时采用骨窗，窗位或窗中心 200～300 HU，窗宽 1000～1200 HU。

（二）正常颅脑横断面的 CT 解剖

以上眶耳线为基线的 CT 常规扫描为例。

第 1 层面　为颅底层面，图像中线部可见鸡冠、筛窦、蝶窦和斜坡，后方为枕骨大孔，内容延髓。筛窦的两侧为眼眶，内容眼球，向后为视神经、眶上裂。两侧中颅窝底部可见由外侧向内排列的破裂孔、圆孔和卵圆孔，后方可见颈静脉孔。观察此层面则需用骨窗像显示（图 7－4）。

第 2 层面　显示颞叶底面及小脑下半部、脑干（延髓）层面。在图像中可见由蝶骨大翼及颞骨岩部所分隔出的中颅窝和后颅窝。中央部可见蝶窦，其两侧可见颞叶极部，后颅窝内稍前方可见延髓，后方为小脑半球（图 7－5）。

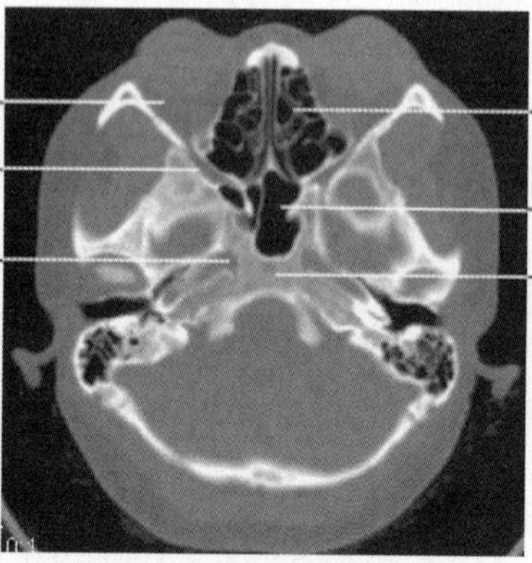

图 7－4　横轴位第 1 层面

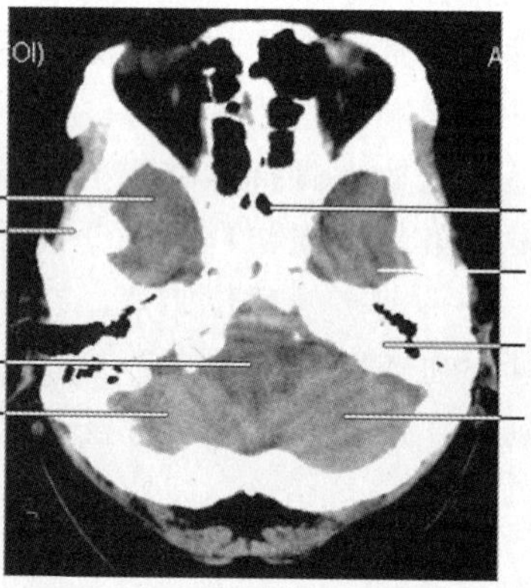

图 7－5　横轴位第 2 层面

第 3 层面　此层面可见额叶底面、直回、前床突、鞍背、中颅窝内可见颞叶，侧脑室颞角的尖端偶可见。第 4 脑室呈“马蹄状”分隔脑桥与小脑半球。5 mm 薄扫时，在骨窗像上可清楚显示内听道。桥前池、小脑脑桥角池在此层可见（图 7－6）。

第 4 层面　此层前颅凹内可见额叶、大脑纵裂，正中部鞍上池为此层的重要结构，鞍上池呈“五角星”或“六角星”；“五角星”的后方为脑桥，两侧通脑桥小脑角池。“六角星”后方为中脑大脑脚，两侧为环池。鞍上池的前界为额叶直回，侧方为颞叶海马。鞍上池前部可见视束，外侧部可见颈内动脉，中央可见垂体柄，在侧裂中可见大脑中动脉水平段，桥前或大脑脚间可见基底动脉，此层颞叶内仍可见颞角，后颅凹小脑半球清晰，第 4 脑室上部仍可见（图 7－7）。

第 5 层面　此层面出现双侧脑室前角，双前角之间为胼胝体膝的稍下方，稍后方为前连合及穹隆柱。双侧尾状核头部构成前角的侧壁，它的外后侧为基底节区的底部，双侧可见侧裂；前方为额叶；第 3 脑室此层可见。第 3 室双侧为丘脑稍下部，后方为中脑脑脚与丘脑连接之部位，中脑之上丘可清晰显示。层面后部被“Y”字型的小脑幕及大脑镰分隔为幕上、下。小脑蚓部的前方为四叠体池，而幕上的枕叶在此层出现（图 7－8）。

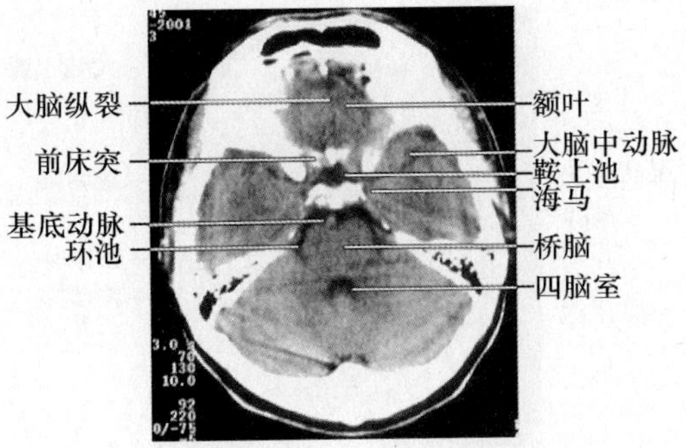

图 7-6 横轴位第 3 层面

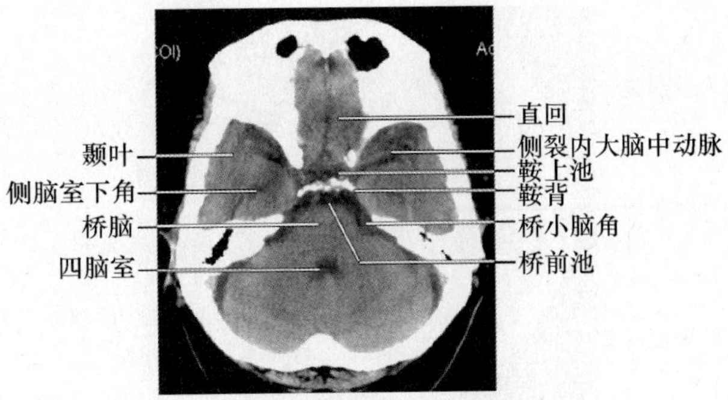

图 7-7 横轴位第 4 层面

第 6 层面 此层面仍可见两侧脑室前角，中间为透明隔，后连穹隆柱；双侧尾状核头部构成侧壁，向外侧为内囊前肢，向后为内囊膝部，再向后方为内囊后肢。内囊后肢的内侧为丘脑。双侧丘脑之间为第 3 脑室，内囊外侧依次为苍白球、屏状核、壳核和外囊、岛叶、侧裂及岛盖。后方为颞叶，此层面侧脑室三角区可显示，其后方为枕叶，双枕叶之间为四叠体池，池内可见松果体（图 7-9）。

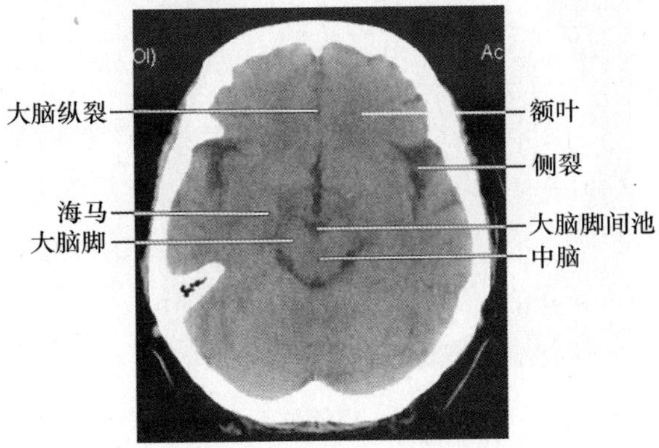

图 7-8 横轴位第 5 层面

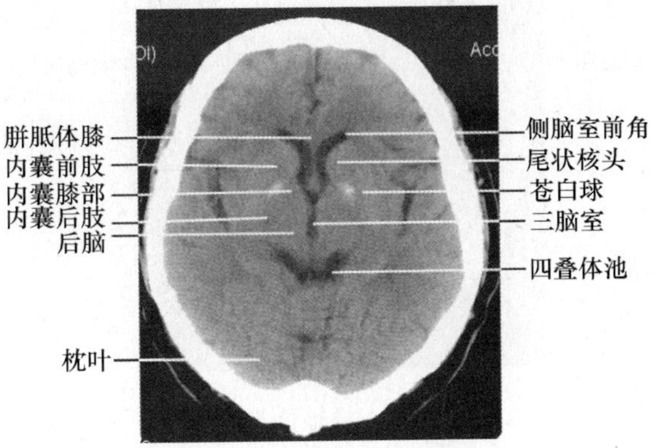

图 7-9 横轴位第 6 层面

第 7 层面 此层面两侧脑室体部出现，双侧脑室之间为透明隔，双侧脑室外侧壁为尾状核头及体部。向外为颞叶，此层仍可见内囊后肢及其内侧的丘脑，于两丘脑之间可见两条类“八”字型的条索，为双大脑内静脉。侧脑室中线部之前方为胼胝体膝部，后方为胼胝体压部，再向前为大脑纵裂，而正后方部分为直窦及大脑镰。前部大脑纵裂两侧为额叶，而正后方两侧为枕叶（图 7-10）。

第 8 层面 此层面为侧脑室顶部层面，中间部分为胼胝体，其后方为后纵裂，于后 1/3 处可见顶枕沟。于半球表面可见中央沟，其位于大脑半球外凸面相当于侧脑室体前 1/3 水平。可见额叶、顶叶、枕叶，双侧室旁为白质纤维放射冠（图 7-11）。

第 9 层面 此层侧脑室体部消失，大脑镰位于中线部，可见中央沟，位于大脑半球外凸面的前 1/4 及后 3/4 交界处，可见额顶叶，后者大，前者小。枕叶基本消失。此层灰白质界限清晰，白质为半卵圆中心（图 7-12）。

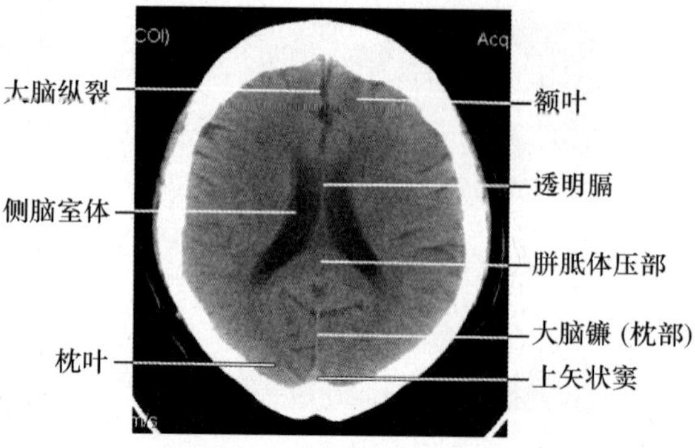

图7-10　横轴位第7层面

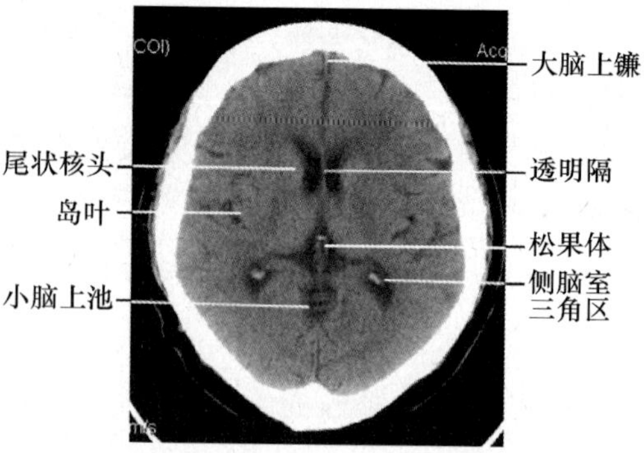

图7-11　横轴位第8层面

第10层面　以大脑镰为界线，双侧半球之额顶叶显示清楚，半卵圆中心白质仍可见（图7-13）。

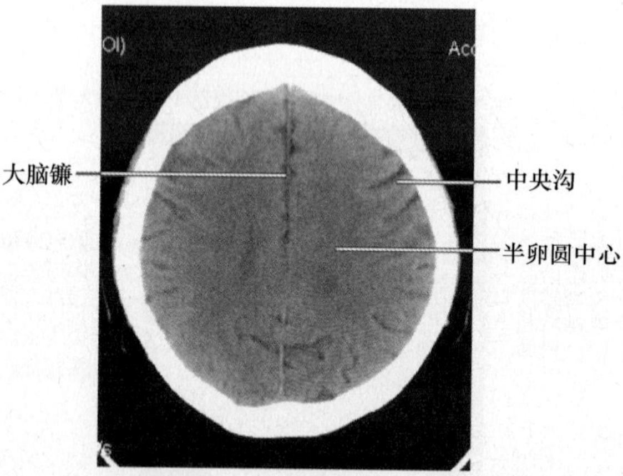

图7-12　横轴位第9层面

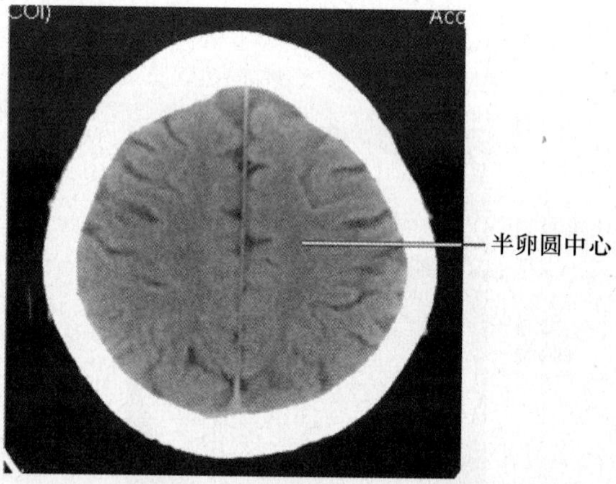

图7-13　横轴位第10层面

第11层面　此层大脑镰旁脑实质脑沟显示清楚，大部分为顶叶，额叶较小。对于以癫痫发作为症状，进行CT检查者，必须观察此层（图7-14）。

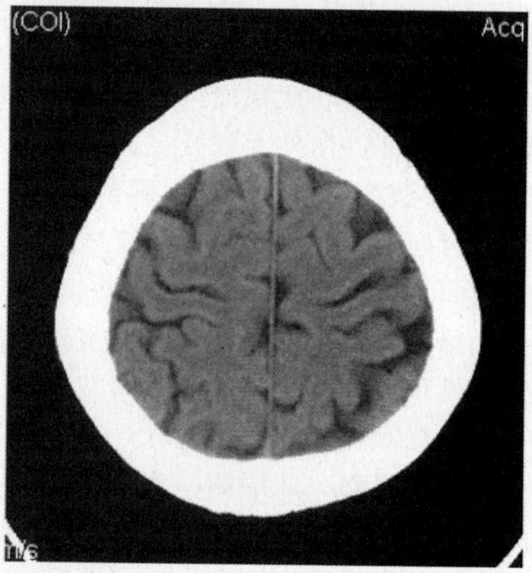

图7-14　横轴位第11层面

二、脑梗死

脑组织因血管阻塞而引起缺血性坏死称为脑梗死，是常见的中枢神经系统疾病；常见的有动脉阻塞性脑梗死、出血性脑梗死和静脉回流受阻引起的脑梗死。本书主要介绍动脉阻塞性脑梗死。

（一）病因

① 动脉血栓形成：动脉粥样硬化。② 动脉栓塞：主要来自于内源性因素，如风湿性心脏病、心肌梗死、粥样斑块、细菌、肿瘤栓子。③ 夹层动脉

瘤。④ 血流动力学因素：低血流量及高凝血状态。⑤ 血管痉挛：蛛网膜下腔出血后多见。

（二）脑梗死 CT 表现

- 脑梗死急性期是指发病 6～12 h，大多数患者进行 CT 检查时不能发现异常表现，少数可见轻微异常，包括：① 梗死区灰质密度减低，灰、白质交界消失。发生于底节区的梗死，表现为豆状核轮廓模糊或部分界限消失。发生于岛叶部梗死，表现为岛叶皮质境界不清，灰、白交界消失。主要病理基础是灰质轻度水肿，密度减低，而白质对缺氧的耐受较强，水肿相对较轻，密度减低不明显。② 轻微占位效应。与脑缺血、脑水肿有关。表现为受累部位脑皮质沟回稀少，脑裂变浅，受累脑室略有变窄等。③ 脑动脉密度增高征。多见于大脑中动脉水平段，其次是基底动脉。由于血管内血栓形成，CT 显示为高密度。
- 48～72 h 称为亚急性期，此时由于脑缺氧造成的脑组织细胞内外的水肿逐渐达到高峰，受累脑肿胀形成的占位明显。CT 示脑梗死区呈低密度，外形多呈楔形，相邻脑结构移位，脑沟消失，脑室狭窄（占位效应，10%～25%）。脑水肿涉及脑灰质和脑白质（图 7－15）。
- 发病第 2～3 个星期时，部分病变脑 CT 接近等密度，病变范围“模糊”不清，故此期称为模糊效应期。这是由于梗死后坏死区出现吞噬细胞等炎性细胞浸润，同时侧支循环建立，脑水肿逐渐消失，病变呈等密度所致。此期增强扫描可见脑回样强化，是病变灰质灌注恢复，而血脑屏障尚未恢复的结果。
- 3 个星期以后为慢性期，此时梗死灶内坏死的脑组织逐渐被巨噬细胞吞嗜、清除，病灶形成含有液体的囊，水肿消退，CT 显示为低密度区，占位效应消失。数月后 CT 示病变局部呈水样密度囊，内壁光滑，侧脑室扩张，临近脑沟扩大。其病理基础为坏死脑组织被清除后，病变内壁为修复性胶质组织，其纤维化收缩后产生的负占位效应。有时难以区别陈旧性梗死或局限性脑萎缩。

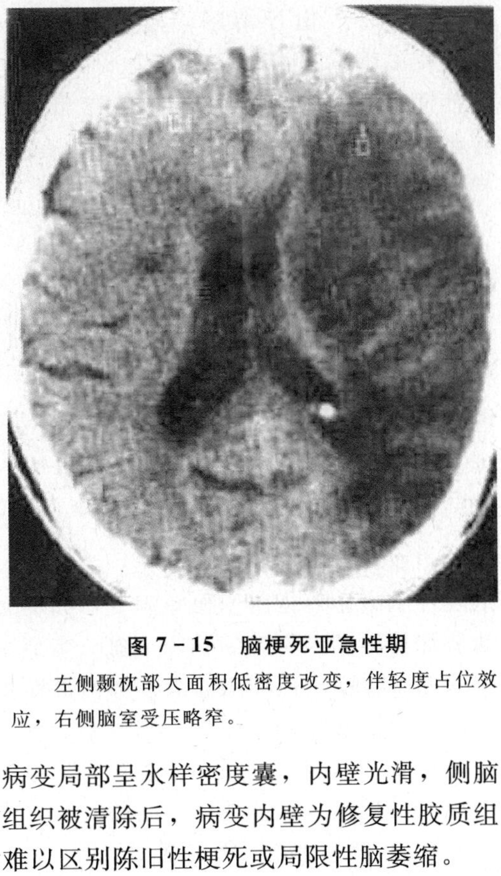

图 7－15　脑梗死亚急性期

左侧颞枕部大面积低密度改变，伴轻度占位效应，右侧脑室受压略窄。

（三）特殊类型的脑梗死

1. 腔隙性脑梗死　腔隙性脑梗死是指脑深部直径 2～15 mm 大小的脑梗死，多发生于细小的穿质动脉闭塞。临床表现与病变发生部位相关，可有纯运动性偏瘫、纯感觉障碍、下肢运动受限、构音困难、视力障碍、失语及短小步态、共济失调等。

CT 表现：约占脑梗死的 20%，好发于基底节、内囊、背侧丘脑、脑干等部位，表现为小的低密度灶，边缘清楚，无水肿，无占位征象。

2. 分水岭性脑梗死　指两条主要脑动脉供血交界区发生的脑梗死。发生率占缺血性脑血管病的 20%左右。多见于颈动脉粥样硬化性狭窄伴有基底动脉环发育不全的患者，也可见于血流动力学障碍：低血压、心肌梗死、心律失常、体位性低血压，导致血液动力障碍；血管调节功能失常：如糖尿病并发自主神经功能紊乱，长期低血压等。

CT表现：大脑前—中，中—后供血交界区的脑梗死，如额、顶叶交界区三角形低密度改变；额、顶、枕三角区低密度改变。

3. 出血性脑梗死　脑梗死区伴有渗出的血液，占脑梗死的18%～42%。多发生于脑梗死后2个星期内。病因及病理：心源性脑梗死激活体内纤溶酶系统，血管内血栓溶解，血管再通，血流量增加，经受损的管壁血液进入梗死区。闭塞血管的远端因缺血而坏死，血管损伤，血液渗出。大面积梗死，年龄较大，栓塞后过度再灌注等也是诱发因素。溶栓或抗凝治疗可加重出血性脑梗死。

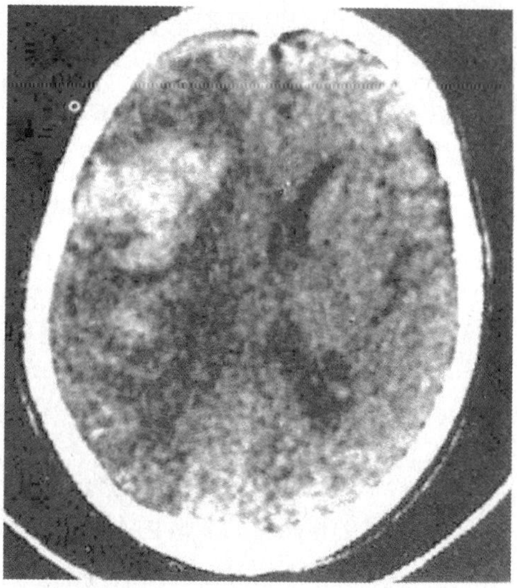

图7-16　出血性脑梗死

脑室体部层面CT平扫，示右侧颞-顶部大面积楔形低密度改变伴多发斑片状高密度出血，病变脑体积增大，右侧脑室体部受压狭窄。

CT表现：脑梗死加上脑出血的CT征象。脑灰、白质均呈现大面积楔形低密度改变，夹杂有斑片状高密度影或梗死周围沿脑回走行的高密度影，亦可表现为中心血肿、周围低密度梗死区。中线结构移位，脑室受压变形，脑沟消失等占位征象；后者应与脑出血及脑肿瘤出血鉴别（图7-16）。

三、脑出血

（一）脑出血的原因和临床表现

血液从血管腔内逸出到脑组织内称为脑出血。根据出血原因可分为原发性脑出血与继发性脑出血。原发性脑出血多见，多由于长期高血压、动脉硬化、脑内小动脉破裂形成出血。继发性脑出血是指由于血管病变，如动脉瘤、动静脉畸形、肿瘤或其他全身性疾病，如血液病和淀粉样变等引起的脑内出血。本节主要介绍原发性脑出血。

原发性脑出血的患者大多数有高血压史，出血前血压急剧升高。高血压导致的脑出血发病率仅次于脑血栓，而死亡率居脑血管病的首位。临床表现常为突然发作剧烈头痛、意识障碍、恶心、呕吐、偏瘫、失语等。出血的好发部位为壳核和内囊区（约占50%）、中心部脑白质、下丘脑、小脑半球、脑桥和脑室内等。

（二）脑出血的CT表现

临床依病情发展一般分为急性期、亚急性期和慢性期。血肿内红细胞分解、破坏、吸收的过程是CT密度表现的基础。依据CT平扫血肿密度的不同分为：① 高密度期（1～14天）；血液逸出血管后，红细胞分解、释放含铁血红素和纤维蛋白引起血肿收缩，CT值在50～80 HU。血肿CT值与血色素含量直接相关，血色素每下降1g，CT值减少2 HU。所以严重贫血的患者，脑出血CT表现为等密度或低密度，但其血肿仍有占位征象，邻近的结构受压移位，血肿周围为水肿及渗出形成的低密带环绕，CT值约为18～28 HU（图7-17）。② 等密度期（14～64天）：血肿内血红蛋白分解，含铁血黄素逐渐被吸收，CT表现为等密度肿块，有占位效应，水肿仍存在。③ 低密度期（30～84天）：血肿周围的新生血管及神经胶质增生，形成完整的血肿壁，血肿内含铁血黄素及血红蛋白被吸收，CT 平扫呈低密度灶，水肿消失，无占位效应（图 7－18）。④ 慢性期（3 个月以后）：小的脑出血被胶质纤维替代，CT 表现为略低密度灶。大量脑出血完全吸收后 CT 表现为囊腔，内呈液体密度，CT 值略高于水。病灶出现牵拉收缩征象，如临近脑室扩大、脑沟增宽、脑萎缩等。

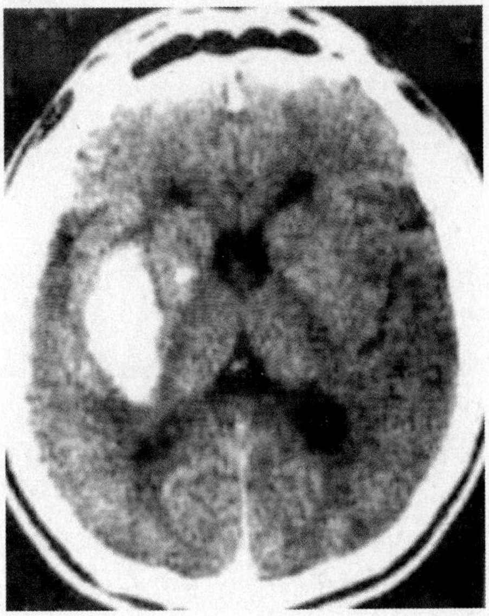

图 7－17　脑出血高密度期

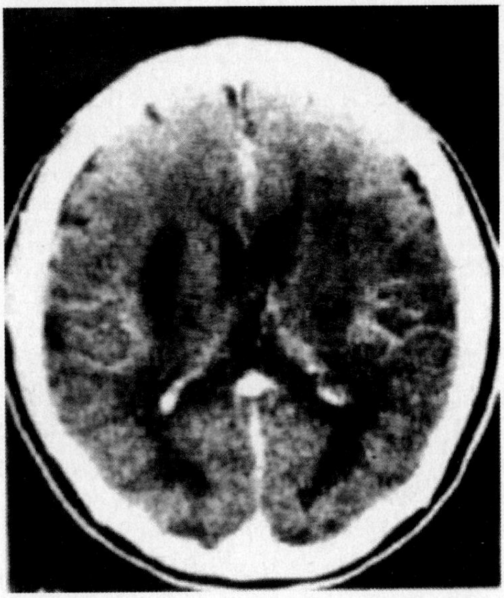

图 7－18　脑出血低密度期

（三）脑室内出血

多见于脑内出血破入脑室，单纯脑室内出血少见。出血量少时多沉积在两侧脑室后角、第 3 脑室后部或第 4 脑室顶部。大量出血常呈现脑室“铸型”样改变，整个脑室系统均有血液填充。早期为高密度影，可有分层现象，即下部为高密度血液，上部为低密度脑脊液。以后随时间推移，血液被分解并随脑脊液循环被吸收，呈低密度。脑室内出血可造成脑积水，预后不良（图 7－19）。

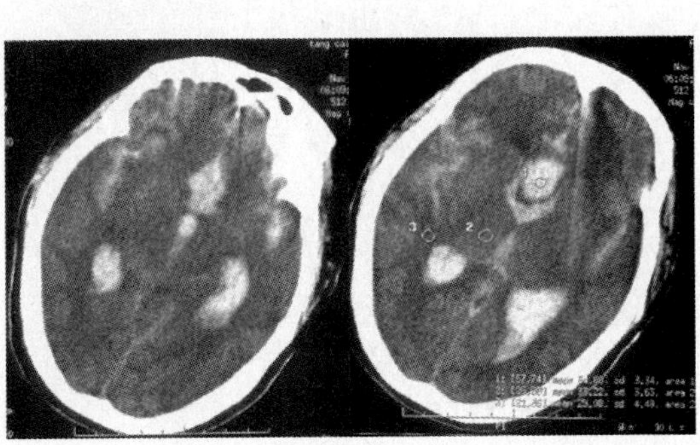

图 7－19　蛛网膜下腔出血进入脑室系统

（四）继发性脑出血

出血部位与原发病变部位相关，多不发生于基底节区。由于有原发病变，特别是肿瘤或血管畸形引起的继发性出血，占位效应更明显，肿瘤引起的脑白质水肿明显，特别是 CT 影像可见到原发病变，如肿瘤或血管畸形的直接征象。

蛛网膜下腔出血绝大部分来自小动脉瘤的破裂，如大脑中动脉颅内段，前、后交通动脉均为脑动脉瘤的好发部位。血液自血管腔逸入蛛网膜下腔后凝成细小的血凝块，可阻塞脑脊液的循环，继发脑积水，进一步加重病情。急性蛛网膜下腔出血时，CT表现为蛛网膜下腔高密度改变，可伴有脑积水、脑室扩张（图7-19）。根据出血量的不同可将出血分为小量、中等量与大量出血。小量出血时CT显示为基底池与鞍上池内高密度改变，如高密度出血达侧裂为中等量出血，而所有蛛网膜下腔均有高密度改变，呈“铸形状”时则为大量出血。应注意，约27%的患者CT检查可以无阳性表现，因为出血量过少，CT不能显示。

四、头外伤

颅脑损伤是由于外力作用于头部所致，颅脑损伤传统地分为原发性和继发性脑损伤。影像学检查多数是在急诊时期进行，常规CT颅脑损伤检查应注意：进行全部头颅的检查，由枕骨大孔至穹隆，特别要包括蝶窦和岩骨，以判断是否有颅底骨折。层厚一般为5～10 mm，如需三维图像技术观察，要使用螺旋或连续薄层扫描。诊断应包括骨窗像及常规像，以评价头皮、颅骨损伤及脑内损伤，特别是区别气体、脂肪和不同时期的血肿成分时，测量CT值是十分必要的。

颅骨骨折在X线平片诊断时已经描述，CT诊断各种骨折时必须结合X线平片，特别值得注意的是，CT对X线平片难以诊断的颅底骨折具有明显优势。本节主要对外伤后脑外血肿和原发性脑损伤进行简单介绍。

（一）脑外血肿

脑外血肿包括硬膜外血肿、硬膜下血肿和蛛网膜下腔出血。硬膜外、硬膜下和蛛网膜下腔与脑的3层脑膜，即硬脑膜、蛛网膜和软脑膜相关。硬膜外指硬脑膜与颅骨内骨膜之间的腔隙，在外伤后常有硬脑膜和颅板的分离，容纳主要来源于脑膜动脉破裂所产生的血肿。硬膜下即硬脑膜与蛛网膜之间潜在的硬膜下腔隙，而蛛网膜与软脑膜之间为蛛网膜下腔，正常时内含脑脊液。

1. 硬膜外血肿　硬膜外血肿约占各种外伤血肿的50%，多来自脑膜中动脉小分支的损伤。硬膜外血肿的特点：① 出血急，82%为急性；② 血肿较为局限；③ 局部脑组织受压明显；④ 常有骨折并存；⑤ 常位于脑膜动脉走行分布区。

硬膜外血肿的CT表现：典型急性硬膜外血肿多呈颅内板下梭形均匀高密度占位（50～70 HU）。在慢性期，血肿密度可不均匀；时间较长的血肿，可以钙化，甚至骨化。硬膜外血肿的CT特点：① 多呈梭形；② 内缘光滑锐利；③ 急性期质地较均一；④ 血肿相邻颅骨常有骨折；⑤ 中线结构移位较轻；⑥ 较为局限，硬膜外血肿常不越过颅缝（矢状缝除外），但可过中线，累及幕上下等（图7-20）。

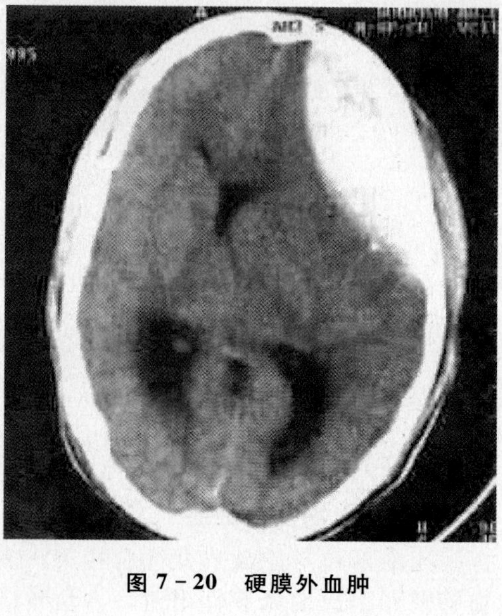

图7-20　硬膜外血肿

2. 硬膜下血肿　多为脑膜桥静脉损伤出血。按其发病急缓可分为急性、亚急性和慢性 3 种。急性为 3 天之内，亚急性为 4 天至 3 周以内，慢性指的是 3 周以上者。

- 急性硬膜下血肿：CT 表现为均匀一致的高密度，CT 值可达 70～80 HU，血肿常呈新月形或“3”字形。血肿位于颅骨与脑实质之间，范围较广；当少量而且很薄时，需用宽窗宽观察，以区别于颅骨。血肿有时也可见位于天幕、大脑镰与脑实质之间，多使中线结构向对侧移位。一般情况下，同侧脑室小于对侧。
- 亚急性硬膜下血肿：是急性向慢性的过渡阶段，根据血肿存在的时间不一，可分为早期和晚期，其特点依据于凝血块的液化不同而不同。早期出现细胞沉淀效应，随着时间的推移，血肿分为沉淀的血细胞成分及上浮的血清两部分。血肿内血细胞沉淀来源于硬膜小血管的继续出血，血肿内的再次出血，或凝血机制异常。当细胞沉淀于血肿的底部，而血清浮于血肿的上半部时，CT 表现为上半部的低密度和下半部的高密度。晚期亚急性血肿的细胞成分被替代，血肿完全变为低密度。在亚急性期，硬膜下血肿的 CT 密度可以等于脑密度，此时的诊断要点不能取决于密度，而只能依赖于：① 脑白质推挤征；② 脑室系统变形；③ 皮层静脉的内移；④ 中线结构移位而没有占位病变的征象；⑤ 脑灰白质结合部远离颅骨内板等。
- 慢性硬膜下血肿：指伤后 3 周以上，是亚急性硬膜下血肿的延续。此时一般血肿外包膜已经形成，由于血肿液化、蛋白质分解，致囊内渗透压增高，脑脊液自蛛网膜下腔渗入囊内，加上包膜血管的血浆渗入，进一步增加了囊内的渗透压，以致血肿体积不断增大，脑组织受压，而血肿在 CT 上常表现为半月形，密度接近于水，囊壁数月或数年后尚可有玻璃样变，甚至钙化。

慢性硬膜下血肿的 CT 表现：多呈半月形，也可为新月形、“3”字形，典型病灶多呈低密度甚至等同于脑脊液的密度，但由于时间不同可由高到低，也可因再次出血而复杂化，并视血肿的大小、溶解和吸收不同及脑脊液和血浆渗入的多少可以有多种表现，或为均匀或混杂密度（图 7－21）。

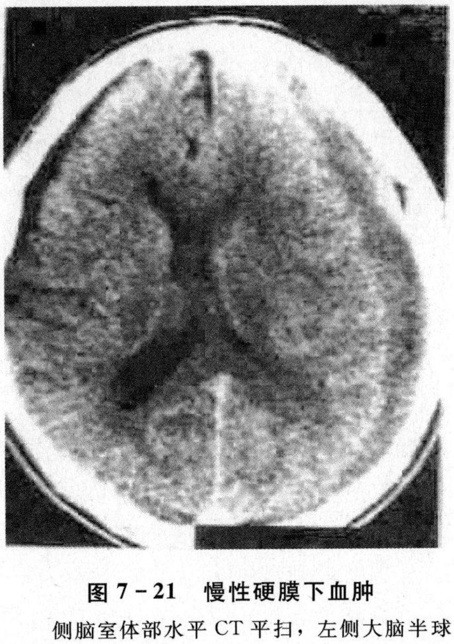

图 7－21 慢性硬膜下血肿

侧脑室体部水平 CT 平扫，左侧大脑半球与颅骨内板间新月形水样密度占位，脑表面受压变平，脑沟显示不清，左侧脑室体变窄，中线向右移位（占位效应）。

3. 蛛网膜下腔出血 单纯外伤性蛛网膜下腔出血，常因蛛网膜下腔内的皮层静脉破裂所致。一般好发于对冲伤。血肿充填在脑沟和脑池内。蛛网膜下腔出血也可合并于脑内血肿（挫裂伤引起）或硬膜下血肿。单纯外伤性蛛网膜下腔出血的 CT 密度视出血量的大小而异，一般较低（20～60 HU）且常在一周内消失；蛛网膜下腔出血常见于脚间窝和侧裂池内。

（二）外伤性原发脑损伤

外伤性原发脑损伤包括脑挫伤、脑白质剪切伤、脑肿胀和脑水肿等，本节主要对在 CT 上表现典型的脑挫伤进行介绍。脑挫伤 随着时间的不同，而有不同的病理表现：① 早期（数日内）表现为以出血为主的脑水肿和脑坏死；② 中期（数日至数周后），脑组织液化，周围脑组织内有含铁血黄素沉着，瘢痕组织修复，增厚的蛛网膜粘连于脑组织；③ 晚期（数周到数年后），患处脑萎缩，瘢痕粘连，脑内血肿吸收不良者有液化囊形成。

脑挫伤常伴有蛛网膜下腔乃至硬膜下血肿，CT 表现为：密度不均，中心多发的高密度区为出血，周边的低密度为水肿。常好发于皮层下，但也可位于白质深部。随着时间的变化，占位效应消失，甚至出现萎缩，高密度变低，病灶边界更为清楚局限，可以残留一个囊腔（图 7-22）。

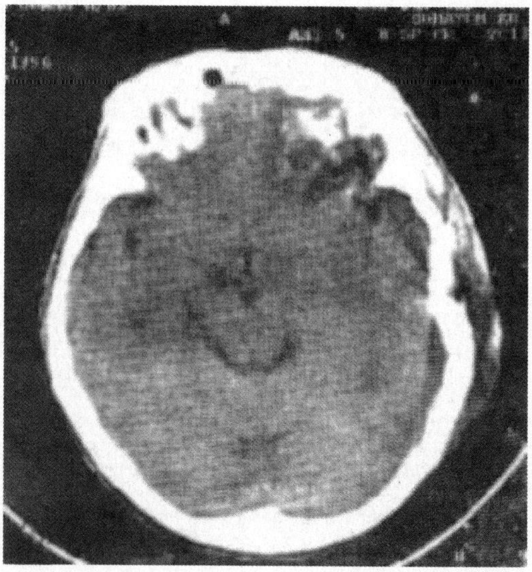

图 7-22 脑挫伤

鞍上池水平 CT 平扫，可见左额部不规则高密度片状出血，出血周围低密度改变代表挫伤与出血引起的脑组织水肿。

五、脑肿瘤的基本表现

颅内肿瘤包括原发性和继发性肿瘤两大类。颅内肿瘤约占全身肿瘤的 2%，可发生于任何年龄。CT 因有较高的密度分辨能力，可直接、清楚地显示肿瘤的部位、轮廓和内部结构。

（一）颅内肿瘤的 CT 定位和定性诊断

由于肿瘤的部位与肿瘤的类型有一定关系，所以确定肿瘤的部位对能否作出正确的 CT 诊断相当重要。颅内肿瘤的 CT 定性诊断主要依据肿瘤的发生部位、患者的发病年龄、肿瘤的发生率、临床表现以及 CT 特征进行综合分析。由于不同类型的肿瘤可有相同的表现，同类型的肿瘤可有不同的表现，故有时 CT 定性诊断也十分困难。

（二）颅内肿瘤基本 CT 征象

1. 直接征象　颅内软组织密度肿块是颅内肿瘤的直接征象。CT 可显示肿块的大小、外形、边界、密度，有否坏死囊变或钙化，增强扫描后肿瘤的强度程度等。这些征象均为肿瘤定性与估计组织学类型的重要依据。

一般来说，脑内肿瘤（如胶质瘤）边界多不清楚，外形欠规则，而颅内脑外肿瘤（如脑膜瘤、神经鞘瘤）多边界清楚，外形规则。

不同肿瘤瘤内出血、坏死的发生率与程度不相同，一般地，恶性肿瘤（如高分级胶质瘤——胶质母细胞瘤常见瘤内出血坏死，良性肿瘤瘤内出血多不明显。但一些良性肿瘤，如小脑星形细胞瘤，较大的神经鞘瘤囊变也很常见。

- 肿瘤大小：多与病变发现早晚有关，良性肿瘤、临床症状不明显或生长迅速的恶性肿瘤（如多形性胶质母细胞瘤）常较大，而临床症状明显的肿瘤，如有功能的垂体瘤，转移瘤常较小。
- 部位：CT 诊断包括定位和定性两大步骤，而前者又是后者的最基本保证。不同解剖部位所发生肿瘤的类型有所不同，熟悉颅内肿瘤在不同部位的发生频率有助于鉴别诊断。
- 肿瘤数目：由于脑转移瘤是经血液循环而来，常多发，多位于动脉末端的灰白质交界。

➢ 对比剂增强：静脉注入碘对比剂后进行 CT 扫描是颅内肿瘤定性诊断的重要检查方法。肿瘤增强的程度和形态在一定程度上反映其内部结构和良、恶性程度，有助于定性诊断。一般地，恶性肿瘤（如转移瘤、胶质母细胞瘤）与脑外肿瘤（如脑膜瘤）增强明显，这与肿瘤富血供及血脑屏障功能不全或无血脑屏障有关。

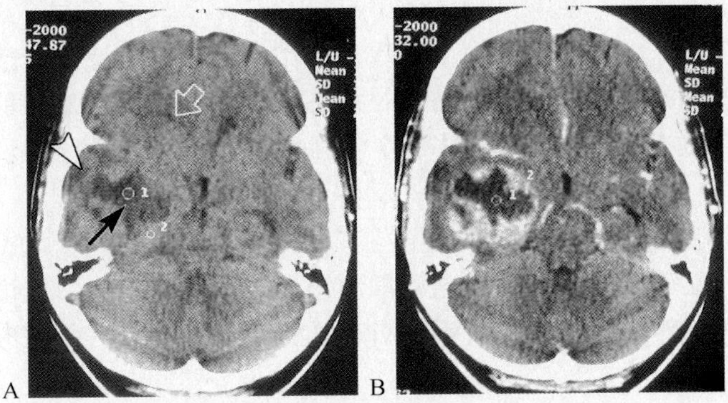

图 7-23 右颞胶质母细胞瘤

A. CT 平扫示右颞部软组织密度肿块，中心大片低密度区（白箭号），周围脑白质低密度水肿，但范围不大（箭头），右侧脑室受压狭窄（空箭号）。B. 增强 CT 扫描肿瘤增强明显，中心低密度坏死区无增强。

2. 间接征象

➢ 瘤周水肿：肿瘤引起的脑水肿为血管性脑水肿，组织内增多的液体多位于组织密度相对较低的白质，因此在 CT 影像上表现为白质内围绕肿瘤的低密度区，而皮质密度变化不明显。由于脑回内白质指状突也出现水肿，故水肿多呈指套状。一般认为，恶性程度高的肿瘤、转移性肿瘤以及肿瘤压迫静脉窦时水肿较明显。脓肿，寄生虫等非感染性病变也有明显水肿。水肿的多少与肿瘤的大小无直接关系。

鉴别诊断：血管性水肿应与脑梗死引起的脑水肿鉴别。脑梗死时由于受累脑组织缺氧引起脑细胞内钠潴留与毛细血管壁通透性增加，形成细胞内与细胞外的间隙内水增多，水肿同时累及脑灰质与脑白质。因此在 CT 影像上表现为灰、白质界限消失，直达颅骨内板的低密度改变，与血管性水肿“指套样”低密度不同。

➢ 占位效应：占位效应是指由于肿瘤本身和瘤旁水肿造成邻近解剖结构的受压变形、闭塞或移位等。脑室系统为脑内一“空”腔结构，腔内充满脑脊液，或位于中线部位，或两侧对称，加上与相邻脑实质有良好的对比，故 CT 图像上观察其变化可比较客观地反映占位效应的程度。此外，蛛网膜下腔/脑池、脑灰质、脑白质和血管结构等亦可作为占位效应的观察对象。

➢ 骨变化：CT 图像骨窗可清楚地显示骨结构的一些病理变化。邻近颅骨的肿瘤，特别是脑外肿瘤常可造成骨板的受压变薄、骨质侵蚀破坏等，如垂体瘤可引起蝶鞍扩大、鞍底下陷、变薄破坏和鞍背破坏等；听神经瘤可造成内听道扩大或骨质破坏；三叉神经瘤常使岩尖破坏、卵圆孔增大。骨质增生或骨板受压变簿是脑膜瘤 CT 表现之一，骨内、外板破坏及皮下软组织肿胀则是血管外皮细胞瘤与脑膜瘤鉴别的重要依据。采用骨窗时，窗位取 200～300 HU、窗宽以 1500～2000 HU 为宜。

六、脑脓肿的一般CT表现

脑脓肿多为血源性感染，也可由邻近组织感染蔓延所致。病原菌可有多种，包括细菌、真菌、寄生虫如脑囊虫等。患者可有脑外感染，也可脑外感染不明显，首发症状为神经系统症状，如头痛、呕吐、抽搐，甚至出现意识障碍。

脑组织感染后，局部出现炎症，约1周后形成脓肿。脓肿的壁为纤维组织包膜，逐渐增厚，形成典型的炎性肉芽组织与胶原纤维、胶质细胞构成的壁，含新生的毛细血管，随着纤维化逐渐明显，毛细血管逐渐减少。脓肿腔内为脓液。脓肿周围脑组织多有明显血管性水肿。

在CT影像上，脑脓肿表现为低密度囊，多位于脑皮质下（灰、白质交界），多较小，也可较大。多单发，也可多发，特别是免疫抑制患者。病变壁较厚，厚度均匀，多有明显强化。壁内缘常光整。常伴有周围脑白质明显指套样低密度水肿。占位效应依脓肿大小而明显程度不一（图7-24）。

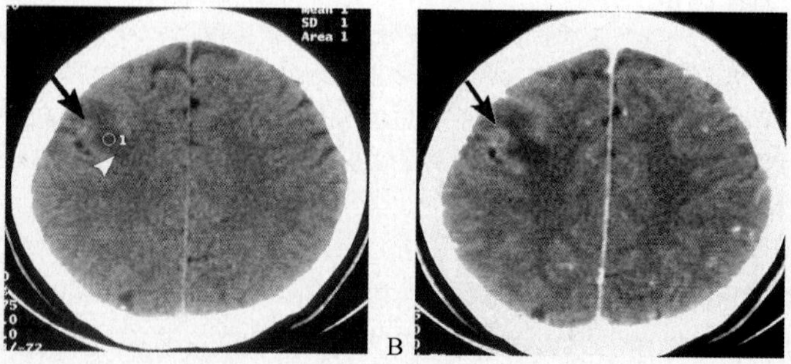
A B

图7-24 右额顶小脓肿

A. CT平扫示右额顶部皮质下与灰质等密度小环形结节（箭号），相邻脑白质“指套样”低密度水肿（白箭头）。B. 增强CT扫描病变呈环形强化（箭号）。

脑脓肿有时与转移瘤的CT鉴别困难。怀疑脑脓肿时，可试行抗感染治疗；1～2周后复查，如为脓肿，则病变可有较明显变化，而转移瘤变化不明显，可用于鉴别诊断。

（李大胜 孙永光 唐光健）

第八章　影像新技术的基本概念

自从伦琴 1895 年发现 X 线的一百多年来，X 线诊断促进了医学的发展。随着科学技术的进步，尤其是计算机的飞速发展，为影像技术的发展奠定了基础，形成了新的影像医学，数字化、网络化已成为必然趋势。所以，我们既要熟悉并掌握传统 X 线的知识与应用，又要对影像学的新技术、新进展有较为全面的了解，更好地为人民群众服务。

第一节　CT

1971 年英国工程师 Hounsfield 研制成功了第一台头部 CT 机，1972 年公之于世。CT 不同于 X 线成像，它是用 X 线束对人体层面进行扫描，取得信息，经计算机处理而获得的重建图像。所显示的是完全没有影像重叠的断面解剖图像，其密度分辨力明显优于传统 X 线胶片图像。随着计算机等技术的飞速发展，CT 设备在设计及功能上都有了巨大的改进和发展，特别是多层螺旋 CT 的临床应用，显著提高了病变的检出率和诊断的准确率，但 CT 也有其限度，相对于磁共振而言，软组织对比较差，对等密度病变的检出敏感度较低，以及对某些病变的定性等能力有限。CT 大大促进了医学影像学的发展，由于这一贡献，Hounsfield 获得了 1979 年的诺贝尔生理学或医学奖。

一、基本概念与成像原理

（一）基本概念

CT 成像的基本构想，是将要扫描的层面，近似看做一个由 n 行×n 列，大小相同的小单位体积形成的有一定厚度的平面，这些单位体积均为底面积相等（正方形），高度等于层厚的长方体，有不同的 X 线密度。测量通过这些单位体积的 X 线的衰减度，就可计算出每个单位体积的 X 线密度，再将密度转换为相应灰度，按其在测量层上的坐标投影于荧光屏，或打印为胶片，就形成肉眼可见的灰阶影像。

1. 体素和像素　成像层面内的单位体积，称之为体素（voxel），是一个三维概念；同样，一幅 CT 图像为按矩阵排列的由黑到白不等灰度的小方块组成，即像素（pixel），是一个二维概念（图 8－1）。实际上，影像上的每一个像素对应于扫描层面上的一个体素。

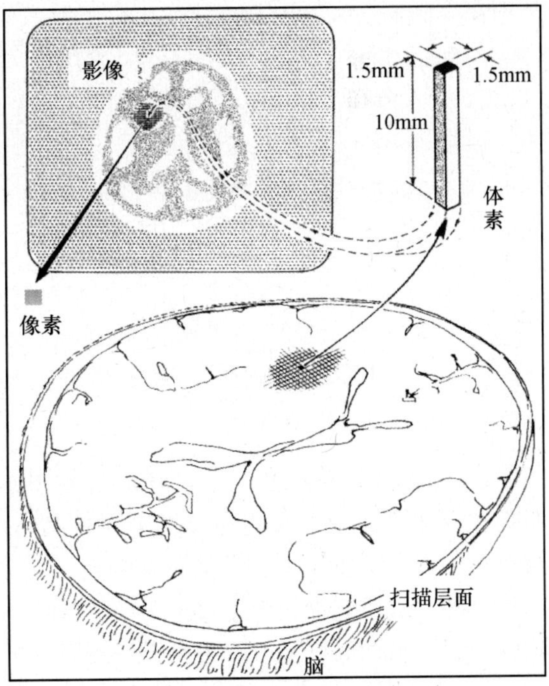

图 8－1　扫描层面体素及像素

2. 矩阵　矩阵（matrix）是指对扫描平面数学分割成为 n 行×n 列体素的数学模型，扫描所得信息经计算而获得每个体素的X线衰减系数或吸收系数，再按每个体素的空间坐标排列成矩阵，即数字矩阵（图8-2），显然，相同扫描范围（扫描野），体素越小，则矩阵越大。

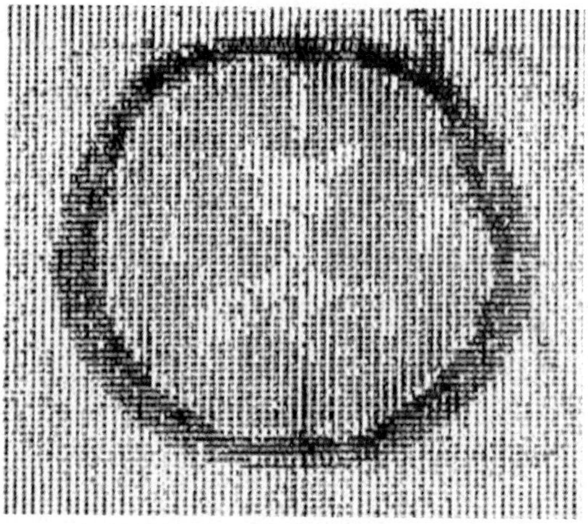

图8-2　数字矩阵

3. 空间分辨率　指在一定密度差前提下，能够分辨两结构的最小距离。通常用单位长度内黑白相间的线对数来表示，显然，能分辨的线对数超多，空间分辨率越高。空间分辨率与像素大小有一定关系，像素越小，矩阵越大，构成图像越细致，空间分辨率越高。由于X线胶片影像的成像单位是还原银的微粒，因此CT图像的空间分辨率不如X线胶片影像高。

4. 密度分辨率　指在一定的X线剂量的条件下，能够分辨两结构的最小密度差。CT的密度分辨力高于X线胶片影像。这是CT的突出优点。

5. CT值　为了描述方便，CT将物质的X线衰减值计数为CT值。以水的X线CT值为0，空气的CT值为－1000，骨皮质的CT值为＋1000，被测物质的X线衰减值与水的X线衰减值之差与水的X线衰减值之比乘以1000便是该物质的CT值，单位为HU，1000为HU的分度因素。人体中密度不同和各种组织的CT值则居于－1000 HU到＋1000 HU的2000个分度之间（表8-1）。

表8-1　人体组织与肿瘤的CT值（HU）范围

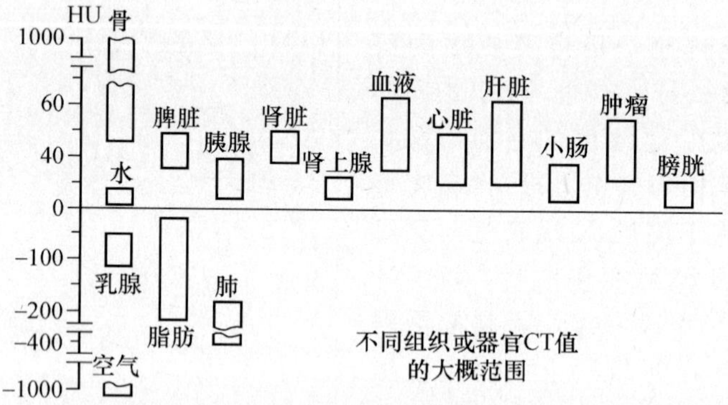

6. 窗宽和窗位　由于人眼对灰度差别的分辨能力远远低于CT对密度差别的分辨力，而且在影像诊断时，诊断涉及的不同组织间的X线密度差别多有一定范围，因此只将诊断相关组织或器官的CT值范围形成灰阶，增大CT值差别较小的组织或结构间的灰度对比，以利于诊断，这一技术称为“窗技术”（图8-3）。窗宽指荧屏图像上所包括16个灰阶的CT值范围。窗位是指观察某一特定组织结构细节时以该组织CT值为观察中心，又称窗中心。

7. 部分容积效应　在同一扫描层厚内含有两种以上不同密度物质时，其所测CT值为平均值，不能如实反映其中任一物质的实际CT值，此现象称为部分容积效应。

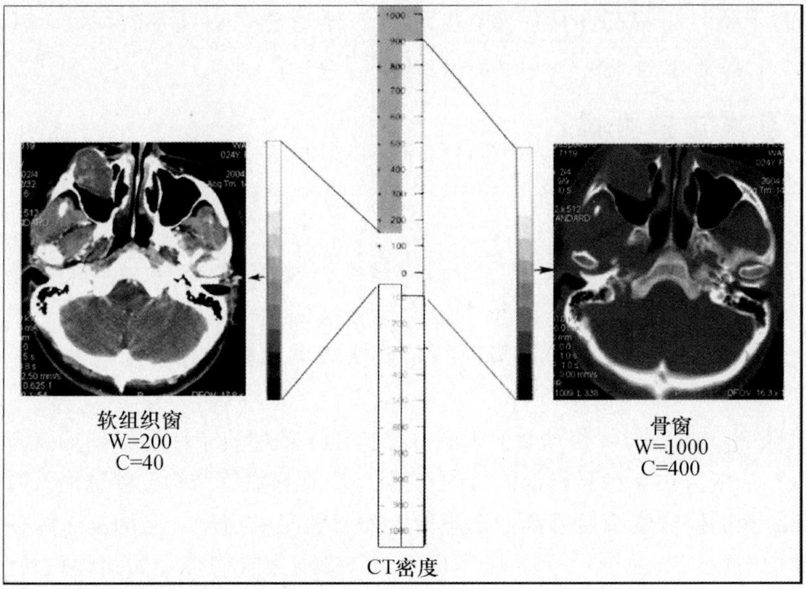

图 8-3　窗宽和窗位

观察软组织时，脂肪到增强血管的 CT 值范围约为 $-60\sim140$ HU，因此窗定位于窗宽 200 HU，窗位 40 HU；观察骨结构时，骨髓到骨皮质的 CT 值范围约为 $-100\sim900$ HU，因此窗定位于窗宽 1000 HU，窗位 400 HU，可获得不同解剖范围的灰度对比，以利观察。相当于在 CT 密度谱带内不同位置“打开”不同宽度的“窗”。

（二）CT 的成像基本原理

CT 成像可归为 3 个步骤：

1. X 线扫描数据收集和转换　CT 是用 X 线束对人体某部一定厚度的层面进行扫描，由探测器接收透过该层面的 X 线，转变为可见光后，由光电转换变为电信号，再经模拟/数字转换器转为数字，输入计算机处理。

2. 计算机数据处理　计算机将扫描获得的数据，经计算获得每个体素的 X 线衰减系数或吸收系数，并排列成数字矩阵，可存贮于磁盘或光盘中。这一过程称为影像的重建。

3. 图像显示　经数字/模拟转换器把数字矩阵中的每个数字转为由黑到白不等灰度的像素点，按矩阵排列，即构成 CT 图像。所以，CT 图像是重建图像。每个体素的 X 线吸收系数可以通过不同的数学方法算出。CT 图像可由荧光屏显示或拍成照片。

二、CT 设备及其进展

CT 设备主要有以下 3 部分：① 扫描部分由 X 线管、探测器和扫描架组成；② 计算机系统，将扫描收集到的信息数据进行贮存运算；③ 图像显示和存储系统，将经计算机处理、重建的图像显示在监视器显示屏上或用多幅照相机或激光照相机将图像拍为胶片。

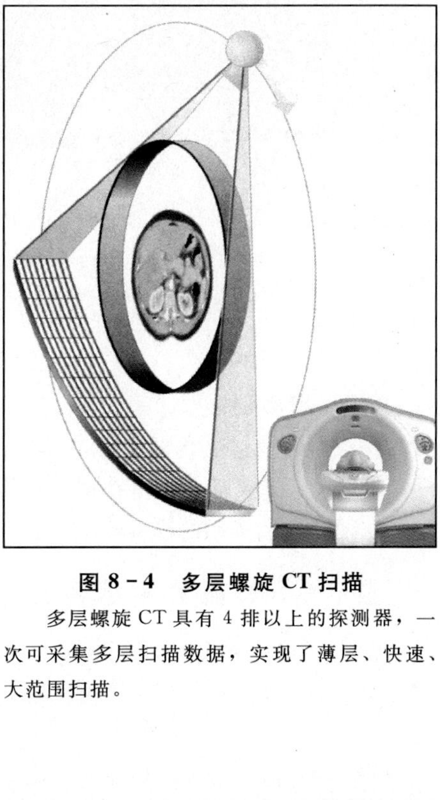

图 8-4　多层螺旋 CT 扫描

多层螺旋 CT 具有 4 排以上的探测器，一次可采集多层扫描数据，实现了薄层、快速、大范围扫描。

扫描部分探测器从原始的 1 个发展到现在的多达 4800 个以上。扫描方式也从平移/旋转、旋转/旋转、旋转/固定，发展到螺旋 CT 扫描（spiral CT scan）。螺旋 CT 尤其是多层螺旋 CT 计算机容量大、运算快，可达到立即重建图像（图 8-4）。由于扫描时间短，可避免运动（如呼吸运动）的干扰，可提高图像质量，且可行三维重建，达到各向同性。注射对比剂进行血管成像称为CT血管造影（CT angiography，CTA）。

三、CT的检查方法及对比增强剂

CT检查包括平扫（plain CT scan）、增强扫描（contrast enhancement，CE）和造影扫描。

（一）平扫

是指不用对比剂增强或造影的扫描。一些病变，如脑内缺血（梗死）、出血、泌尿系结石、肺间质纤维化、肺气肿等疾病平扫即可作出诊断。但大部分疾病均需进行增强扫描，平扫可为增强扫描提供注射对比剂前的影像对照，以帮助判断病变或器官的增强程度与特点。

（二）增强扫描

是经静脉注入水溶性有机碘剂，如60%～76%醋碘苯酸（已少用）或非离子性造影剂如碘海醇、碘普胺60～100 ml后再行扫描的方法。增强扫描的目的包括：① 观察血管结构。静脉注入对比剂后一段时间内血管内循环血液的碘浓度明显升高，在影像上血管腔呈高密度，与周围组织或解剖结构形成高对比，借此区别淋巴结与血管，观察血管的解剖，诊断血管病变，如粥样斑块、肺动脉栓塞、动脉瘤、主动脉夹层等。特别是多层CT的血管成像，已取代了常规血管造影成为血管病变诊断的金标准。② 观察病变的血液灌注特点。静脉快速注入碘对比剂后的CT扫描，观察病变增强的程度与特点，可得到病变富血管的程度，获得诊断依据；特别是快速螺旋CT扫描可实现增强后不同时相的增强影像，如动脉期、门静脉期、静脉期的扫描，可取得病变的灌注特点，还可提高部分病变与相邻组织部的对比，使CT对病变检出的敏感性增强（图8-5）。

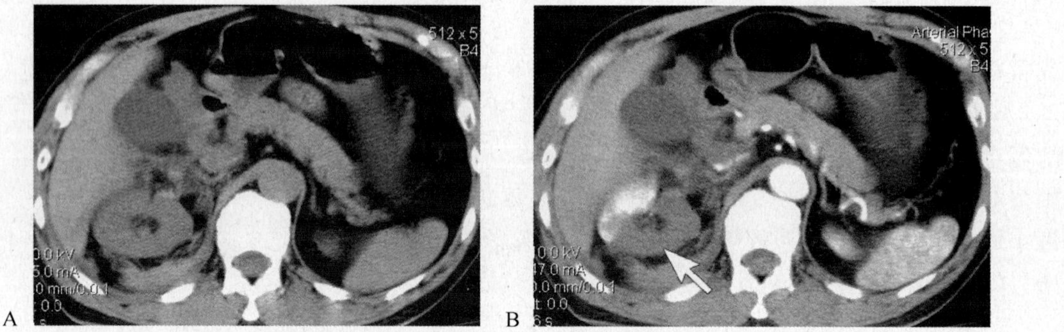

图8-5 腹部外伤的CT平扫与增强CT扫描

A. CT平扫，右肾未见异常密度改变；B. 增强CT扫描，右肾背侧未见增强，提示右肾动脉背侧支外伤性闭塞（箭号）。

（三）造影扫描

是先行器官或结构的造影，然后再行扫描的方法。例如经腰穿注入10 ml非离子碘水对比剂行脊髓造影，造影后行CT扫描，可提高脊髓、神经根与蛛网膜下腔内脑脊液的对比，对诊断椎管内、硬膜内及脊髓的病变很有帮助，但为轻微有创性检查，目前已由MR椎管水成像所取代。

四、CT诊断的临床应用

（一）CT分析与诊断

在观察分析时，应先了解扫描的技术条件，是平扫还是增强扫描，再对每帧CT图像进行观察。结合一系列多帧图像的观察，可立体地了解器官大小、形状和器官间的解剖关系。病变在良好的解剖背景上显影是CT的特点，也是诊断的主要根据，大凡病变够大并同邻近组织有足够的密度对比，即可被检出。病变密度高于、低于或等于所在器官的密度时，称为为高密度、低密度或等密度病变。如果密度不均，有高有低，则为混杂密度病变。发现病变后要分析病变的位置、大小、形状、数目和边缘，还可测定CT值以了解其密度的高低。如行增强扫描，则应分析病变有无密度上的变化，即有无强化。如病变密度不增高，则为不强化；密度增高，则为强化。强化程度不同，形式亦各异，可以是均匀强化或不均匀强化，或只病变周边强化，即环状强化。对强化区行CT值测量，并与平扫的CT值比较，可了解强化的程度。此外，还要观察邻近器官和组织的受压、移位、浸润、破坏等。

综合分析器官大小、形状的变化，病变的表现以及邻近器官受累情况，就有可能对病变的位置、大小与数目、范围以及病理性质作出判断。和其他成像技术一样，还需要与临床资料结合，并同其他影像诊断综合分析。

（二）CT诊断的特点和优势

CT在发现病变、确定病变位置及大小与数目方面是较敏感而可靠的，但对病理类型的估计，也有一定的限度。由于其特殊的诊断价值，CT已广泛应用于临床。但CT设备比较昂贵，检查费用偏高，对某些部位的检查、诊断价值，尤其是定性诊断，还有一定限度，所以不宜将CT检查视为常规诊断手段，应在了解其优势的基础上，合理地选择应用。CT诊断应用于各系统疾病有以下特点及优势。

中枢神经系统疾病，CT检查的敏感性与特异性虽然不及MRI，但其检查时间短，费用相对较低，对大部分颅内病变可作出诊断或发现诊断线索，因此应用普遍。对颅内肿瘤、脓肿、寄生虫病、外伤性血肿、脑损伤、脑梗死、脑出血以及椎管内肿瘤与椎间盘脱出等病的诊断效果好，诊断较为可靠，特别是颅内急性出血的诊断特异性与敏感性均较高。因此，常规脑血管造影除颅内动脉瘤、血管发育异常和脑血管闭塞以及了解脑瘤的供血动脉以外，基本已由CT及多层螺旋血管成像，即CTA所取代（图8-6）。

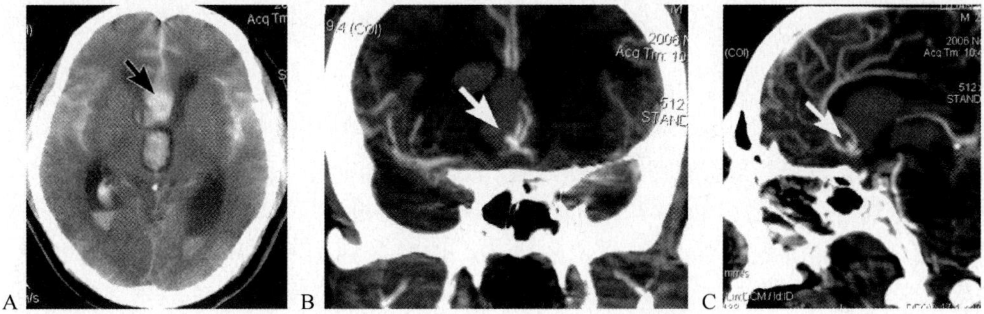

图8-6　大脑前交通支动脉动脉瘤破裂

A. CT平扫，示蛛网膜下腔出血，透明隔间腔增宽（箭号）；B. CT血管成像（CTA）正位，C. CTA侧位，可见前交通支小动脉瘤（箭号）。手术已证实。

CT对头颈部疾病的诊断也很有价值。例如，对眶内占位病变、鼻窦早期癌、中耳表皮样瘤、听骨破坏与脱位、内耳骨迷路的轻微破坏、耳先天发育异常以及鼻咽癌的早期发现等。与X线平片相比，不但可显示解剖细节，而且可对病变性质作出估计。

对胸部疾病的诊断，随着高分辨率CT的应用，CT检查日益显示出它的优越性。通常采用造影增强扫描以明确纵隔和肺门有无肿块或淋巴结增大、支气管有无狭窄或阻塞，对原发和转移性纵隔肿瘤、淋巴结结核、中心型肺癌等的诊断与分期，均很有帮助。肺内间质、实质性病变也可以得到较好的显示。CT对平片检查较难显示的部分，例如与心、大血管重叠病变的显示，更具有优越性。对胸膜、膈、胸壁病变，也可清楚显示（图8-7）。

心及大血管的CT检查，尤其是后者，具有重要意义。心脏方面主要是心包病变的诊断，心腔及心壁的显示。由于扫描时间一般长于心动周期，影响图像的清晰度，诊断价值有限。但冠状动脉和心瓣膜的钙化、大血管壁的钙化及动脉瘤改变等，CT检查可以很好显示。现代多层螺旋CT利用心电门控技术可对心脏与冠状动脉很好成像，已成为冠心病的首选筛查方法。

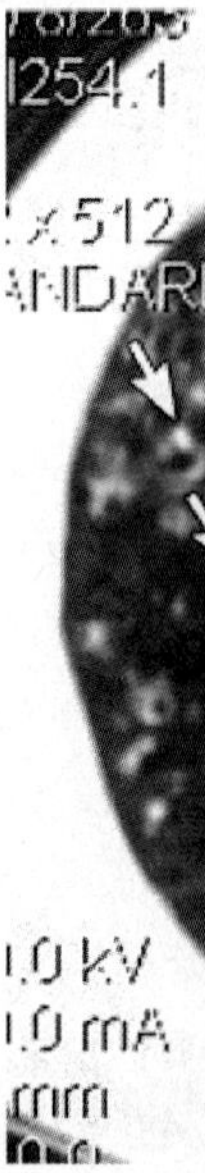

图8-7 肺弥漫性病变的CT表现

支气管扩张。右下肺薄层CT可见弥漫性支气管扩张，横断面呈增大的小环形影像，明显粗于伴行的肺动脉分支（箭号）。

腹部及盆部疾病的CT检查，应用日益广泛，主要用于肝、胆、胰、脾、腹膜腔及腹膜后间隙以及泌尿和生殖系统的疾病诊断。尤其是占位性病变、炎症性和外伤性病变等。胃肠病变向腔外侵犯以及邻近和远处转移等，CT检查也有很大价值。当然，胃肠黏膜表浅病变仍主要依赖于钡剂造影、内镜检查及病理活检。

骨关节疾病，多数情况可通过简便、经济的常规X线检查确诊，因此使用CT检查相对较少。

第二节 MRI

磁共振成像（magnetic resonance imaging，MRI）是利用原子核（主要为氢质子核）在磁场内共振所产生的信号成像的一种技术。核磁共振（nuclear magnetic resonance，NMR）是一种核物理现象，早在1946年Block与Purcell就报道了这种现象并应用于波谱学。Lauterbur于1973年发表了对MRI技术的描述，使核磁共振不仅用于物理学和化学，也应用于临床医学领域。近年来，核磁共振成像技术发展十分迅速，已日臻成熟完善。检查范围基本上覆盖了全身各系统，并在世界范围内推广应用。为了准确反映其成像基础，避免与核素成像混淆，现改称为磁共振成像。参与MRI成像的因素较多，信息量大而且不同于现有的各种影像学成像，在诊断疾病中有很大优越性和应用潜力。

一、MRI的基本原理与成像

（一）磁共振现象

含单数质子的原子核，如人体内广泛存在的氢原子核，其质子围绕自己的轴旋转，称为

自旋运动。由于质子带一个正电荷，因而产生磁矩，有如一个小磁体（图 8－8）。质子自旋轴的排列无一定规律，在其外部并不表现出磁性。但如置于均匀的强磁场中，则质子的自旋轴（磁轴）将按磁场磁力线的方向重新排列（图 8－9），在外部表现出磁性。由于质子的磁轴与外磁场平行，所以此过程称为**纵向磁化**。

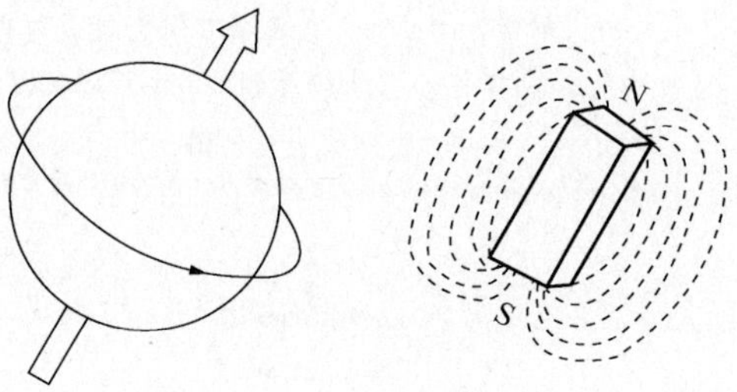

图 8－8　自旋运动

质子带正电荷，绕轴旋转，并有自己的磁场，与磁铁相似。

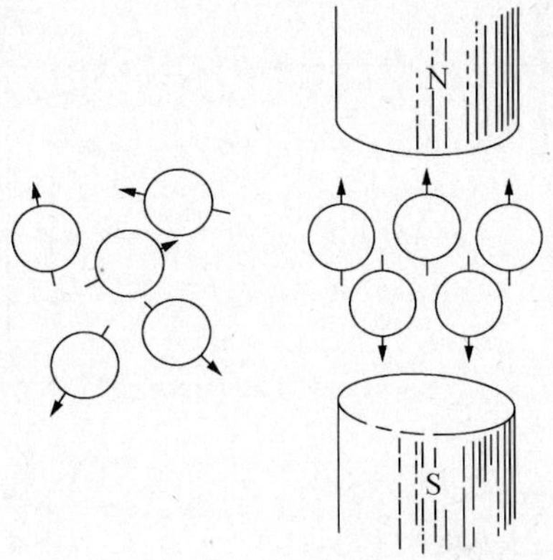

图 8－9　纵向磁化

正常情况下，质子处于杂乱无章的排列状态，当放入一个强外磁场中时，则仅在平行或反平行于外磁场的两个方向上排列。

但质子是有能量的，它的磁轴与外磁场并不完全一致，而是有一个角度，质子磁轴围绕着外磁场的方向做圆周运动，这与陀螺的运动很相似（图 8－10），由于质子自身的能量，其自旋轴并不与外磁场方向完全一致，而是有一个角度，质子以这一角度围绕外磁场方向做圆周运动，与陀螺的运动很相似（图 8－10，右下），称为拉摩尔运动。在外磁场强度与温度一定时，质子的圆周运动频率是一定的，称为“**拉摩尔频率**”。温度不变时，质子的拉摩尔频率随磁场的强度增加而增加。在纵向磁化后，每个自旋质子虽然其磁轴方向相同，但其拉摩尔运动的方向并不一致，称**相位**不同步，在外部测不到任何由于磁场旋转形成的电磁波。只有从外部给予一个与拉摩尔频率相同的电磁波，在其变化的磁场作用下，这些自旋运动才“步调一致”起来，每一瞬时所有自旋质子的磁轴方向一致，即“**同相位**”，这一过程称为“**聚相或横向磁化**”，因为此时自旋形成的磁场方向与外部磁场方向垂直（图 8－11）。横向磁化后的自旋之间的小磁场相互干扰，磁轴的一致性逐渐丧失，又变得不同步，这一过程称为“失相位”或“散相”。由于是在自旋之间形成的改变，这一过程所需时间称为“**自旋-自旋弛豫时间**”，又称为“**T2 弛豫时间**”。显然，如果在此过程中测量自旋发出的电磁波，其强度是逐渐减弱的（图 8－12）。

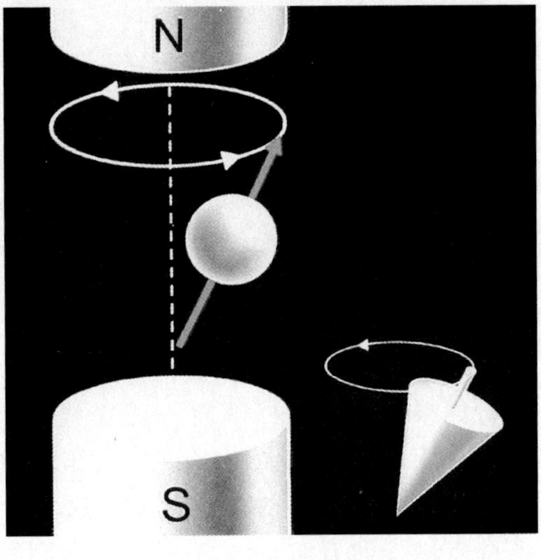

图 8－10　质子的拉摩尔运动

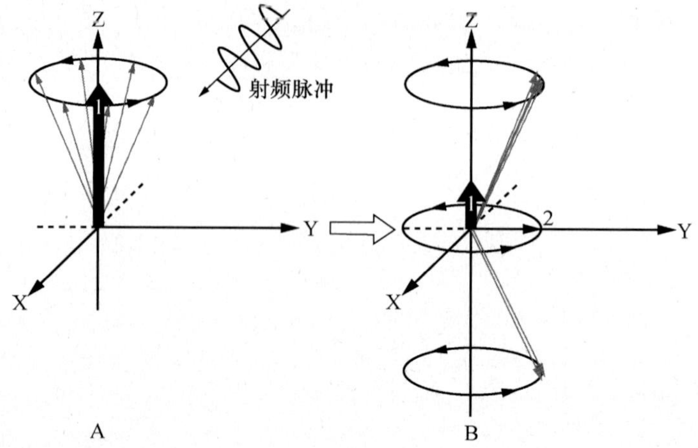

图 8－11 纵向与横向磁化

在外磁场内，质子（环形细箭头）的磁场方向与外磁场方向一致（A，箭号1），为纵向磁化，但各质子的拉摩尔运动并不同步，方向各异（A，灰箭头）。外加射频脉冲后（90°脉冲），各质子的拉摩尔运动变为同步（聚相，B，灰箭头），外部线圈即可测得电磁信号，为横向磁化。此时有一半的质子获得能量成为高能质子，磁场方向反向，总磁场方向倒向 XY 平面（箭号 2），外部线圈测得的信号强度为 0。

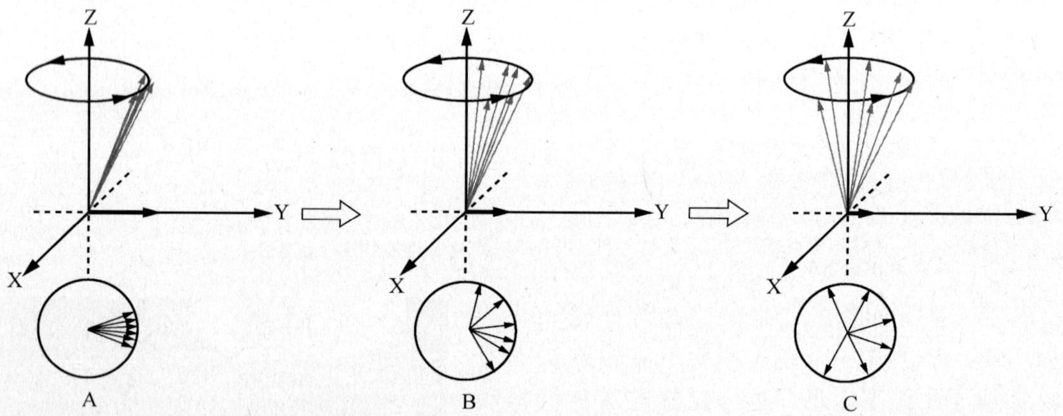

图 8－12 T2 弛豫

自旋质子的拉摩尔运动聚相同步后，由于自旋间的相互作用，瞬时磁场方向（相位）逐渐散开（散相），发出的信号相互抵消，外部线圈测得的信号强度逐渐减弱 Y 轴上的粗箭号（A—C）。

在外加磁场下纵向磁化的自旋方向绝大部分与外磁场的方向一致，只有极少部分高能量自旋方向是相反的。此时自旋形成总磁场的方向与外磁场一致。在横向磁化的条件上，此时如果我们在其外部放一正交线圈，则可测到电磁信号，即**磁共振信号**。如果给予一个与自旋的拉摩尔频率相同的外加电磁波（**射频脉冲**），则电磁波的能量会被自旋吸收，部分自旋成为反向的高能自旋，这一过程称为“**激发**”。此时自旋形成总磁场的方向就会偏离外磁场的方向，随着高能反向自旋的增多，自旋总磁场偏离的角度越大，高能自旋达到 50％时，自旋形成总磁场的方向偏离外磁场达 90°。此时外部正交线圈不与自旋形成的总磁场磁力线相切割，测到的电磁信号为 0。射频脉冲停止后，高能量的自旋在周围其他离子（**晶格**）如氧、氮等磁场的作用下，能量很快丧失，变回低能状态，自旋形成总磁场的方向也从 90°偏离逐渐恢复到与外磁场方向一致，正交线圈上测得的电磁信号也逐渐加大，直至恢复到激发脉冲之前。由于这一过程是在自旋与周围其他离子（晶格）之间能量交换后完成的，所需时间称为“**自旋-晶格弛豫时间**”或“**T1 弛豫时间**”。需要指出的是，T1 弛豫时间较 T2 要短，T1 弛豫时间结束，磁共振信号恢复后，T2 弛豫形成磁共振信号衰减还不明显（图 8－13）。

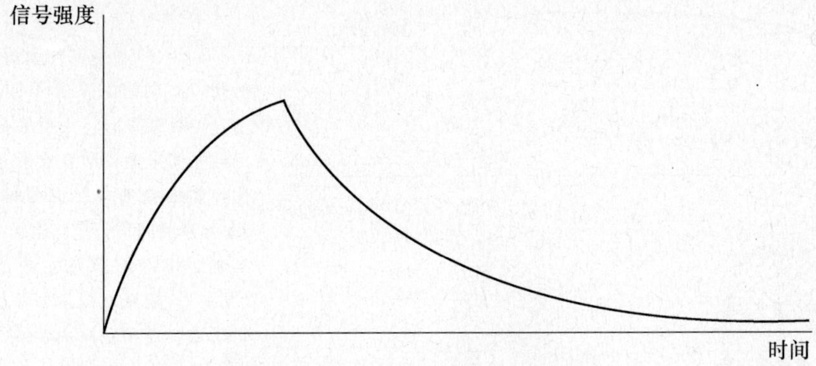

图 8-13　T1、T2 弛豫与信号变化

射频脉冲停止后，T1 信号强度迅速恢复，恢复到一定程度后 T2 弛豫引起的信号衰减才逐渐明显起来，随时间的延长信号逐渐变弱。

（二）MRI 成像原理

所有成像的目的，是显示采集影像信息的对比。磁共振也是如此。由于不同组织内质子自旋的周围磁场环境不同，T1 与 T2 弛豫时间不同（表 8-2，表 8-3），在被射频脉冲激发后 T1 弛豫时间内信号的恢复和 T2 弛豫时间内信号的衰减速度也不相同，如果在一定时间后采集磁共振信号，便会采集到不同组织内不同强度的磁共振信号，从而获得不同组织的信号对比。例如，自由水的 T1 与 T2 弛豫时间很长，而脑组织的 T1 与 T2 弛豫时间短，在 T1 弛豫时间段内采集到的信号主要反映了两种组织信号恢复（**T1 信号**）的差异，形成的影像称为 **T1 加权像**（T1 weighted image，T1WI），表现为脑脊液信号低，脑组织信号高（图 8-14）；而在 T2 弛豫时间段内采集到的信号主要反映了两种组织信号衰减（**T2 信号**）的差异，形成的影像称为 **T2 加权像**（T2 weight image，T2WI），表现为脑脊液信号高，脑组织信号相对较低。显然，一个组织的 T1 与 T2 弛豫时间越长，它的 T1 信号越低、T2 信号越高。

表 8-2　人体正常与病变组织的 T1 值（ms）

肝	140～170	脑膜瘤	200～300
胰	180～200	肝癌	300～450
肾	300～340	肝血管瘤	340～370
胆汁	250～300	胰腺癌	275～400
血液	340～370	肾癌	400～450
脂肪	60～80	肺脓肿	400～500
肌肉	120～140	膀胱癌	200～240

表 8-3　正常颅脑的 T1 与 T2 值（ms）

组　织	T1	T2
胼胝体	380	80
桥脑	445	75
延髓	475	100
小脑	585	90
大脑	600	100
脑脊液	1155	145
头皮	235	60
骨髓	320	80

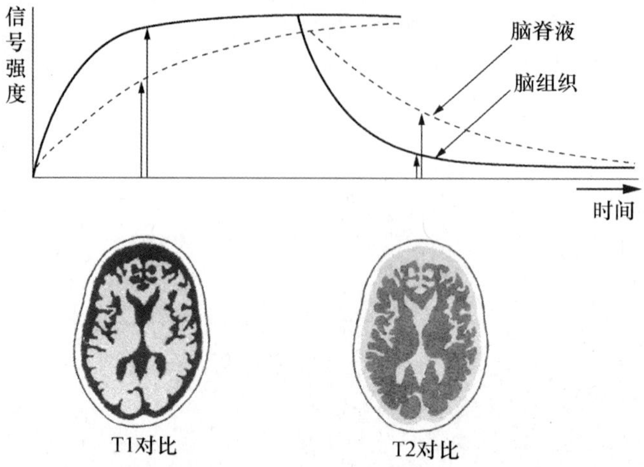

图 8-14　T1 与 T2 对比

由于 T1 弛豫时间远短于 T2 弛豫时间，不同组织又有不同时长的 T1 与 T2 弛豫时间，在射频脉冲停止后不同时间采集信号就会获得不同的对比。如脑脊液主要成分为水，T1 与 T2 弛豫时间均长于脑组织，采集时间早时，获得的影像主要为 T1 对比（左图），脑脊液低信号，黑色。而较晚采集，获得的影像主要为 T2 对比（右图），脑脊液高信号，白色。

另外，影像上组织磁共振信号的强度还与该组织内氢质子的含量相关。水含量高的组织氢质子核的密度高，T1 与 T2 弛豫时间就更长，相应 T1 信号更低，T2 信号更高。

采集到了组织的磁共振信号还不能形成影像，因为此时采集到的是所有激发自旋发出的信号，必须确定信号发出的部位。由于自旋的拉摩尔频率与磁场强度相关，给外磁场纵向上加一个梯度磁场，使被检查者所处的磁场从头到足逐渐增强，我们只要给予其中某一磁场强度（已知）时和拉摩尔频率相同频率的射频脉冲，就能使符合这一频率的自旋得到激发，实现扫描层面的选定。射频脉冲选定层面内的自旋质子进行激发后，自旋质子获得能量，并且相位同步，开始弛豫变化，此时再在 X 方向与 Y 方向上先后加上极短时间的**梯度磁场**，使在激发层内的自旋质子在 X 方向上有了逐渐变化的不同频率，在 Y 方向上有了逐渐变化的不同相位，即**空间编码**，经计算机对采集到的信号进行计算分析，就可得到这一层内不同空间位置上的自旋信号，即磁共振信号的强度。用转换器将每个信号强度转换为相应的模拟灰度，按其空间位置投影于荧光屏，便形成可见的 MRI 灰度影像。

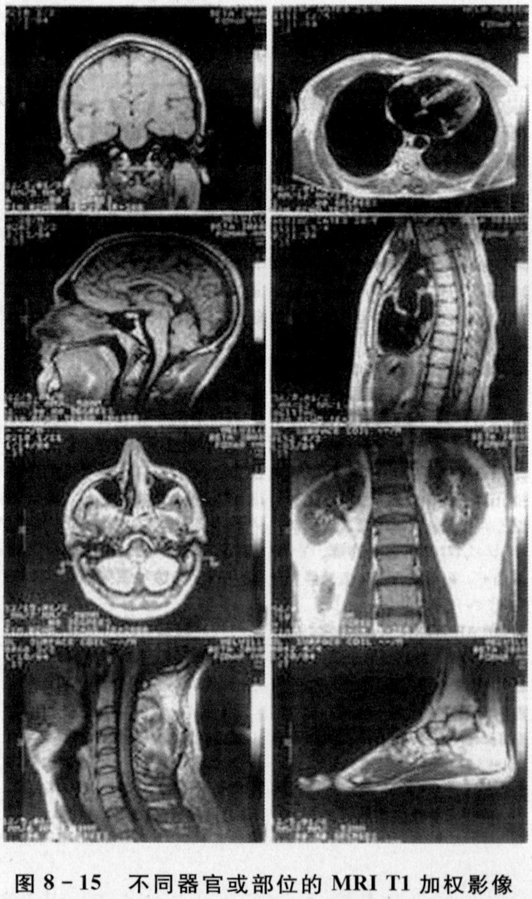

图 8-15　不同器官或部位的 MRI T1 加权影像

在最终形成的 MRI 灰阶影像上，高信号以白色显示，低信号以黑色显示，形成不同信号强度对应不同灰度的灰阶影像。不同组织间的灰度差反映了不同组织的磁共振信号强度的对比，也代表了不同组织间弛豫时间长短的对比：T1 弛豫时间越长，T1 信号越低，影像显示越暗；T2 弛豫时间越长，T2 信号越高，影像显示越亮；反之亦然（表 8-14，图 8-15）。

表 8-4 人体不同组织 T1WI 和 T2WI 上的灰度

	脑白质	脑灰质	脑脊液	脂肪	骨皮质	骨髓质	脑膜
T1WI	白	灰	黑	白	黑	白	黑
T2WI	白	灰	白	白灰	黑	灰	黑

二、MRI 设备

MRI 的成像系统包括 MR 信号产生和数据采集以及数据处理和图像显示两部分。MR 信号的产生来自大孔径、具有三维空间编码的 MR 波谱仪，而数据处理及图像显示部分则与 CT 扫描装置相似。

MRI 设备包括磁体、梯度线圈、供电部分、射频发射器及 MR 信号接收器，这些部分负责 MR 信号产生、探测与编码。模拟转换器、计算机、磁盘与磁带机等则负责数据处理、图像重建、显示与存储（图 8-16）。

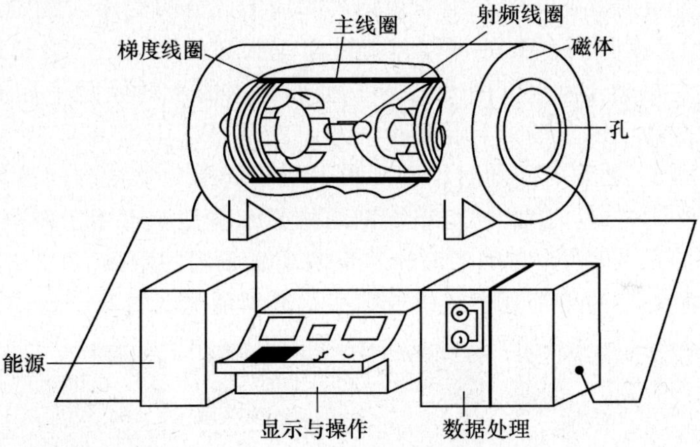

图 8-16 MRI 设备的基本结构示意图

磁体有常导型、超导型和永磁型 3 种，直接关系到磁场强度、均匀度和稳定性，并影响 MRI 的图像质量，因此非常重要。通常用磁体类型来说明 MRI 设备的类型。常导型的线圈用铜、铝线绕成，磁场强度最高可达 0.15～0.3T，超导型的线圈用铌-钛合金线绕成，磁场强度一般为 0.35～2.0T，用液氦及液氮冷却；永磁型的磁体由用磁性物质制成的磁砖所组成，较重，磁场强度偏低，最高达 0.3T。

梯度线圈可修改主磁场，产生梯度磁场。其磁场强度虽只有主磁场的几百分之一。但梯度磁场为人体 MR 信号提供了空间定位的三维编码的手段，梯度场由 X、Y、Z 三个梯度磁场线圈组成，并设有驱动器以便在扫描过程中快速改变磁场的方向与强度，迅速完成三维编码。

射频发射器与 MR 信号接收器为射频系统，射频发射器是为了产生临床检查目的不同的脉冲序列，以激发人体内氢原子核产生 MR 信号。射频发射器及射频线圈很像一个短波发射台及发射天线，向人体发射脉冲，人体内氢原子核相当于接收脉冲的一台收音机。脉冲停止发射后，人体氢原子核变成一个短波发射台，而 MR 信号接收器则成为接收 MR 信号的一台收音机。脉冲序列发射完全在计算机控制之下。

MRI设备中的数据采集、数据处理和图像显示部分，除图像重建由Fourier变换代替了反投影以外，与CT设备非常相似。

三、MRI的影像特点与临床应用

（一）MRI的影像特点

与CT影像相比，MRI影像的最大优点是不同成分的软组织结构对比明显，正常软组织器官的解剖形态显示得更清楚，异常病变组织检出的敏感度高。由于骨皮质内水的成分极低，在MRI影像上几乎无信号，不形成CT影像的X线硬化伪影。

与CT影像相比，MRI影像对水的变化更为敏感。由于水的T1与T2弛豫时间很长，T1信号低，T2信号高，富水的组织或解剖结构在MRI影像，特别是T2WI上显示明显。炎症、肿瘤、外伤等引起的水肿，坏死形成的组织液化，渗出形成的积液均表现为T1WI上低信号、T2WI上高信号。所以也有人说MRI影像是水的影像，主要反应了体内水的变化，包括不同组织，不同部位水含量的变化与所在组织或结构水周围成分的变化。例如，海绵状血管瘤在CT平扫上呈软组织密度肿块，而在MRI T2WI上呈很高信号，与胆囊相近，反映了肿瘤内缓慢流动的血液内主要成分为水（图8-17）；而脂肪内的水的氢质子核周围碳、氧等原子众多，磁场不均匀度高，质子的T1弛豫时间短，在T1WI上呈高信号（图8-17）。由于T1WI表现的主要是T1弛豫时间的对比，反映了质子周围分子结构（晶格）的特点，加上采集时间短，运动伪影轻微，因此软组织解剖结构显示清楚，可用于观察解剖结构的异常。而T2WI主要表现的是T2弛豫时间的对比，反映了质子间的距离、均匀度等特点，对组织内水的变化更为敏感，主要用于观察组织或病变的富水情况（图8-18）。

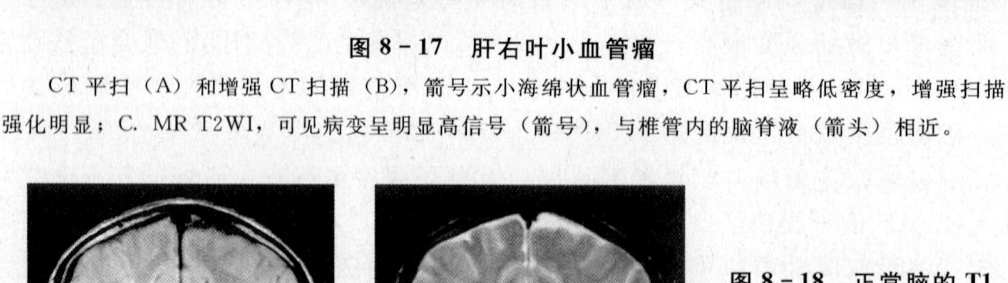

图8-17 肝右叶小血管瘤

CT平扫（A）和增强CT扫描（B），箭号示小海绵状血管瘤，CT平扫呈略低密度，增强扫描强化明显；C. MR T2WI，可见病变呈明显高信号（箭号），与椎管内的脑脊液（箭头）相近。

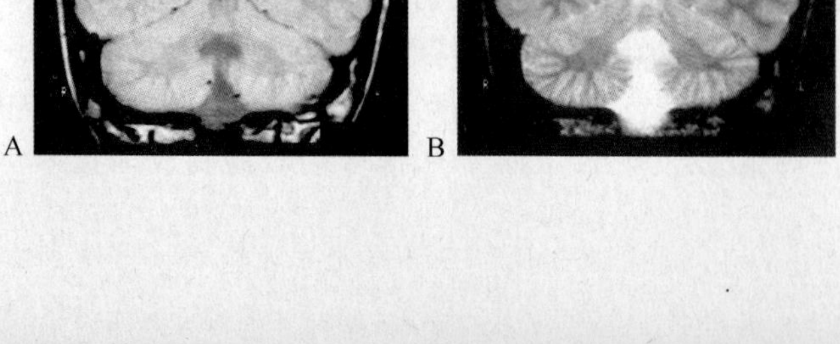

图8-18 正常脑的T1与T2加权MR影像

脑（冠状面）的T1WI（A）与T2WI（B）。与T2WI相比，T1WI上灰质、白质的结构显示更清楚。

与 CT 类似，MRI 也可利用对比剂静脉注射后扫描的方法行增强检查。常用对比剂为金属钆的螯合物：Gd-DTPA（钆-二乙三胺五醋酸）。对比剂进入组织后，钆离子周围强大的小磁场使组织内的磁场变得极不均匀，使质子的 T1 弛豫时间明显缩短，在 T1WI 上，组织的 T1 信号明显增高，其增高的幅度与进入组织内的对比剂钆的浓度正相关——组织得到了增强。这种对比剂不能通过完整的血脑屏障，不被胃黏膜吸收，完全处于细胞外间隙内，无特殊靶器官分布，有利于鉴别肿瘤和非肿瘤的病变。MRI 对中枢神经系统进行对比剂增强扫描时，病灶增强与否及增强程度与病灶血供的多少和血脑屏障破坏的程度密切相关，因此有利于中枢神经系统疾病的诊断。

（二）其他常用 MR 成像技术

1. 磁共振血管成像（magnetic resonance angiography，MRA）　在采集信号时，被射频脉冲激发的血管内血液中的质子已随血流流出扫描层，而此时采集层内血管中是没有受到激发的血液，因此没有磁共振信号，在影像中呈无信号的黑色，称为**流空现象**，在流动的血液及相邻组织之间有显著的对比，从而提供了 MR 血管成像的可能性。目前已应用于大、中血管病变的诊断，并在不断改善。MRA 不需穿刺血管和注入造影剂，有很好的应用前景。

2. MR 水成像　由于自由水的 T2 弛豫时间远较固态组织内水的 T2 弛豫时间长，在 T2 弛豫开始更长时间后采集信号，此时固态组织内的质子信号已衰减接近 0（完全散相），而自由水内质子仍有信号，采集到的信号只代表了自由水，形成的影像称为 MR 水成像。MR 水成像广泛应用于胰胆管成像（MR 胆管成像，MRC），尿路成像（MR 尿路成像，MRU），可部分取代常规胰胆管与尿路造影。

注意：MR 设备的磁场与射频可引起心脏起搏器人工频率的紊乱，带有心脏起搏器的人应远离 MRI 设备。体内的金属植入物，如金属夹，可能在 MR 强磁场下发生移动，不仅影响 MRI 的图像，还可对患者造成严重后果，也不能进行 MRI 检查，应当注意。

四、MRI 的临床应用

在神经系统应用较为成熟。三维成像和流空效应使病变的定位诊断更为准确，并可观察病变与血管的关系。对脑干、幕下区、枕大孔区、脊髓与椎间盘的显示明显优于 CT。对脑脱髓鞘疾病、多发性硬化、脑梗死、脑与脊髓肿瘤、血肿、脊髓先天异常与脊髓空洞症的诊断有较高价值。

纵隔在 MRI 上，脂肪与血管形成良好对比，易于观察纵隔肿瘤及其与血管间的解剖关系。对肺门淋巴结与中心型肺癌的诊断，帮助也较大。

心脏大血管在 MRI 上因可显示其内腔，所以，心脏大血管的形态学与动力学的研究可在无创伤的检查中完成。

对腹部与盆部器官，如肝、肾、膀胱、前列腺、子宫、颈部和乳腺，MRI 检查也有相当价值。在恶性肿瘤的早期显示中，对血管的侵犯以及肿瘤的分期方面优于 CT。

骨髓在 MRI 上表现为高信号区，侵及骨髓的病变，如肿瘤、感染及代谢疾病，MRI 上可清楚显示。在显示关节内病变及软组织方面也有其优势。

MRI 在显示骨骼和胃肠方面有一定限度。

MRI 还有望对血流量、生物化学和代谢功能方面进行研究，对恶性肿瘤的早期诊断也带来希望。在完成 MRI 检查的磁场强度范围内，对人体健康不致于造成不良影响，所以是一种非损伤性检查。但是，MRI 设备昂贵，检查费用高，检查所需时间长，对某些器官和疾病的检查还有限度，因此，需要严格掌握适应证。

第三节　DSA

DSA 是数字减影血管造影（digital subtractive angiography）的简称。常规血管造影影像上，血管与骨骼及软组织影重叠，血管显影不清。利用“减影”的方法，可部分或全部去除血管外结构的影像，使血管影像更为清晰。过去采用的是胶片法：将注射造影剂前拍摄的相同部位的 X 线片与未曝光的 X 线胶片重叠后再曝光，形成负像（蒙片）；再与造影后拍摄的胶片重叠，并用手动配准，使造影片（正像）与蒙片上的影像（负像）完全重合，正负影像相抵，形成灰色背景，叠好后再与新胶片叠在一起曝光，便可获得没有背景结构影像的血管影像。减影技术可消除骨骼和软组织影，以免除血管外结构影像的干扰。DSA 则是利用计算机处理数字化影像数据的方法，完成减影效果。Nudelman 于 1977 年获得第一张 DSA 的图像。目前，在血管造影中这种技术的应用已很普遍。

一、DSA 的基本概念与成像原理

（一）基本概念

与传统胶片减影相比，DSA 最大的不同，是减影过程在数字影像的基础上完成。将蒙片每一个像素数字反转后形成反相数字影像，再与造影后的数字影像的对应像素数值相减，便可获得数字减影影像。

（二）成像原理

DSA 是数字 X 线成像的一种，有视频模拟-数字转换减影与直接数字成像减影两种方式。现代 DSA 设备多采用数字平板采集数据，用直接数字影像的方式形成减影影像。

1. 视频模拟-数字转换减影　X 线穿透人体，由于解剖结构及器官组织密度、厚度不同，穿透人体的 X 线量不同，在荧光屏上获得明暗不同的影像。

将不同强度的视频信号通过特殊视频增幅器处理后，扩大低视频强度区和压缩高视频强度区的显示，使高、低视频强度区同时清晰地显示在视频影像上。

经视频增幅器处理后图像仍为模拟像。经计算机处理，经模拟/数字转换器转成数字，顺序排成数字矩阵，数字矩阵可为 256×256、512×512、或 1024×1024。像素越小、越多，则图像越清晰。如将数字矩阵的数字经数字/模拟转换器转换成模拟图像，并于影屏上显示，则这个图像就是经过数字化处理的图像。即将视频影像转变成数字影像。

在视野内发生某些特定改变前后，如血管内注射对比剂前后分别获取影像，通过数字化影像处理，实现减影突出的特定结构，如含碘对比剂的血管。

2. 直接数字影像减影　由数字平板采集特定改变前后的投照 X 线信息，直接形成数字影像，数字减影后转换为模拟灰度影像投影于荧屏。影像空间分辨率与数字平板的性能直接相关。

（三）数字减影方法

数字减影血管造影的方法有时间减影法、能量减影法、混合减影法以及动态数字减影体层摄影法等几种，目前常用的是时间减影法。时间减影法即经导管内快速注入有机碘水造影剂，在造影剂到达欲查血管之前，血管内造影剂浓度处于高峰和造影剂被廓清的这段时间

内，使检查部位连续成像，比如每秒成像一帧，共得图像10帧。在这一系列图像中，取一帧血管内不含造影剂的图像和含造影剂最多的图像，用这两帧同一部位的图像的数字矩阵，经计算机进行数字减影处理，使两个数字矩阵中代表骨骼及软组织的数字被抵消，而代表血管的数字不被抵消。这样，这个经计算机减影处理的数字矩阵被数字/模拟转换器转换为图像后，便没有骨骼和软组织影像，只有血管影像，达到减影目的。这两帧图像称为减影对，因系在不同时间所得，故称为时间减影法。时间减影法的各帧图像是在造影过程中所得，易因运动不尽一致而造成减影对不能精确重合，即配准不良，致使血管影像模糊。

二、DSA成像方式

根据将造影剂注入动脉或静脉而分为动脉DSA（intraarterial DSA，IADSA）和静脉DSA（intravenous DSA，IVDSA ）两种。由于IADSA血管成像清楚，造影剂用量少，所以应用多。

1. IADSA　将导管插入动脉后，经导管注入肝素3000～5000 U，行全身低肝素化，以防止导管凝血。将导管尖插入欲查动脉开口，导管尾端接压力注射器，快速注入造影剂。注入造影剂前将影屏对准检查部位。于造影前及整个造影过程中，以每秒1～3帧或更多的帧频，摄像7～10秒。经操作台处理即可得减影的血管图像。

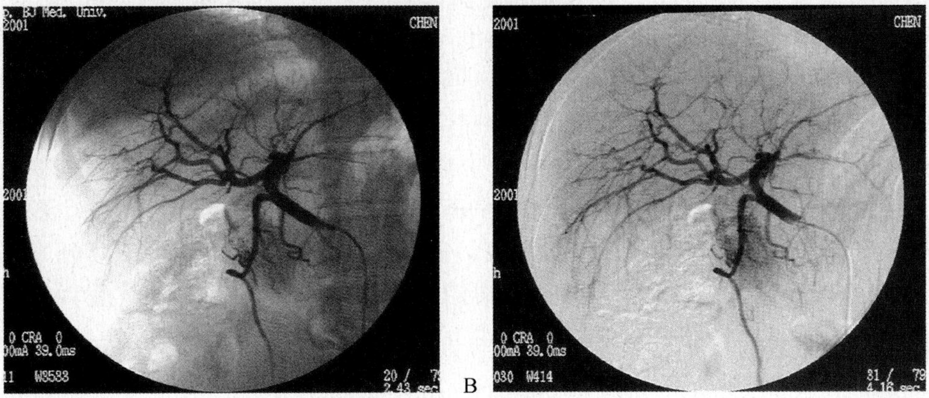

A　B

图8-19　正常肝脏DSA

A. 减影前的肝动脉血管造影，可见腹部软组织与骨骼影像；B. 减影后的影像，背景影像减除，只有高密度的血管影像，血管（肝动脉）细小分支显示更为清晰。

2. IVDSA　可经导管或针刺静脉，向静脉内注入造影剂，再进行减影处理。其优点是操作方便，缺点是检查区大血管同时显影，互相重叠，造影剂用量大。

3. 动态DSA　在球管、人体、检测器规律运动的情况下，获得DSA图像的方式。能对运动部位进行成像。

4. 三维DSA　通过软件控制双C臂DSA系统进行双平面血管造影，将两个不同方向的造影像分别显示在两台监视器上，通过观测镜观看三维影像，还可通过软件测量病变的三维空间位置。

5. 影像测量与线路图　由于DSA为数字影像，可很方便地在影像上进行各种测量，如病变血管的狭窄程度、病变长度，甚至设计内支架的尺寸等。利用DSA与透视影像叠加，可显示导丝在血管内的动态位置，帮助选择插管时的操作。

6. ACT 现代平板探测器DSA设备具有CT成像功能。利用平板探测器采集到的数据进行类似CT的数据处理，形成横轴位断层影像，也可以进行各种三维血管影像的图像后处理。非常有利于介入治疗后即刻的影像评价。

三、DSA的临床应用

目前，IADSA对动脉的显示已达到或超过常规选择性动脉造影的水平，应用选择性或超选择性插管，对直径200 μm以下的小血管及小病变，IADSA也能很好显示。而观察较大动脉，可不作选择性插管。所用造影剂浓度低、剂量少，还可实时观察血流的动态图像。作为功能检查手段，DSA可行数字化信息储存。

IVDSA经周围静脉注入造影剂，即可获得动脉造影，操作方便，但检查区的大血管可同时显影，互相重叠，造影剂用量较多，故临床应用少，不过在动脉插管困难或不适于作IADSA时可以采用。

DSA有助于心、大血管的检查。对主动脉夹层、主动脉瘤、主动脉缩窄或主动脉发育异常和检查肺动脉可用IVDSA。DSA对显示冠状动脉亦较好。

IADSA对显示颈段和颅内动脉均较清楚，可用于诊断颈段动脉狭窄或闭塞、颅内动脉瘤、血管发育异常和动脉闭塞，以及颅内及颅内肿瘤的供血动脉和肿瘤染色等。

对腹主动脉及其大分支以及肢体大血管的检查，DSA也很有帮助。三维立体实时成像，更有利于病变的显示。

- DSA的限制性：① 血管影像重叠，同一部位多血管相互重叠，故需要多体位投照，例如正侧位同时投照。② DSA有利于显示小动脉支，但对0.2 mm以下的微小血管尚不能显示。③ 非自主亦即不随意的运动，如吞咽、呼吸及胃肠蠕动影响蒙片的配准，出现减影伪影，影响图像清晰度。需要患者密切合作，避免一切随意的运动。另外，DSA为轻微有创检查，其诊断功能目前已基本由CT或MRI替代，因而主要应用于介入治疗。

第四节 CR与DR

传统的X线成像是经X线摄照，将影像信息记录在胶片上，在显、定影处理后，影像才能于照片上显示。数字X线机是计算机数字图像处理技术与X射线放射技术相结合而形成的X线投照设备。在原有的诊断X线机直接胶片成像的基础上，通过A/D转换和D/A转换，进行实时图像数字处理，进而使图像实现数字化。它的出现打破了传统X线机的观念，实现了人们梦寐以求的模拟X线图像向数字化X线图像的转变。

特点：

- 最突出的优点是分辨率高，图像清晰、细腻，医生可根据需要进行诸如数字减影等多种图像后处理，以期获得理想的诊断效果。
- 该设备在透视状态下，可实时显示数字图像，医生再根据患者病症的状况进行数字摄影，然后通过一系列影像后处理如边缘增强、放大、黑白翻转、图像平滑等功能，可从中提取出丰富可靠的临床诊断信息，尤其可对早期病灶的发现提供良好的诊断条件。

➢ 数字化 X 线机形成的数字化图像比传统胶片成像所需的 X 射线剂量要少，因而它能用较低的 X 线剂量得到高清晰的图像，同时也减少了患者受 X 射线辐射的危害。

➢ 由于它改变了已往传统的胶片摄影方法，可使医院放射科取消原来的图像管理方式和省去胶片库房，而可采用计算机无片化档案管理方法取而代之，可节省大量的资金和场地，极大地提高工作效率。此外，由于数字化 X 线图像的出现，结束了 X 线图像不能进入医院图像存档与传输系统（PACS）的历史，为医院进行远程专家会诊和网上交流提供了极大的便利。

➢ 另外，该设备还可进行多幅图像显示，进行图像比较，以利于医生准确判别、诊断。通过图像滚动回放功能，还可为医生回忆整个透视检查过程。CR 与 DR 同属数字化成像。

一、CR

CR（computed radiography）即计算机成像，是利用储式磷板（图像板，即 IP 板）记录经人体后不同衰减空间分布的 X 线潜影，再经过扫描仪读出影像数据的成像技术。

（一）成像原理

CR 的成像要经过影像信息的记录、读取、处理和显示等步骤（如图 8－20）。

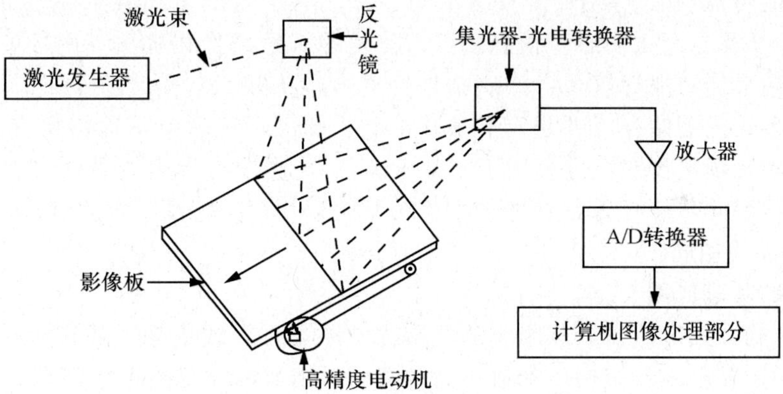

图 8－20　CR 影像数据的读取

1．影像信息的记录　用一种含有微量元素铕的钡氟溴化合物结晶制成的 IP 板代替 X 线胶片，接受透过人体的 X 线，使 IP 感光，形成潜影。X 线影像信息由 IP 记录。IP 可重复使用达 2 万～3 万次。

2．影像信息的读取　IP 上的潜影用激光扫描系统（图 8－20）读取，并转换成数字信号。激光束对匀速移动的 IP 整体进行精确而均匀的扫描。在 IP 上由激光激发出的辉尽性荧光，由自动跟踪的集光器收集，复经光电转换器转换成电信号，放大后，由模拟/数字转换器转换成数字化影像信息。由 IP 扫描后，则可得到一个数字化图像。

3．影像信息的处理　影像的数字化信号经图像处理系统处理，可以在一定范围内任意改变图像的特性。这是 CR 优于 X 线平片之处，X 线平片上的影像特性是不能改变的。图像处理的主要功能有：灰阶处理、窗位处理、数字减影血管造影处理和 X 线吸收率减影处理等。

➢ 灰阶处理：通过图像处理系统的调整，可使数字信号转换为相应灰度，形成影像对比，在人眼能辨别的范围内进行相应数字信号与灰度对应关系的调整，以达到最佳的视觉效果，这有利于观察不同的组织结构。例如胸部可得到两张分别显示肺和纵隔的最佳图像。

➢ 窗位处理：以某一数字信号为0，即中心，使一定灰阶范围内的组织结构，以其对X线吸收率的差别，得到最佳的显示，同时可对这些数字信号进行增强处理。窗位处理可提高影像对比，有利于显示组织结构，如骨小梁的显示。
➢ 数字减影血管造影处理：选择血管造影一系列CR图像中的一帧为负片（蒙片）进行数字减影处理，可得到DSA图像。
➢ X线吸收率减影处理：用两个不同的X线摄影条件摄影，选择其中任何一帧作为负片进行减影，则可消除某些组织。例如对胸部行减影处理可消除肋骨影像，以利于观察肺野。

4. 影像的显示与存储　数字化图像经数字/模拟转换器转换，于荧屏上显示出人眼可见的灰阶图像。荧屏上的图像可供观察分析，还可用多帧光学照相机摄于胶片上，用激光照相机可把影像的数字化信号直接记录在胶片上，可提高图像质量。激光照相机同自动洗片机联成一体，可减少操作程序。CR的数字化图像信息还可用磁带、磁盘和光盘作长期保存。

（二）CR的特点

CR的图像质量与所含的影像信息量可与传统的X线成像相媲美。图像处理系统可调节对比，故能达到最佳的视觉效果，摄照条件的宽容范围较大，患者接受的X线量减少。图像信息可由磁盘或光盘储存，并进行传输。CR设备相对较简单，价格便宜。IP板使用方便，既可用于固定场地投照，也可用于床旁成像。CR图像与传统X线图像都是所摄部位总体的重叠影像，因此，传统X线能摄照的部位都可以用CR成像，而且对CR图像的观察与分析也与传统X线相同。

（三）CR的临床应用

CR对骨结构、关节软骨及软组织的显示优于传统的X线成像，还可行矿物盐含量的定量分析。CR易于显示纵隔结构，如血管和气管。对结节性病变的检出率高于传统的X线成像，但显示肺间质与肺泡病变则不及传统的X线图像。CR在观察肠管积气、气腹和结石等含钙病变优于传统X线图像。

用CR行体层成像优于X线体层摄影。胃肠双对比造影在显示胃小区、微小病变和肠黏膜皱襞上，CR优于传统的X线造影。

CR是一种新的成像技术，在不少方面优于传统的X线成像，但从效益-价格比考虑，尚难于替换传统的X线成像。在临床应用上，CR不像CT与MRI那样不可代替。

二、DR

（一）成像基本原理

DR（digital radiography）即直接数字化X射线摄影。最初的DR是利用摄像管成像的。先使人体某部在影像增强器影屏上成像，用高分辨率摄像管对影像增强器上的图像行序列扫描，把所有的连续视频信号转为间断的各自独立的信息，有如把影像增强器上的图像分解成n行×n列的小方块，即像素，由此得到与每一像素亮度相应强度的电信号。经模拟/数字转换器将电信号转成相应数字，并按像素坐标排成数字矩阵。这样，图像就被像素化和数字化了（图 8-21，图 8-22）。数字矩阵可为 256×256、512×512 或 1024×1024。像素越小、越多，则图像越清晰。将每一像素的数字信号经数字/模拟转换器转换成模拟灰度值，并于影屏上显示，这个图像就是经过数字化处理的图像。

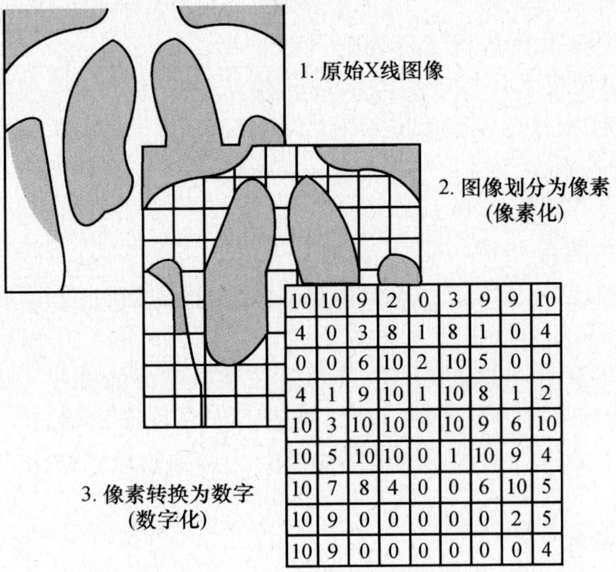

图 8-21　X 线影像的数字化

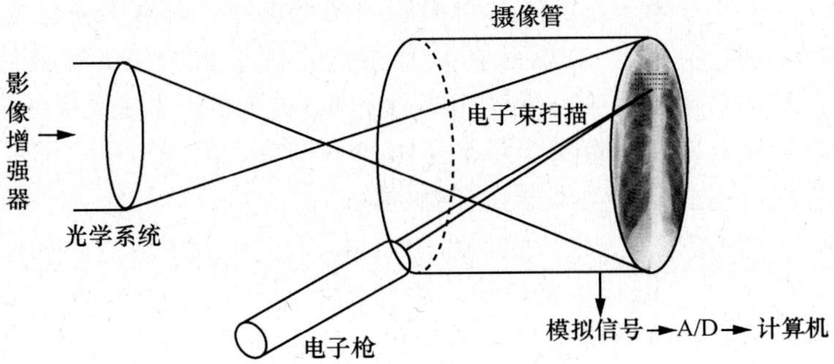

图 8-22　摄像管 DR 原理示意图

由影像增强器形成的影像经光学系统投影于摄像管，由电子枪对影像进行扫描，将扫描所得每一像素的电信号进行模数转换（A/D 转换）后形成数字信号送入计算机处理。

现代 DR 设备大多采用非晶硅平板探测器，X 线曝光后直接读取影像数字数据，也称直接数字 X 线摄影（direct digital radiography，DDR）。成像速度更快，影像质量更高。

（二）DR 临床应用

数字化图像与传统 X 线图像都是所摄部位总体的重叠影像，因此传统 X 线能摄照的部位也都可以用 DR 成像，而且对 DR 图像的观察与分析也与传统 X 线相同。所不同的是 DR 图像是由一定数目的像素所组成。

数字化图像对骨结构、关节软骨及软组织的显示优于传统的 X 线成像，还可行矿物盐含量的定量分析。数字化图像易于显示纵隔结构如血管和气管，对结节性病变的检出率高于传统的X线成像，但显示肺间质与肺泡病变则不及传统的X线图像。DR在观察肠管积气、气腹和结石等含钙病变优于传统X线图像。

用数字化图像行体层成像优于X线体层摄影。胃肠双对比造影在显示胃小区、微小病变和肠黏膜皱襞上，数字化图像优于传统的X线造影。

DR是一种新的成像技术，在不少方面优于传统的X线成像，但从效益-价格比考虑，尚难于替换传统的X线成像。在临床应用上，DR不像CT与MRI那样不可代替。

三、DR与CR比较

（一）DR与CR共同点

都是将X线影像信息转化为数字影像信息，其曝光宽容度相对于普通的增感屏-胶片系统体现出某些优势：CR和DR由于采用数字技术，动态范围广，都有很宽的曝光宽容度，因而允许照相中的技术误差，即使在一些曝光条件难以掌握的部位，也能获得很好的图像。CR和DR可以根据临床需要进行各种图像后处理，如各种图像滤波、窗宽窗位调节、放大漫游、图像拼接，以及距离、面积、密度测量等，为影像诊断中的细节观察、前后对比、定量分析提供技术支持。

（二）DR与CR应用比较

1. 成像原理　DR是一种X线直接转换技术，它利用硒作为X线检测器，成像环节少。CR是一种X线间接转换技术，它利用图像板作为X线检测器，成像环节相对于DR较多。

2. 图像分辨率　DR系统无光学散射而引起的图像模糊，其清晰度主要由像素尺寸大小决定。CR系统由于自身的结构，在受到X线照射时，图像板中的磷微粒使X线产生散射，引起潜像模糊。在判读潜像过程中，激光扫描仪的激发光在穿过图像板的深部时产生散射，沿着路径形成受激荧光，使图像模糊，降低了图像分辨率，因此当前CR系统的不足之处主要为时间分辨率较差，不能显示动态器官和结构。

3. 设备　DR是今后的发展方向，但就目前而言，DR的14 in×17 in（1 in＝2.54 cm）影像采集板是由4块7.5 in×8 in板拼接组成，每块的接缝处由于工艺的限制不能做得完全无缝，且一旦其中一块损坏必将导致4块全部更换，不但费用昂贵，还需改装已有的X线机设备，而CR相对费用较低，且多台X线机可同时使用，无需改变现有设备。

4. 机型　CR系统更适用于X线平片摄影，其非专用机型可和多台常规X线摄影机匹配使用，且更适用于复杂部位和体位的X线摄影。DR系统则较适用于透视与点片摄影及各种造影检查，由于单机工作时的通量限制，不易取代大型医院中多机同时工作的常规X线摄影设备，但较适用于小医疗单位和诊所的一机多用目的。事实上，CR和DR系统在相当长的一段时间内将是一对并行发展的系统。

四、DDR与CR的比较

（一）成像原理

DDR是一种X线直接转换技术，它利用非晶硅作为X线的检测器，由非晶硅上覆盖的晶体电路把X线光子直接转换成数字化电流。

CR是一种X线的间接转换技术，它利用图像板作为X光检测器，图像板受到X线照射后立即发出荧光，在这个过程中X线的能量损失近一半，并以潜像的形式储存空间图像中残留的X线强度变化。潜像信号随着时间衰减。扫描仪扫描图像扳时，潜像信号经激光转化为可见光，通过光电系统送到计算机成像。

（二）图像质量

1. 图像分辨率　CR系统由于自身的结构，在受到X线照射时，图像板中的磷微粒使X线存在着散射，引起潜像模糊，更严重的是在读出影像的过程中，扫描仪的激发光在穿透图像板的深部时产生散射，沿着路径形成受激荧光，使图像模糊，降低了图像的分辨率。

DDR系统不存在光学模糊，其清晰度主要由像素尺寸决定。

2. 曝光宽容度　相对于普通的屏胶系统，CR和DDR由于采用了数字技术，动态范围广，都有很宽的宽容度，但DDR系统允许照相中的技术误差，即使在一些条件难以掌握的场合也能获得很好的图像。

3. 噪音　在CR系统中存在许多噪音源，包括图像板的结构噪音，在转换和检测X线光子中引入的波动，激光功率漂移，激光束位置的漂移，激光束扫描图像板发出的几率波动以及电子链中的噪音等。

DDR系统中的噪音主要是结构噪音，但由于DDR在直接截获图像前，能自动对电子暗盒进行恢复，因此，大大减低了结构噪音，相比之下，DDR的信噪比比CR高得多。

（三）曝光剂量

DDR系统能直接获取数字图像数据，而CR系统是利用残留的潜像来生成图像，并且随着时间的推移，信号存在衰减，因此，相对于DDR和屏—胶系统，CR的X线量子转换率（DQR）比较低，曝光剂量要求高。

（四）工作效率

CR系统产生一幅图像需要先把图像板（IP板）曝光，再用扫描仪读出，整个过程需要多个步骤，时间较长。

DDR系统中，在曝光结束后，操作员经过3秒就能看到定位图像，从而判断摆位是否正确，条件是否合适，消除由于运动、技术和定位因素引起的重复拍片，而且数字矩阵可以固定在设备内，技术人员不必为每一次检查塞进又拿出片夹，减轻了劳动强度，节省了时间，提高了工作效率。

（五）系统兼容性

CR系统成像时间长，要提高患者的流量，就必须增加设备，这样加重了医院的设备投入资金。

DDR可用于平床、立式胸片架、手提式或移动式X线机，且可以和滤线器联用，既可用于床内又可用于床外。由于曝光时间间隔短，对于医院来说，只要很少的数字平板就能满足所有的要求，从而节省大量的投资。

（六）网络集成

CR和DDR系统获取的都是数字图像，都能联网。但DDR是直接转换技术，将为未来的无胶片化影像学提供最终的标准模块，因而网络集成特性更强。DDR技术对常规投照式X线影像产生了革命性的改变，许多方面都优于CR和增感屏—胶片系统。

（胡立斌　孙永光　唐光健）

第九章　技能操作指导

第一节　一般操作要领

一、透视

- 透视前要认真阅读申请单，了解临床会诊的重点及要求解决的问题。
- 视野顺序正确：透视检查应遵循一定顺序，视野大小适当，将受检部位靠近荧光屏，以免影像放大；透视心脏尤其应当注意，否则可能误认为心脏增大。胸透开始一般应将缩光器适当开大，观察全貌，然后再缩小光圈，自肺尖向下移动荧光屏，依次仔细检查，必要时应两侧肺野对照比较。透视时请患者深呼吸，有助于鉴别诊断。
- 转动体位：透视中应随时转动患者体位，包括斜位、侧位等，必要时尚可采用侧卧水平透视。
- 间隔曝光：透视应该注意脚开关的断续，每数秒间断一次，以防 X 线球过热而受到损坏，并减少患者不必要的照射量，婴幼患儿尤当注意。脚开关断续过频，也影响对影像的观察。一般集体胸部查体透视，平均每人 30～60 s，疑难患者可适当延长。对年老体弱者，应防止发生意外。透视时应当给患者作好放射防护。

二、投照

从接诊患者到照出一张好的 X 线片，需要医（技）师以人为本，做好每一个环节的工作。

- 认真阅读照相申请单，了解临床要求解决什么问题。
- 接诊患者："您好！哪里不舒服？"（这一环节很重要，可避免因临床医生开错部位而导致照错部位，例如：左、右侧）。
- 向患者说明除去照相部位金属衣、物的必要性。有条件的可事先在更衣室换检查服。
- 根据投照部位，指导患者佩戴防护用具，作好射线防护。
- 摆位：根据投照要求，摆放患者体位。特殊患者（如外伤被动体位、严重畸形）可根据实际情况进行特殊体位投照。
- 正确选择胶片尺寸，以包括一个部位为宜。做好患者信息（尤其是左、右）的标记。
- 正确设置摄影条件。
- 投照完毕，对卧位的患者要主动托扶下床，送出门外。
- 洗片。
- 整个过程中要与患者交流，使其放松、配合。

三、报告书写

影像诊断报告并无一定的格式，一般分以下 4 部分：

➢ 一般项目：X线片号、日期、姓名、性别、年龄、投照部位及检查方法，以上内容应当如实、准确、认真填写。
➢ 影像描述：在全面观察的基础上，按照一定顺序进行描写。
➢ 印象：是在全面描述以后，以影像所见为依据，再参考临床所提供的资料，进行综合分析、逻辑推理，总结出诊断结论。印象可以有几个，可按照先重后轻，先病变，次解剖变异为顺序排列。
➢ 签名、日期：签名要规范、认真。

书写影像报告应当注意的几个问题：
➢ 要以严格的科学态度书写一份报告，应当重视报告的科学性，必须仅就影像表现，采用诊断学术语进行描写，不能掺杂任何主观臆断成分。
➢ 影像诊断报告的叙述部分和印象部分要前后呼应。要有逻辑性，切忌前后脱节，文不对题。
➢ 必须突出重点。在读片及描述时固然应当全面观察，巨细不漏，养成循序渐进的良好习惯。但为了提高工作效率，在书写每一份具体报告时都应当有所侧重，突出重点，而不应千篇一律、泛泛叙述，也要避免过于繁琐。
➢ 要针对临床的问题进行回答。影像诊断报告必须针对临床医生希望了解的问题进行答复，这样才是有的放矢。如胃大部切除术后，患者呕吐，临床医生希望了解胃的残端的情况，如吻合口位置、形态、大小及排空时间等。如果报告没有明确的针对性，不能解决对患者的诊断，不能回答临床医生的问题，就不能认为是一份好的诊断报告。
➢ 遇有疑难病例，放射科医生要根据影像所见及临床资料与临床医生共同研究，作出诊断结论。这种做法才比较全面、正确或接近正确。如果影像诊断和临床诊断发生矛盾时，既不可轻易放弃己见，追随临床，也不能武断地固执己见，进行牵强附会的解释，正确的态度应是主动与临床医生研究发生矛盾的原因，或提出进一步检查的意见。

四、上消化道与尿路造影

见第六章。

第二节　各系统投照

一、骨骼和肌肉系统

（一）腰椎摄影（图9－1）

1. 腰椎前后位　使用滤线器，距离75～100 cm。

患者仰卧于摄影台上，身体正中面或胸骨—耻骨联合线对台面中线。头部和二肩用枕头垫高，两侧髋部和膝部弯曲，使腰部靠近台面，以矫正腰椎的生理弯曲度，减少失真现象。暗盒上缘包括第11胸椎，下缘包括上部骶椎，或将脐孔上方2 cm处对暗盒中心。

中心线：对准脐孔上方2 cm处，通过第3腰椎，与暗盒垂直。

嘱患者深吸气后屏气，曝光。

2. 腰椎侧位　使用滤线器，距离：75～100 cm。

患者仰卧于摄影台上，脊柱对台面中线。两侧髋部和膝部稍弯曲，或将近台侧下肢伸直，离台侧下肢向前弯曲，并用枕头或沙袋支撑，使患者易于固定并较为舒适。腰部用棉垫垫平，使脊柱长轴与台面平行，背部与台面垂直，成完全侧位。暗盒上缘包括第11胸椎，下缘包括骶椎，将第3腰椎放于暗盒中心。

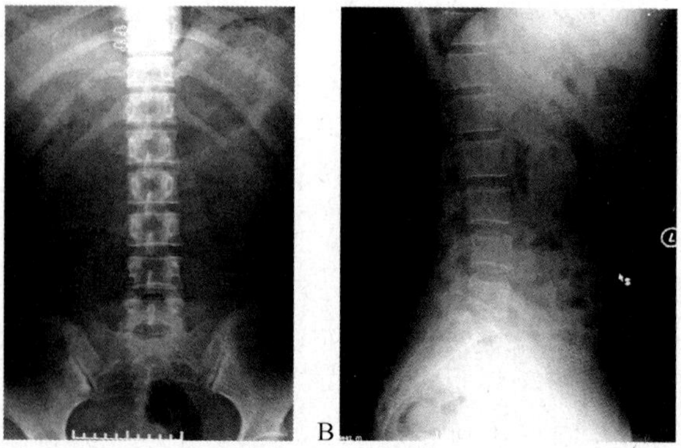
A　B

图9－1　正常腰椎

A. 正位；B. 侧位。

肢体摆法也可简单化为：患者侧卧，靠台侧下肢弯曲，离台侧伸直，并放于对侧小腿上，这样腰部就自然伸直摆正，也易于固定，其他仍如上。

中心线：对准第3腰椎棘突前方约8 cm处，通过第3腰椎体，与暗盒垂直。嘱患者深吸气后屏气，曝光。

（二）躯干、四肢摄影原则

- 多数部位要照正侧位像；
- 特殊部位和要求照正、斜位，如肋骨、掌指（跖趾）骨；
- 包括周围的软组织；
- 下肢长骨要包括一个邻近的关节；
- 鉴别先天变异与骨折时应加照对侧肢体。

（三）骨龄

- 常用摄影部位：双手腕部正位；
- 基本估算方法：见表9－1，图9－2；参看图2－7。

表9－1　腕部骨化中心出现与骨骺愈合年龄

	男	女
头骨出现	出生～1岁	出生～1岁
钩骨出现	出生～1岁	出生～1岁
三角骨出现	2～6岁	2～4岁
月骨出现	3～7岁	2～5岁
舟骨出现	5～7岁	4～5岁
大多角骨出现	4～7岁	3～5岁
小多角骨出现	4～10岁	3～5岁
豆骨出现	10～16岁	9～14岁
桡骨远端骨骺出现	7月～8岁	2月～3岁
桡骨远端骨骺愈合	17～20岁	17～20岁
尺骨远端骨骺出现	6～11岁	7～8岁
尺骨远端骨骺愈合	18～20岁	16～20岁

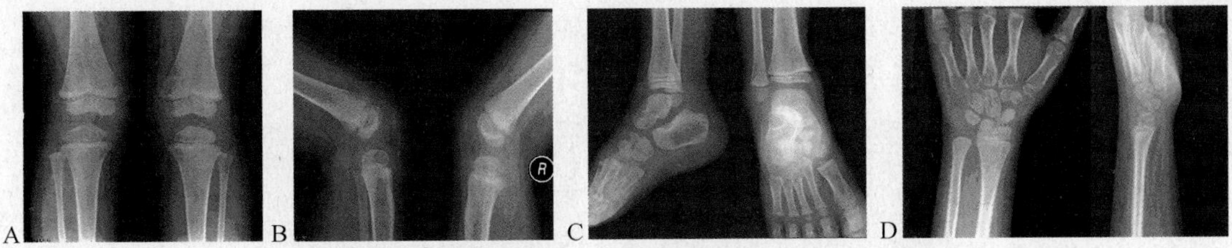

图 9-2　骨龄

A. 双膝关节正位（4 岁）；B. 双膝关节侧位（4 岁）；C. 右踝关节正侧位（5 岁）；D. 左腕关节正侧位（6 岁）。

二、呼吸系统

（一）胸部摄影

常用摄影体位：后前位、侧位、前弓位（图 9-3）。

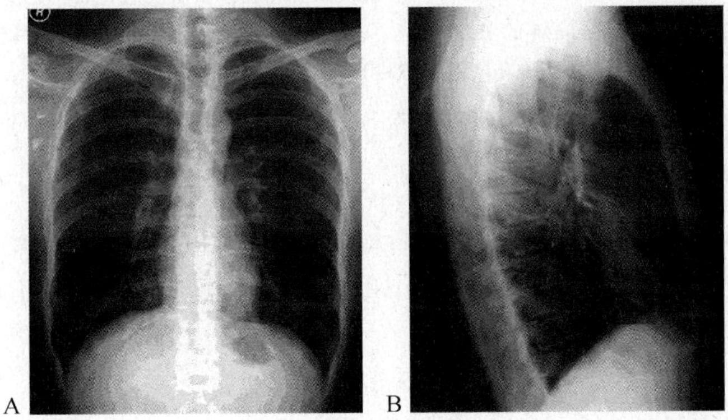

图 9-3　正常胸部

A. 正位；B. 侧位。

（二）肺野的划分

肺野指双肺于胸片上的投影，为纵隔两侧较均匀一致的透亮区。常用九分法分区。

锁骨以上为肺尖，锁骨以下到第 2 肋骨前端的下缘，称锁骨下区；第 2 肋骨前端下缘和第 4 肋骨前端下缘划两条平行横线，将肺野分为上、中、下肺野。将肺野纵行分为内、中、外三等分，内 1/3 为内带，包括肺门阴影；中 1/3 为中带，可见明显的肺纹理；外 1/3 为外带。

（三）气胸肺压缩程度的估算方法（图 9-4）

方法一：四等分法

气胸线由外向内回缩 1/4 肺野时实际容积约减少 50%；减缩至 1/2 时已达 75%；缩至内 1/4 时，肺容积只有原来的 1/16 左右。

方法二：考虑到气体分布的特点、结合肺萎陷的程度将气胸分为 4 度。

第 1 度：新月形气层位于肺尖和上肺野的外带部分，其肺尖部分的气胸线影不低于锁骨上缘。

第 2 度：气胸线影位于肺野的中、外 1/3 部分。肺尖低于锁骨下缘。

第 3 度：无肺纹理的萎陷区大于 1/3 至 2/3 肺野。

第 4 度：超过第 3 度。无肺纹理萎陷区已超过肺野的 2/3 以上。

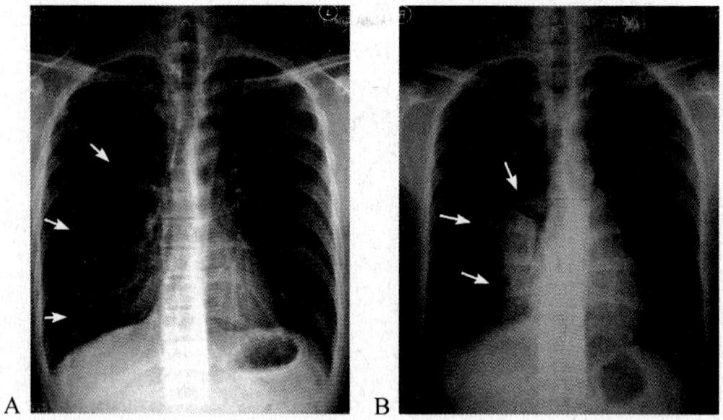

图 9-4　气胸量的估算

箭头示压缩肺的脏层胸膜。A. 右侧气胸，肺压缩约 50%，属第 2 度；B. 右侧气胸，肺压缩约 90%，属第 4 度。

三、心脏与大血管

心脏远达片　后前位为心脏大血管的基本体位，多采用小焦点，焦一片距 2 m，以求最好的影像质量。投照方法与患者体位及照片评价同后前位胸片投照。由于超声技术的发展，利用双斜位摄影诊断心血管疾病已很少。

1. 根据体形的不同，正常人的心脏分 3 型（图 9-5）：

- 垂位心：见于瘦长体型的人，一般胸廓瘦长而扁，膈位置较低，心脏长轴与水平线角度大于 45°，心胸比小于 0.5，心脏呈泪滴状悬于膈上，故亦称滴状心。
- 斜位心：见于一般体形，心脏纵轴与水平线夹角约为 45°，心胸比约为 0.5。
- 横位心：见于矮胖体形者，心脏纵轴与水平线夹角大于 45°，心胸比一般大于 0.5。

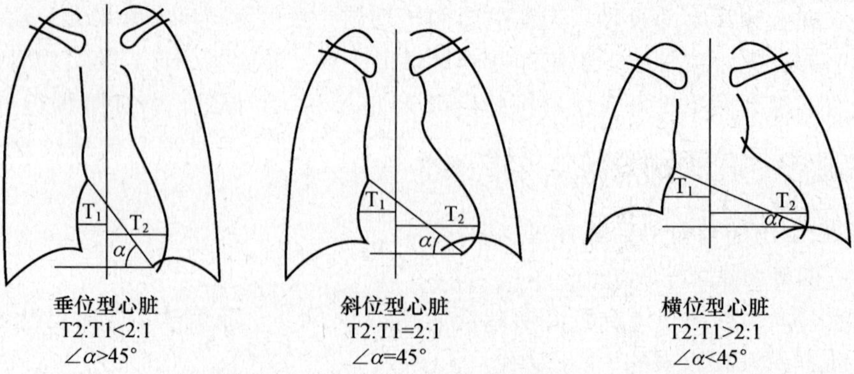

图 9-5　心脏分型

2. 心胸比率　心胸比率=心影横径/胸腔最大横径，正常≤0.5

如图 4-2 所示：a=心脏最右缘至正中线的距离

b＝心脏最左缘至正中线的距离

c＝胸腔最大横径

$$心胸比率=\frac{(a+b)}{c}$$

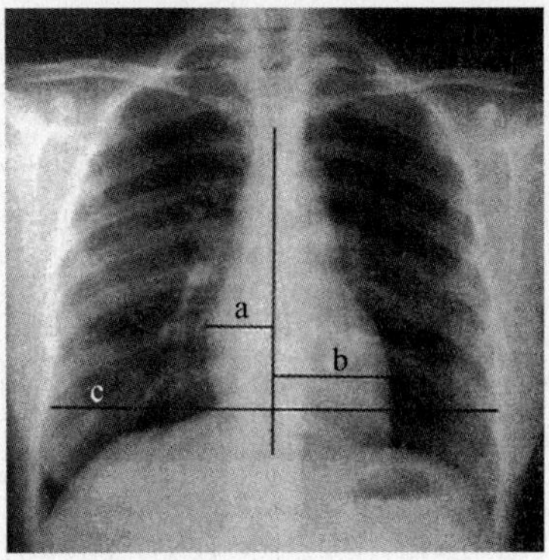

图 9－6　心胸比率

四、腹平片

腹部较厚，一般应用滤线器。小儿可以不用滤线器。焦—片距多为 70～90 cm。

（一）立位腹平片（图 9－7）

用于消化道穿孔、腹部脓肿内气体及肠梗阻患者的检查，观察气体及液平面。

1. 方法：患者站立于胸片架前，面向 X 线球管，腰背靠于片盒或立位滤线器上，体部正中矢状线与片盒中线对齐，双手下垂于身体两侧或置于暗盒后。胶片上缘齐第 4 前肋，下缘至耻骨联合。

中心线对准暗盒中心，与胶片垂直。

嘱患者吸气末屏气，曝光。

2. 照片评价：上缘包括横膈，下缘包括耻骨联合，两侧包括腹侧壁。脊柱居中，两侧髂骨对称无倾斜。肾脏、腰大肌轮廓清晰。（下图白箭所指为右侧腰大肌轮廓，黑箭所指为左侧肾脏轮廓。）

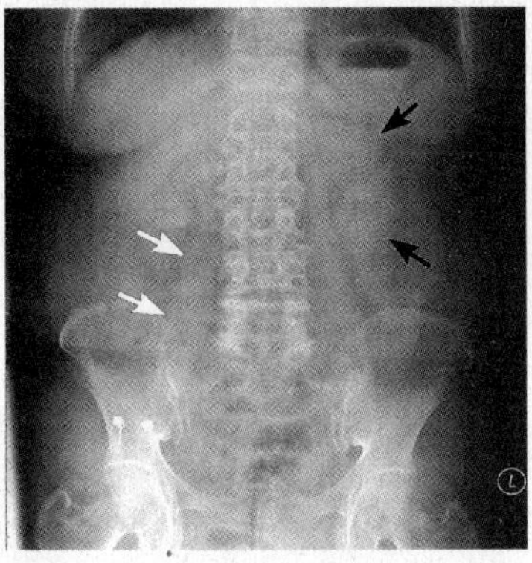

图 9－7　正常立位腹平片

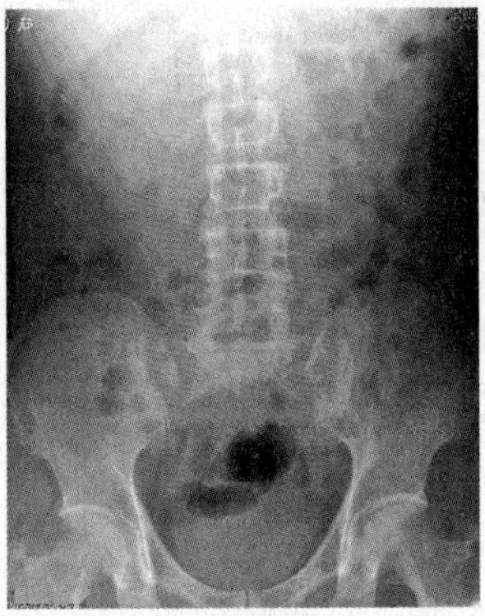

图 9－8　正常腹部卧位前后位片

（二）腹部卧位前后位（图 9－8）

用于尿路结石、腹部异物及腹部气体的鉴别诊断。

1. 方法：患者仰卧于摄影床上，头枕于枕上，双下肢伸直，身体正中矢状线与床面中线对齐，双手置于身体两侧或上举。胶片上缘位于胸骨剑突上 2.5 cm，下缘应位于耻骨联合下 2.5 cm。

中心线对准剑突与耻骨联合连线中点，与床面垂直。

嘱患者吸气末屏气，曝光。

2. 照片评价：同立位腹平片。

急腹症：疑穿孔时的摄影位为立位；疑肠梗阻时的摄影位为立位＋仰卧位。

第三节　造影检查

一、正常食管的3个生理性狭窄与3个压迹

- 3个生理狭窄：食管起始部，即环状软骨下方；在左主支气管后方与之交叉处；穿膈的食管裂孔处。
- 3个压迹：主动脉压迹、左主支气管压迹、左心房压迹（图9-9）。

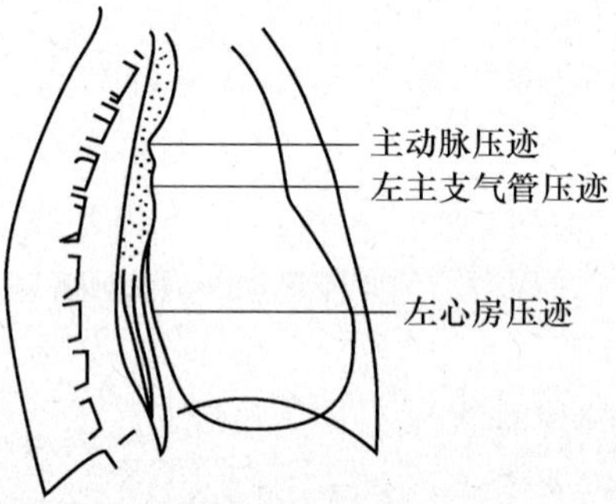

图9-9　正常心脏右前斜位，示食管的心脏压迹

二、食管异物的检查与鉴别

食管异物多发生于儿童，异物以果核、钱币多见，而成人则多见不慎咽入的鱼骨、禽类骨头等。异物常滞留于食管生理狭窄和正常生理压迹处，尤以食管入口处最多，约占70%。大部分食管异物可不经处理而自行通过，仅小部分需到医院通过器械予以取出。

最常见的症状是异物梗阻感、痉挛和吞咽困难，疼痛多发生于异物部位，一般都有比较明确的异物误咽病史。

（一）检查方法

对不透光性异物（钱币、义齿、碎骨等），普通透视或平片都可清楚显示；一般应摄取颈部和胸部的正侧位片。而透光性异物如果核、较薄的鱼骨等，须进行食管钡餐造影。如钡剂通过较快不易观察时，则须在钡剂内混有小棉条，以便让异物钩住带钡的棉条。

（二）X线表现

不透光异物如钱币在正位像时为一圆形致密影，侧位像时为条状影；如果异物正面投影与矢状面一致则多在气管内，并可伴有纵隔摆动征象。透光性异物在进行食管钡餐时，见钡流偏向一侧或绕异物分流而下，有时可完全性梗阻。钡棉对较小的异物有利，可观察钡棉搁置和钩在异物上的特征（图9-10）。

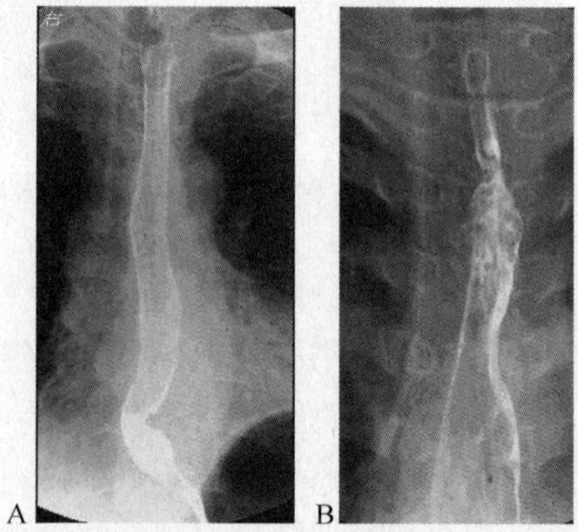

图9-10　食管异物

A. 正常食管正位；B. 食管异物（肉块）。

三、胃十二指肠造影

（一）钡餐造影前的准备

1. 患者准备　患者禁饮食 6～12 h，于 3 天前停服不透 X 线的药物，如铋剂、钙剂等，停服影响胃肠道功能的药物。

2. 钡剂的配制　口服钡剂常调成两种不同的浓度：

➢ 稠钡剂：用于检查咽部及食管。钡水比例为 4∶1～3∶1，要求调成糊状。

➢ 稀钡剂：用于口服检查胃、小肠和结肠，钡水之比约为 1∶1。

调制钡剂必须搅拌均匀，避免成块；配制后存放时间不宜过长；容器和调钡用具必须严格消毒。

（二）食管造影

1. 服钡前常规胸、腹部透视，注意腹部有无气-液平面及异常阴影。

2. 患者首先取右前斜位，给患者服一汤匙稠钡剂，透视下观察吞咽动作，并随钡剂在食管内下行，观察食管的扩张、充盈、收缩、排空、蠕动及黏膜皱襞等。右前斜位检查后，再取患者左前斜位与正位检查，方法同前。必要时增加卧位。检查食管裂孔疝时，采用头低位并憋气及腹部加压等方法。连续呃气法多轴位下透视对早期食管癌诊断有帮助。

（三）胃十二指肠常规造影

1. 先行常规胸、腹部透视。

2. 患者立位口服一大口钡，先观察钡剂通过食管的情形，然后重点检查胃黏膜。检查顺序是先胃体，后胃窦和幽门前区。具体手法：用右手将胃体部之钡剂上推后再慢慢松开，在钡剂下流时可显示胃体上部的黏膜。或在钡剂上推后不松手，而让患者深呼吸，可见少部分钡剂下沉，对显示胃黏膜更为满意。对胃体下部胃角部的黏膜可用右手自胃小弯侧向大弯侧来回推移而显示；胃窦部和幽门前区的黏膜可用右手向右上方推移，或加用左手从大弯侧向小弯侧适当推压而显示。对于瀑布型胃，钡剂积存胃底，可让患者做弯腰动作，钡剂可流至胃体和胃窦。对于低张力胃，钡剂沉于胃体下部或胃窦，可倾斜床位或卧位检查。对于高张力胃或体胖腹大者，按摸困难，可取卧位，不断转动患者体位，并加手法按摸胃部。仰卧位，胃内气体积于胃体、胃窦，形成对比，便于观察该部的黏膜。俯卧位，气体又积于胃底部而该部的黏膜显示较清。在黏膜检查中要注意观察其柔软度，粗细形态，有无破坏、中断和纠集现象。

3. 胃黏膜检查完毕后，嘱患者于俯卧位口服一口稠钡剂，观察食管，应多体位观察食管下段、贲门等。再服 100～150 毫升稀剂钡，观察胃中等量充盈的形态。然后再服多量钡剂，观察胃在大量充盈下的轮廓、形态和功能等。检查时立卧位结合，多体位观察。

4. 胃底：立位时借胃泡内气体观察有无软组织肿块影，多体位观察贲门情况，右前斜位可观察贲门下的连续曲线；仰卧位时胃底充盈钡剂，可观察其充盈的轮廓；俯卧位可显示胃底黏膜皱襞。

5. 十二指肠检查：在检查胃的过程中，若十二指肠球充盈应随时进行检查。胃检查结束后，十二指肠球充盈不满意时，可借助蠕动波达幽门前区时用手法把钡剂挤进球部，然后逐段检查。观察充盈相、加压黏膜相，检查中应多体位观察。

胃十二指肠常规造影应以透视为主，辅以摄片。

（四）胃双对比造影（图 9－11）

1. 造影剂　常用颗粒不均匀型硫酸钡混悬剂，浓度以 120％～200％（W/V）为宜。成人用量约100～200 ml。

2. 低张药物的应用　低张药物的作用一是抑制胃肠道蠕动，减低张力，在服用钡剂和产气剂后，能充分扩张胃肠道，使黏膜面展平，以显示出微细的黏膜结构和病变。二是减少胃液分泌，使钡剂容易在黏膜上附着；三是减慢胃肠道的排空，减少检查部位以外肠道影像的重叠；四是消除功能性因素的影响，易于发现器质性病变等。常用654－2，肌注20 mg，注射后5 min产生低张效果。脑出血急性期及青光眼患者禁用。还可用胰高糖素等。

3. 气体产生的方法：

➢ 经导管直接注入法：任何部位双对比造影均可采用。

➢ 发泡剂：有粉剂、片剂，用于胃及十二指肠双对比造影检查。

➢ 空气吸入法：用于食管双对比造影。

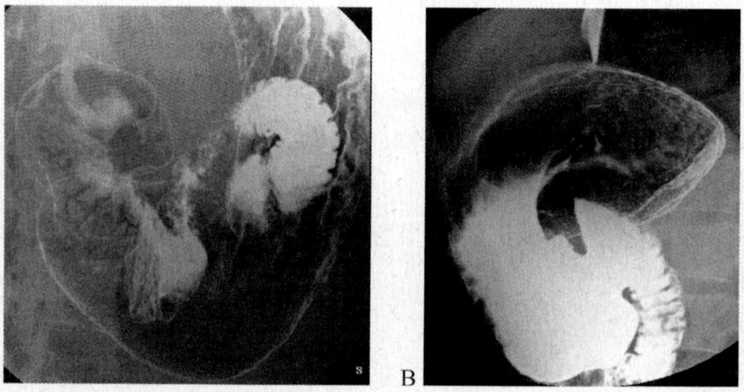

A　B

图9－11　正常胃

A. 正常胃双对比造影；B. 正常贲门形态。

（五）操作步骤

1. 肌注低张药物654－2，10～20 mg，5 min后口服产气剂，口服造影剂，先于右前斜位、正位及左前斜观察食管。

2. 让患者取卧位不断翻转4～5次，使钡液均匀涂抹于胃壁上。透视下见胃已充分扩张，胃壁已均匀涂抹上一层薄薄的钡剂，即可摄取各种体位照片。

3. 一般常规摄片包括3种基本体位：① 俯卧位：主要显示胃体、胃窦前壁黏膜相，此部位用钡量应少；② 仰卧位和仰卧左、右前斜位：可显示胃体中下部、胃角、胃窦和幽门前区的双对比相，随后让患者俯卧位摄充盈相；③ 立位或半立位：采用右前斜位、侧位摄片有利于显示胃体上部、贲门部的双对比相，摄贲门区照片时，再口服一口钡剂，当钡剂通过贲门时点片；于立位或半立位时，用适当加压法摄取胃体下部和胃窦部的黏膜相，对显示该部位病变帮助很大。

四、尿路造影

静脉尿路造影的方法：又称静脉肾盂造影，是泌尿系统最常用的造影方法。由静脉注入含碘造影剂，通过肾脏排泄使泌尿系显影。此法不仅显示肾实质以及肾盏、肾盂、输尿管和膀胱的解剖形态，还可了解两肾排泄功能。

➢ 常用造影剂：60%泛影葡胺或每毫升含300 mg碘的非离子碘水造影剂如碘海醇。

➢ 适应证：

- 肾、输尿管疾患，如肾结核、结石、肿瘤、先天畸形等；
- 不明原因的血尿、脓尿等；
- 腹膜后肿瘤，观察肿瘤与肾脏的关系；
- 泌尿系损伤，了解肾损伤程度和范围。

➢ 禁忌证：

- 碘过敏者；
- 泌尿系急性炎症患者；
- 严重血尿及肾绞痛发作者；
- 严重心血管疾患，肾功能不全者；
- 急性传染病及高烧患者；
- 严重的甲状腺功能亢进患者。

➢ 造影准备：造影前应清洁肠道，还应限制饮水 6～12 h，以免造影剂稀释而显影不良；进行碘过敏试验。

➢ 造影方法：

1. 常规法静脉尿路造影：成人造影剂用 60%泛影葡胺 20 ml，儿童按 1～1.5 ml/kg 体重计算。患者排尿后仰卧于检查床上，常规摄腹平片，然后将两个椭圆形压迫器放于脐孔两旁，相当于输尿管经过处，用连接血压计的气袋覆盖其上，束紧压迫带；腹部不加压时，可置患者于头低脚高位。经肘静脉注射 20 ml 造影剂，然后即行气袋充气，加压至 80～100 mmHg。一般在 5 min、15 min、30 min 各摄两肾区片一张，若显影满意，30 min 时解除腹压带立即摄全尿路片一张；若显影不好，可延长摄片时间至 2～4 h。儿童摄片应略早，可于注射后 3 min、7 min、15 min 摄片。在造影过程中应密切观察患者，如有反应须及时停止造影，进行救治。
2. 双剂量法静脉尿路造影：对肾功能较差、肾盂积水、体重较大及下腹不宜加压的患者，常规法显示不佳，可用双剂量法。造影剂用量加倍，操作方法与常规法相同。
3. 大剂量法静脉尿路造影：主要用于肾功能不良者，造影剂用量按 1.5～2 ml/kg 体重计算，加入等量 5%葡萄糖或生理盐水，5～10 min 滴完，输完后 1 min、3 min、5 min、10 min、20 min 各摄片一张。此法不必禁水，也不必腹部加压，肾盂、肾盏及肾实质显示均佳（图 9-12）。

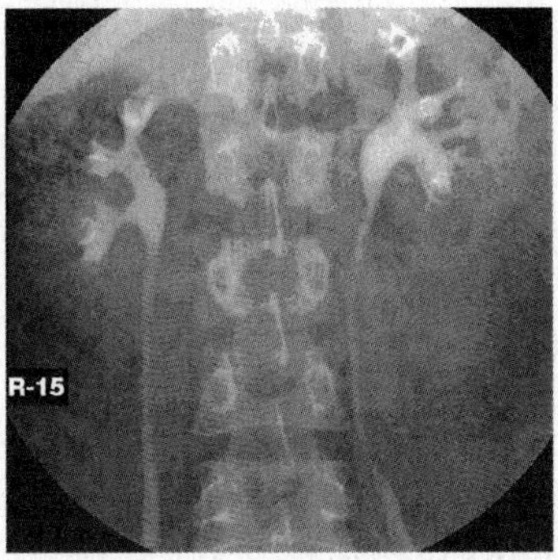

A

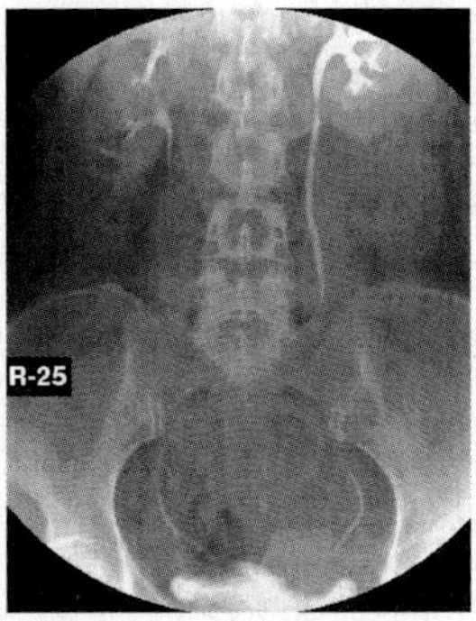

B

图 9-12　正常静脉肾盂造影

第四节　颅脑投照

一、头颅平片

（一）头颅正位：头颅后前正位

正位是从正面显示颅骨外形和结构的常规位置。额骨和顶骨显示良好，颞骨、枕骨、筛骨和蝶骨等可部分显示。

投照时，患者俯卧于摄影台上，头颅正中矢状面垂直于台面，并与床面中线一致；听眦线垂直床面，双外耳孔应与床面等距。

使用滤线器。

胶片距 75～100 cm。

中心X线从枕外粗隆经眉间射至胶片。

（二）头颅侧位

头颅侧位是从侧面显示露骨外形和结构的常规位置。额骨、顶骨和枕骨等显示良好，颅底前、中、后窝呈阶梯状排列，显示良好。

投照时，患者俯卧于摄影台，头侧转，被检侧靠近台面。矢状面与床面平行；双外耳孔连线应垂直于床面。

使用滤线器。

胶片距 75～100 cm。

中心X线从外耳孔上前方 2 cm 处经对侧垂直射至胶片。

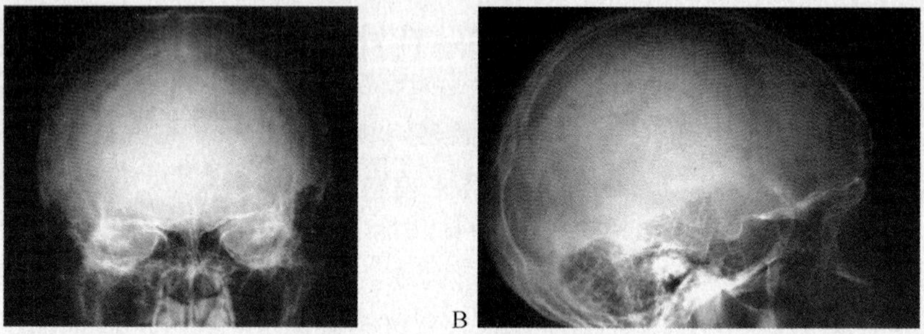
A　B

图 9-13　正常头颅

A. 正位；B. 侧位。

（孙永光　高树明）

附　录

参考病例

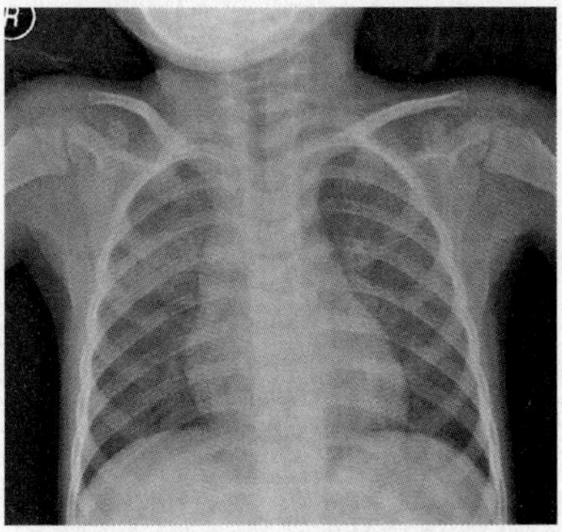

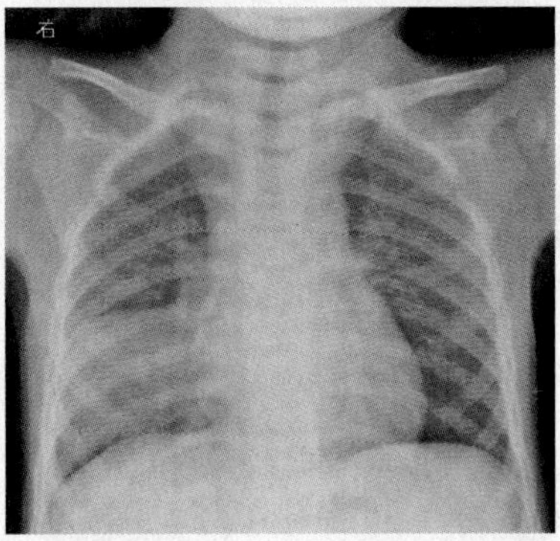

附图-1　胸部正位

大叶性肺炎：右上肺野片状阴影，下缘清晰。

附图-2　胸部正位

大叶性肺炎：右下肺野大片状阴影，下缘模糊，上缘清晰。

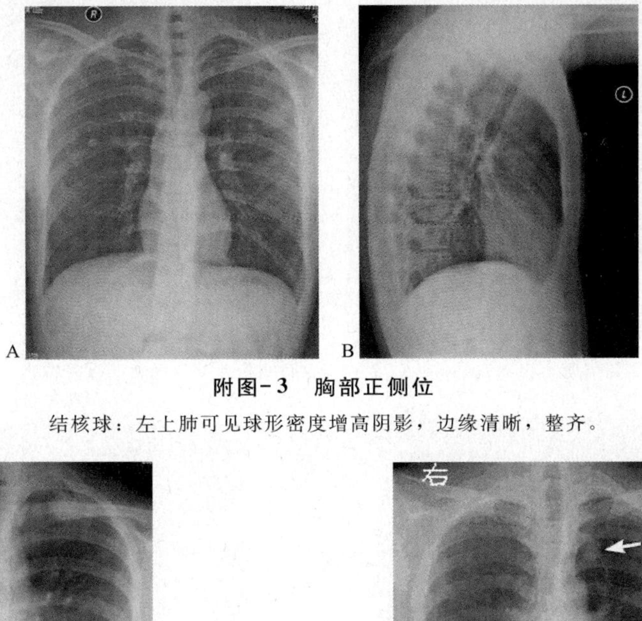

附图-3　胸部正侧位

结核球：左上肺可见球形密度增高阴影，边缘清晰，整齐。

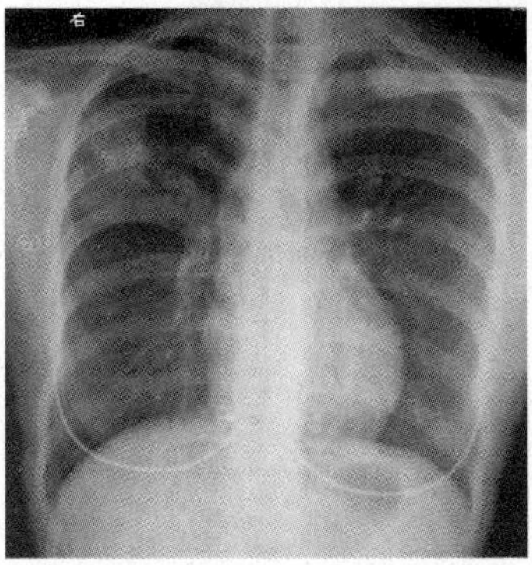

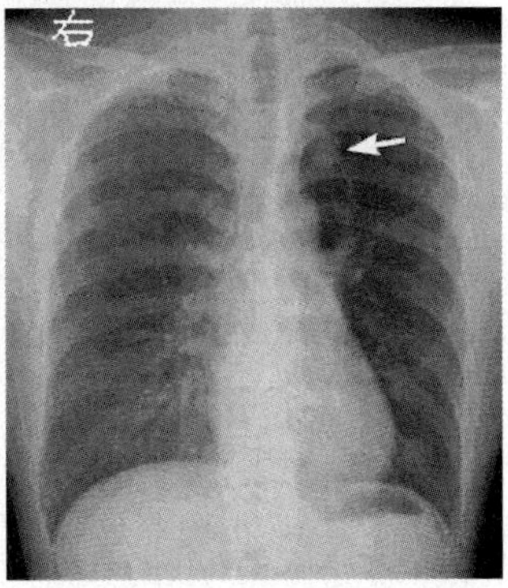

附图-4　胸部正位

肺结核：右锁骨下区可见斑片状阴影，密度不均。

附图-5　胸部正位

结核球：左锁骨下区可见球形密度增高影，边缘清晰，箭头所指处。

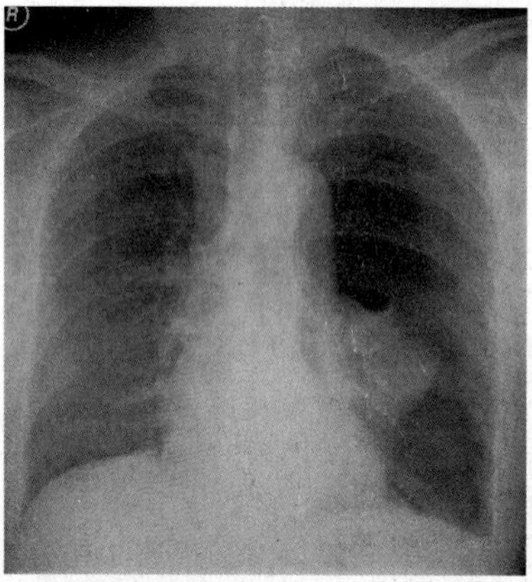

附图-6　胸部正位

气胸：左肺可见大片无肺纹理区，左肺被压缩至肺门，左肺压缩约 90%。

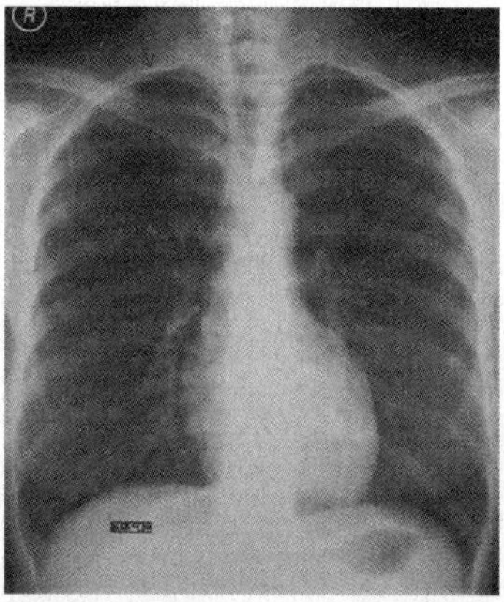

附图-7　胸部正位

纵隔气肿：心缘清晰，可见狭长的气体阴影沿纵隔两侧向上延伸。

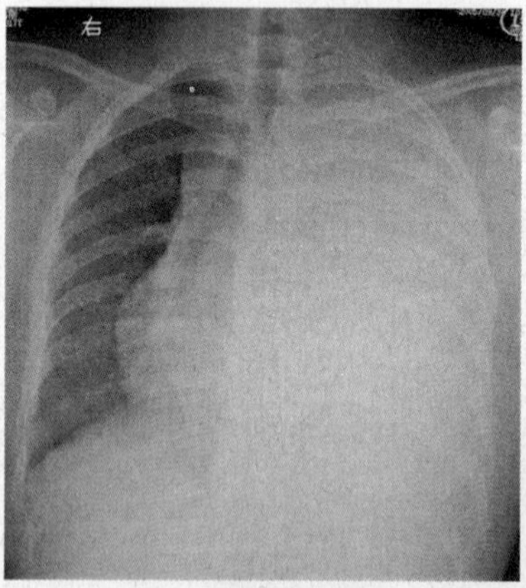

附图-8　胸部正位

左侧大量胸腔积液：左肺野呈均匀一致密度增高影，左侧肋间隙增宽，气管、纵隔右移。

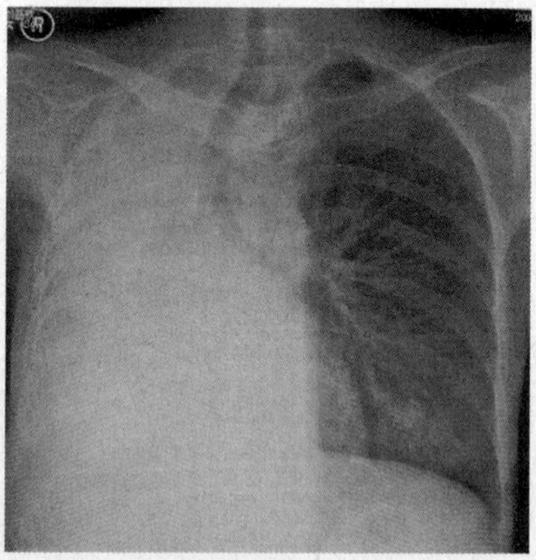

附图-9　胸部正位

右肺不张：右肺野呈均匀一致密度增高影，右侧肋间隙变窄，气管、纵隔右移。

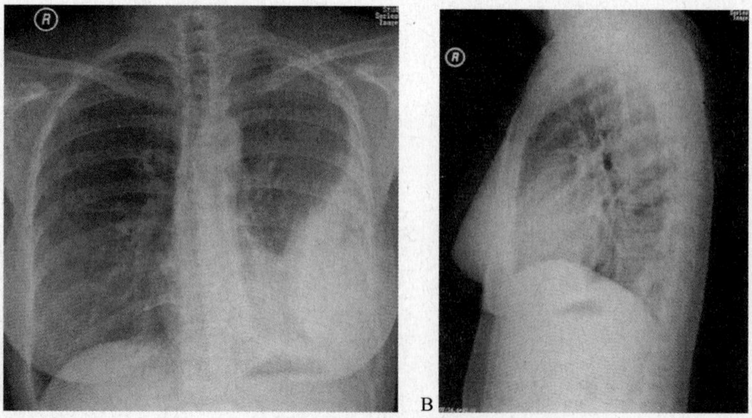

A　B

附图-10　胸部正侧位

包裹性胸腔积液：左侧下胸壁可见凸向肺野的半圆形均匀致密阴影，边缘光滑。A（正位）；B（侧位）。

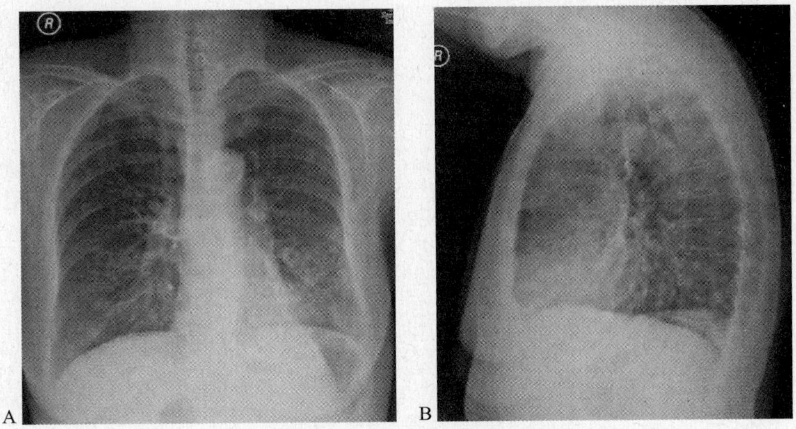

附图-11　胸部正侧位

支气管扩张合并感染：两下肺纹理呈蜂窝状改变，以左下肺为著，并可见小斑片影。A（正位）；B（侧位）。

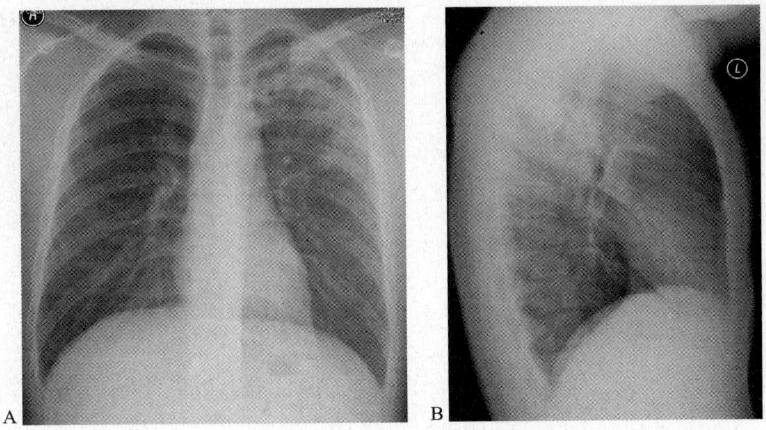

附图-12　胸部正位

肺结核：左侧锁骨下区可见斑片影及索条影，密度不均。A（正位）；B（侧位）。

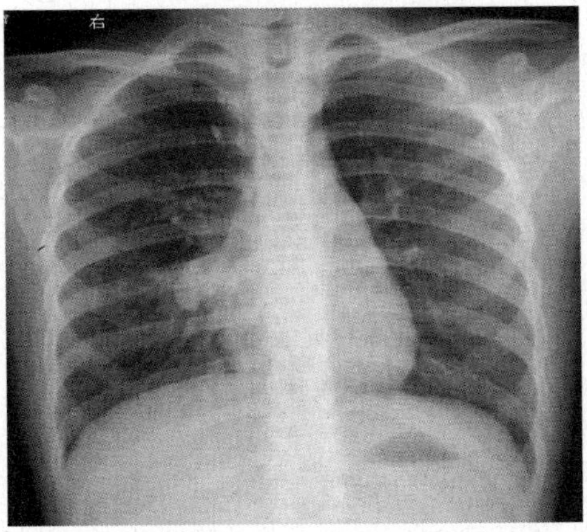

附图-13　胸部正位

肺门淋巴结核：右下肺门增大、模糊。

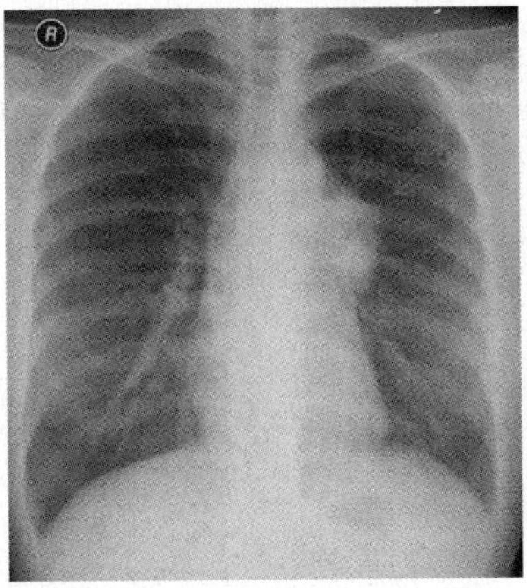

附图-14　胸部正位

淋巴瘤：左肺门影增大，肿块凸向肺野，略呈浅分叶状。

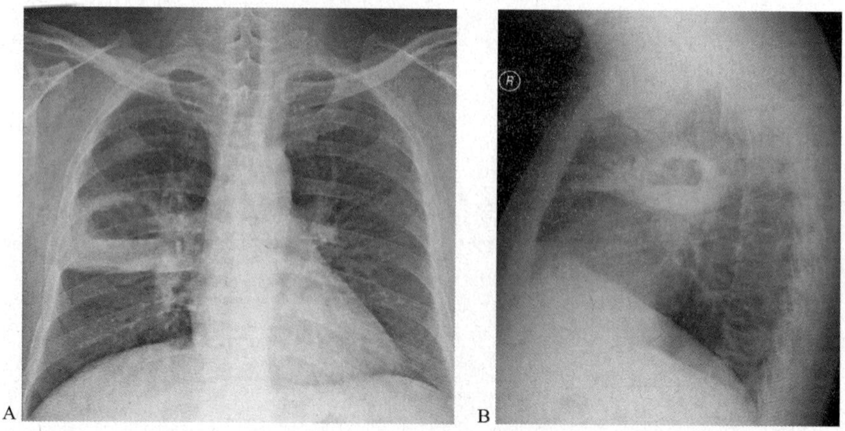

附图-15 胸部正侧位

肺脓肿：右肺上叶可见巨大厚壁空洞，其内可见液平面。A（正位）；B（侧位）。

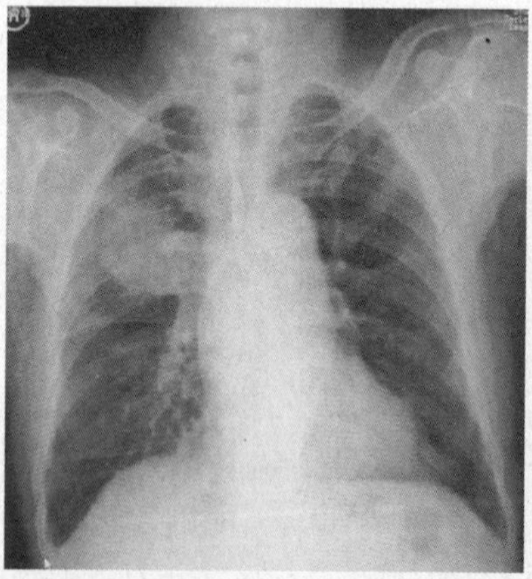

附图-16 胸部正位

中央型肺癌：右肺门肿块，远端可见阻塞性炎症改变。

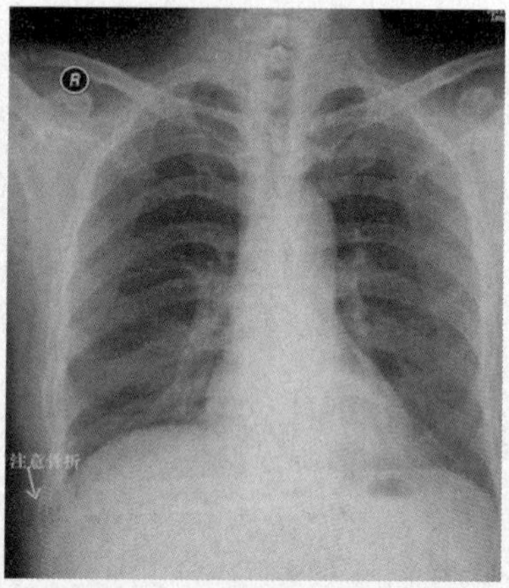

附图-17 胸部正位

右侧第9肋骨骨折：右侧第9侧肋骨皮质不连续。

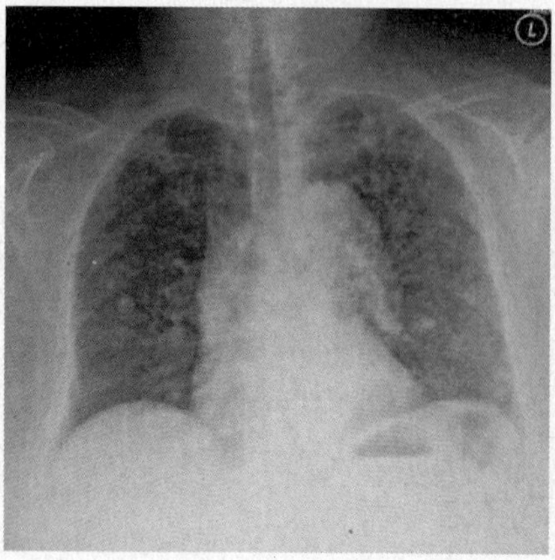

附图-18 胸部正位

急性粟粒型肺结核：双肺可见“三均匀征”。

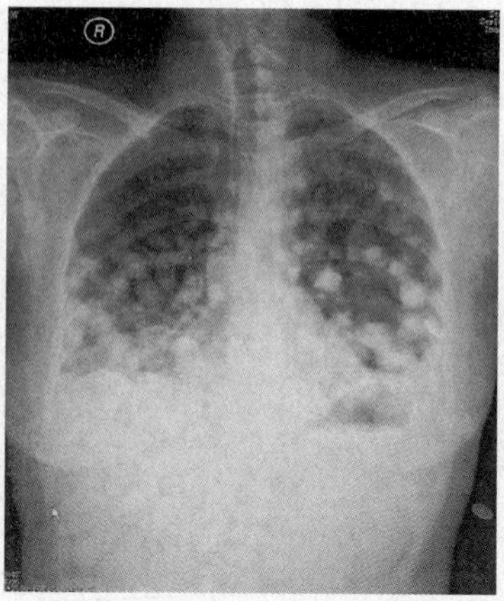

附图-19 胸部正位

肺内多发转移瘤：两肺多发肿块影，大小不一，边缘清晰。

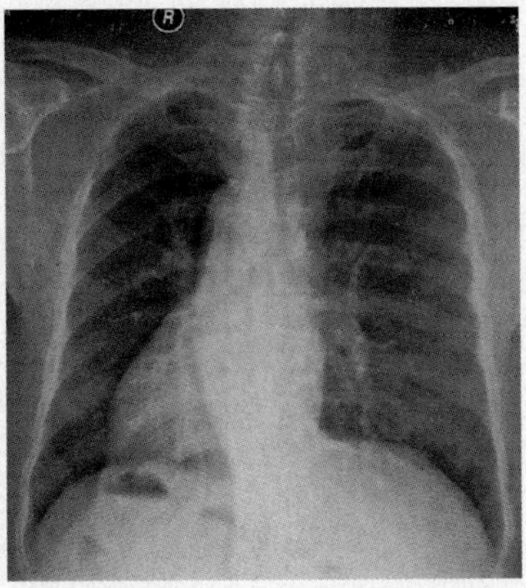

附图-20　胸部正位

先天性内脏转位：右位心，肝脏位于左侧，胃位于右侧。

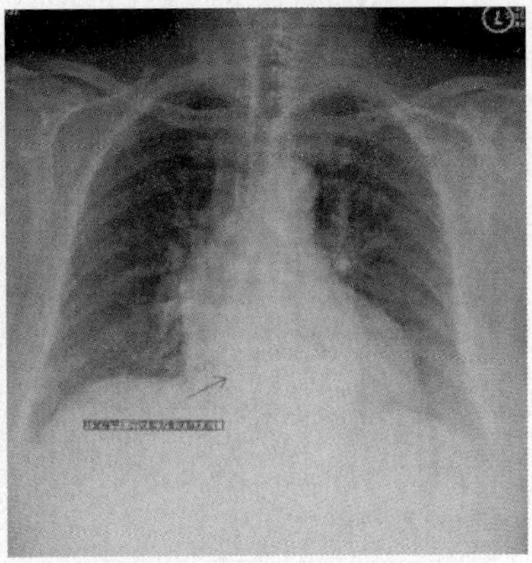

附图-21　胸部正位

食管裂孔疝：胃泡位于胸腔。

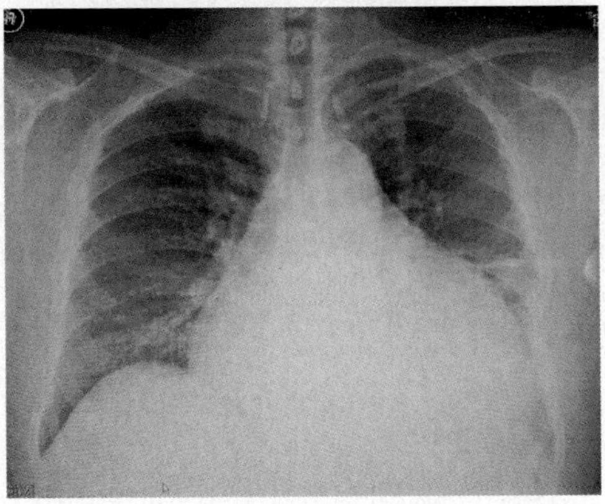

附图-22　胸部正位

心包积液：心影扩大，呈烧瓶状。

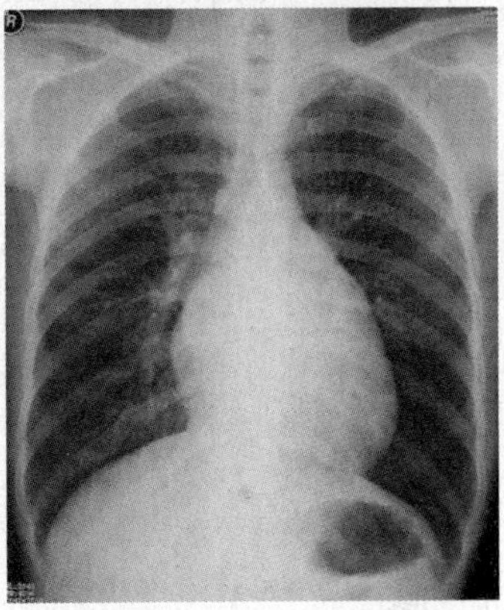

附图-23　胸部正位

风心病二尖瓣狭窄：心左缘可见“四弧征”，心右缘可见“双房影”。

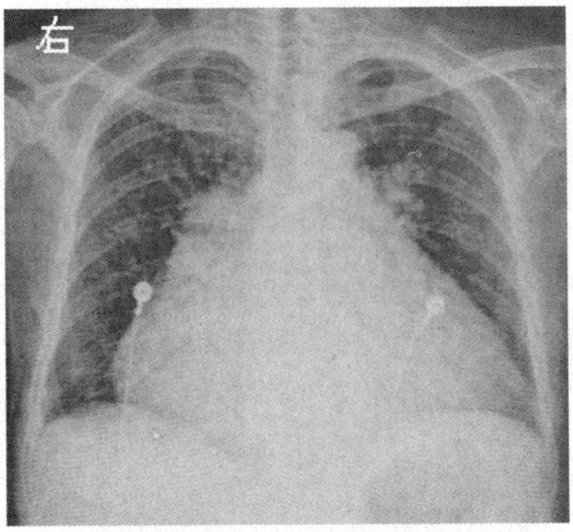

附图-24　胸部正位

风心病二尖瓣狭窄，肺淤血，心影增大，支气管分叉角度增大，呈“鹿角征”。

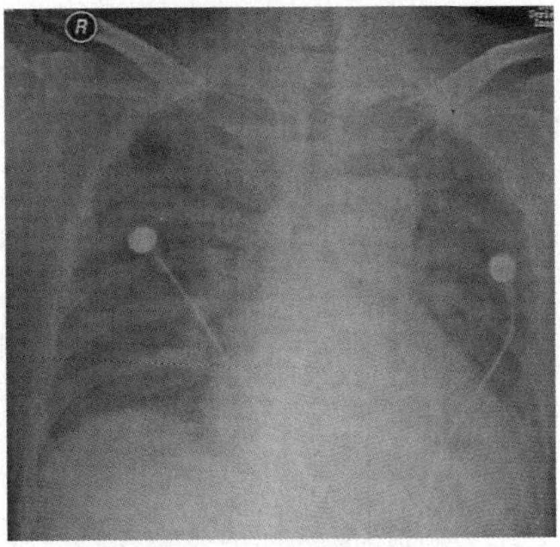

附图-25　胸部正位

肺水肿：双肺透光度减低，两肺门外侧可见片状阴影。

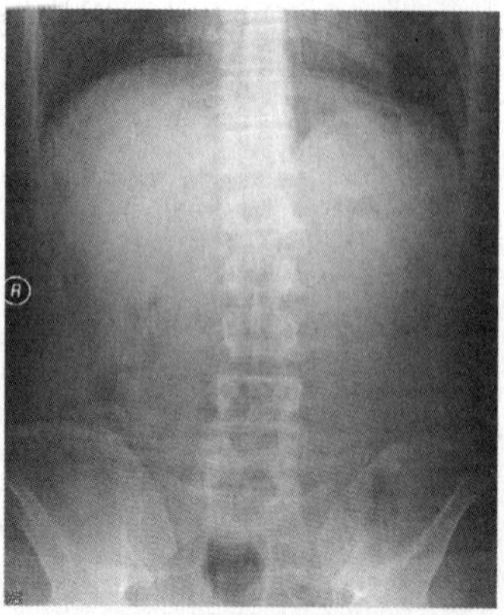

附图-26 立位腹平片

胃肠道穿孔：左膈下方可见线状透亮影。

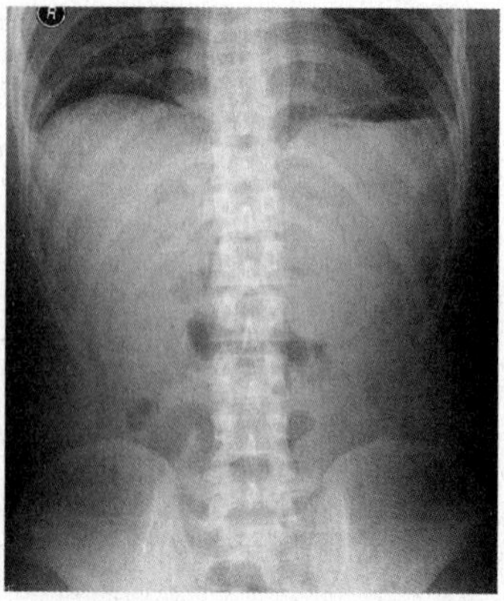

附图-27 立位腹平片

胃肠道穿孔：两膈下可见新月形透亮影。

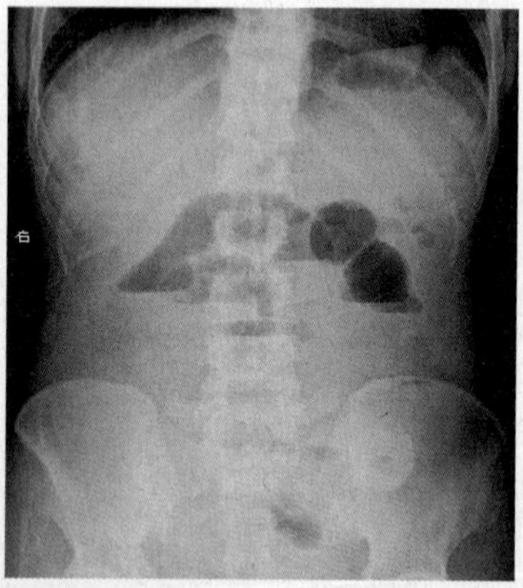

附图-28 立位腹平片

空肠梗阻：脐区可见多发阶梯状气-液平面，空肠轻度扩张。

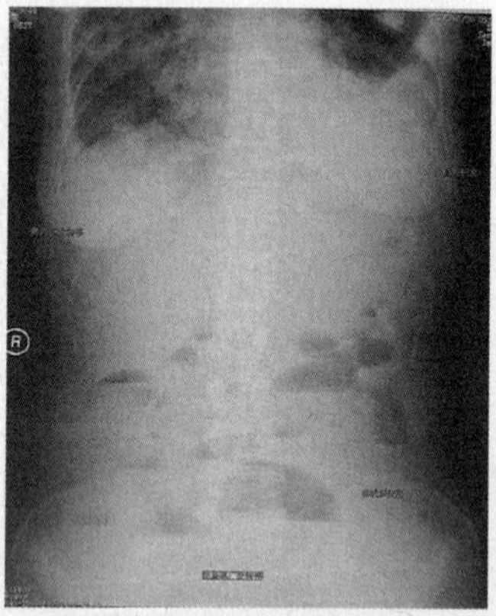

附图-29 立位腹平片

回肠末端梗阻、肺内多发转移：中下腹部可见多发阶梯状气-液平面，两下肺可见多发球形阴影，双侧胸腔少量积液。

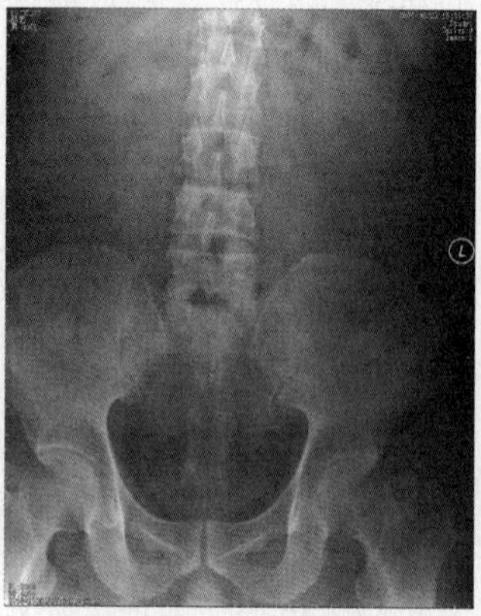

附图-30 膀胱结石

膀胱区可见斑点状高密度结石影化灶。

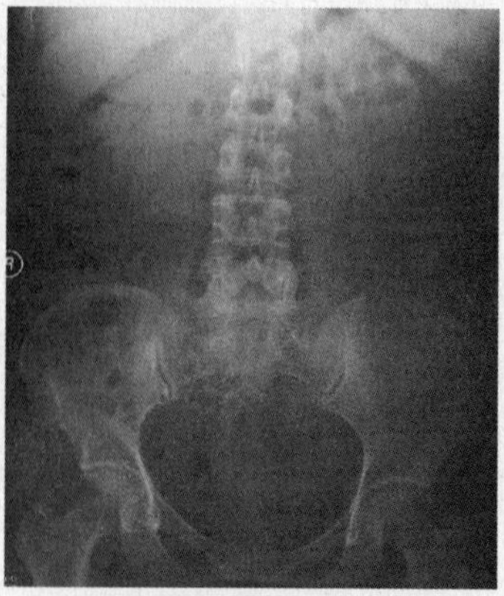

附图-31 输尿管结石

L4椎体右侧输尿管走行区可见高密度钙。

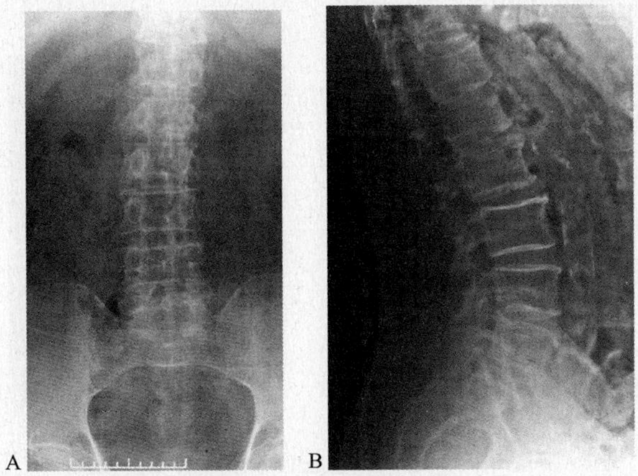

附图-32　腰椎退行性改变

腰椎骨质增生，椎间隙变窄，腹主动脉壁钙化。A（正位）；B（侧位）。

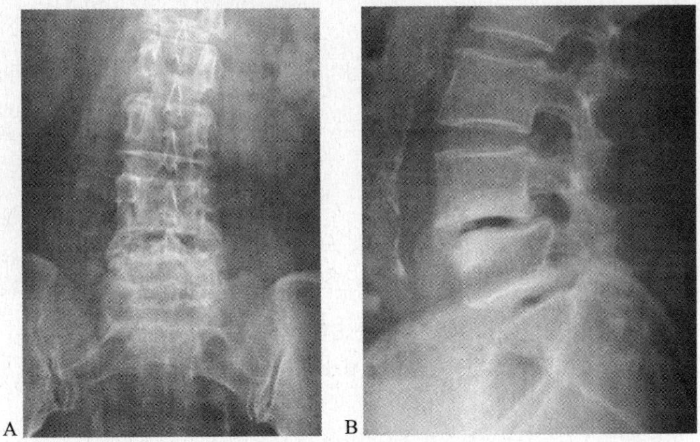

附图-33　腰椎退行性变

滑椎：L4、L5 椎体骨质增生，L4 椎体前移约Ⅰ度，L4/5、L5/S1 椎间盘内可见气体影。A（正位）；B（侧位）。

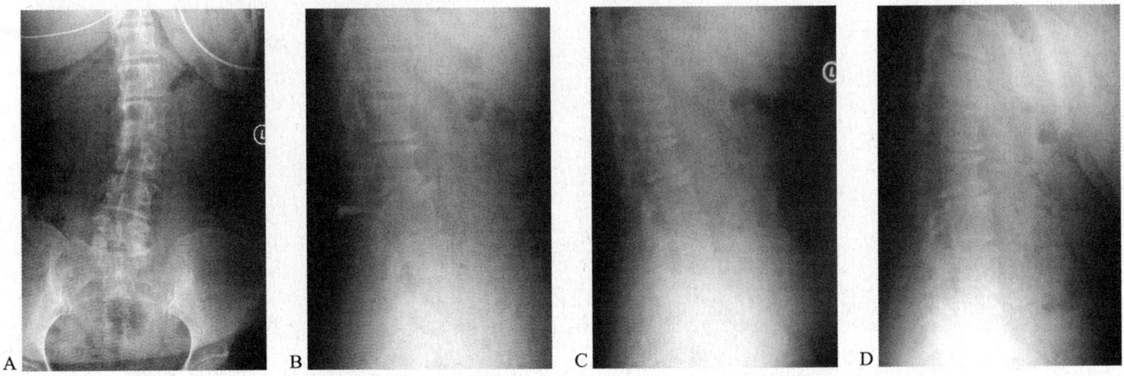

附图-34　腰椎正侧位、过伸、过屈位，腰椎退变、滑脱

A（正位）；B（侧位）；C（过伸位）；D（过屈位）。

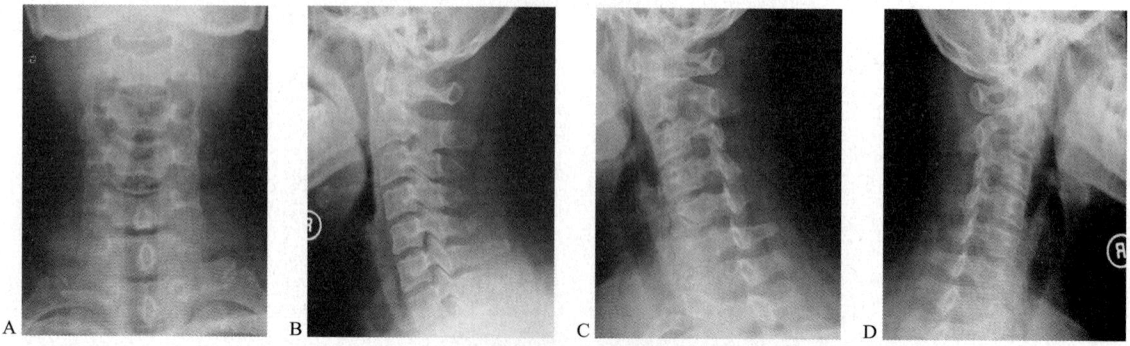

附图-35　正常颈椎正位、侧位、双斜位

A（正位）；B（侧位）；C（左前斜位）；D（右前斜位）。

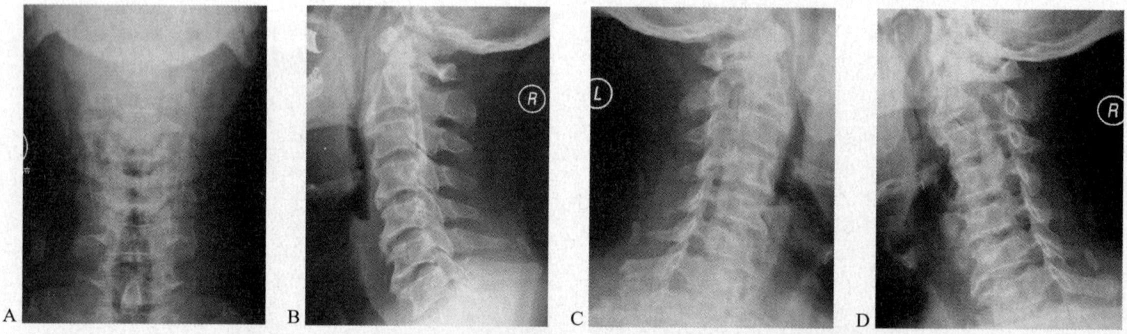

附图-36　颈椎正侧位、双斜位

颈椎退行性改变：C3—C7 椎体骨质增生，C5/6 椎间隙变窄，项韧带骨化。A（正位）；B（侧位）；C（左前斜位）；D（右前斜位）。

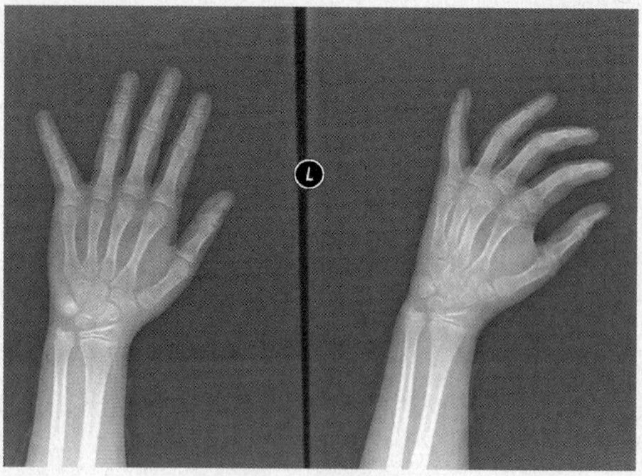

附图-37　左手正斜位

指骨骨折：左手小指近节指骨基底部骨折。

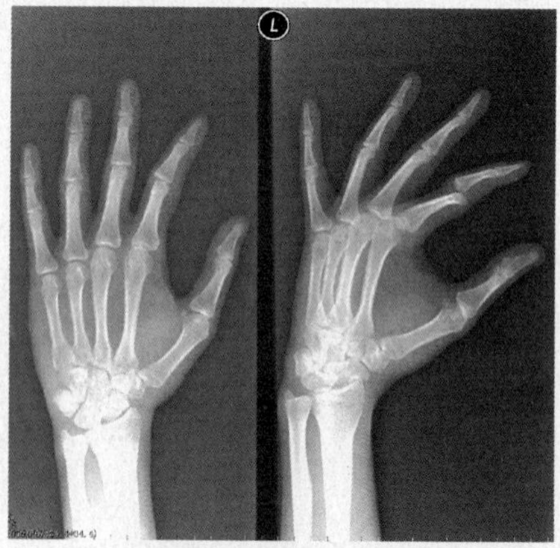

附图-38　左手正斜位

指间关节脱位：左手食指近节指间关节脱位。

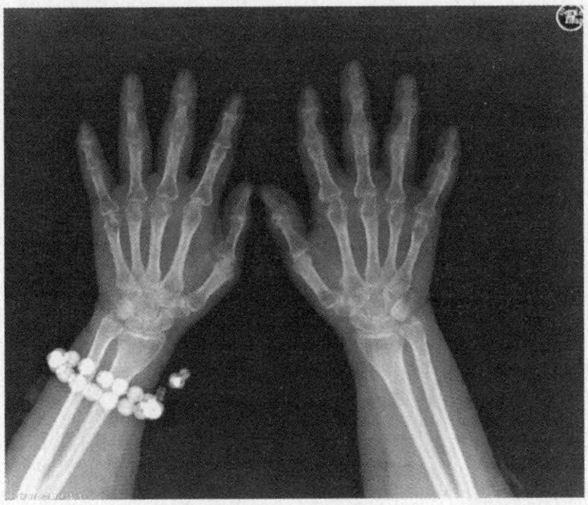

附图-39　双手正位

类风湿性关节炎：双腕腕骨间关节间隙略模糊，腕骨可见囊样改变。

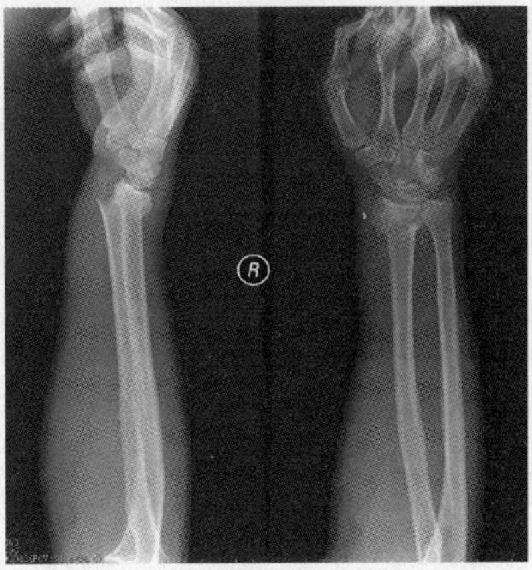

附图-40　右腕关节正侧位

右腕 Colles 骨折，右桡骨远端距关节面 2.5 cm 内可见横行骨折线，断端略向掌侧成角，骨折远端向背侧移位。

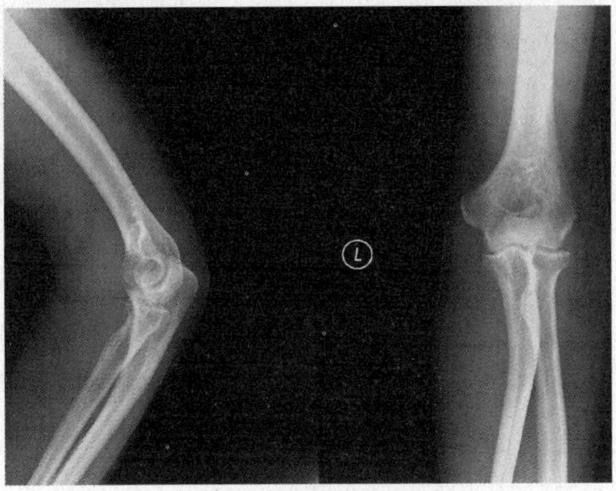

附图-41　左肘关节正侧位

桡骨小头骨折：左桡骨小头纵行骨折，骨折线累及关节面。

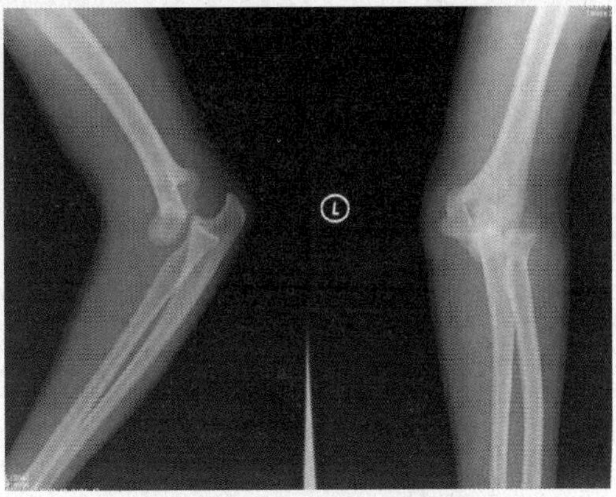

附图-42　左肘关节正侧位

肘关节脱位：左尺骨冠突位于鹰嘴窝后下方。

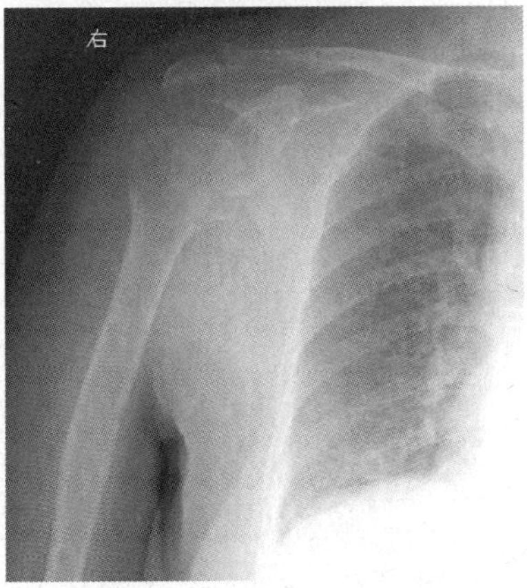

附图-43　右肩关节正位

外科颈骨折右肱骨外科颈可见骨折线，无明显移位。

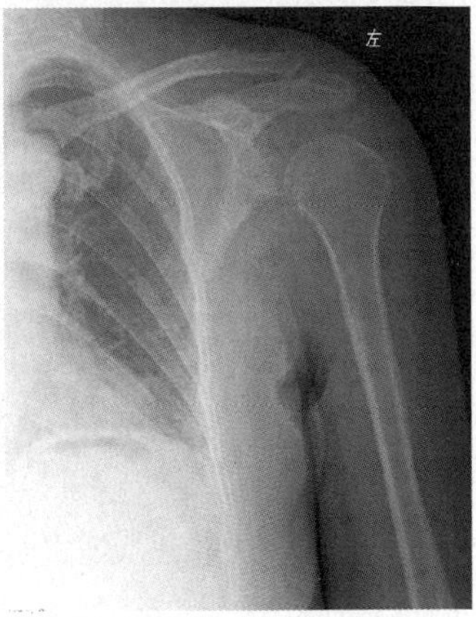

附图-44　左肩关节正位

显示肩关节脱位。

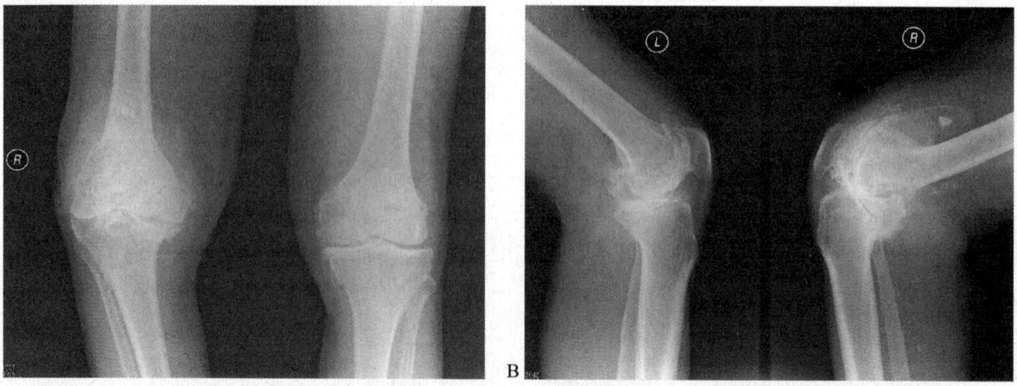

A B

附图-45　双膝关节正侧位

膝关节退行性改变，双膝关节间隙明显变窄，关节边缘、髁间嵴及髌骨骨质增生。A（正位）；B（侧位）。

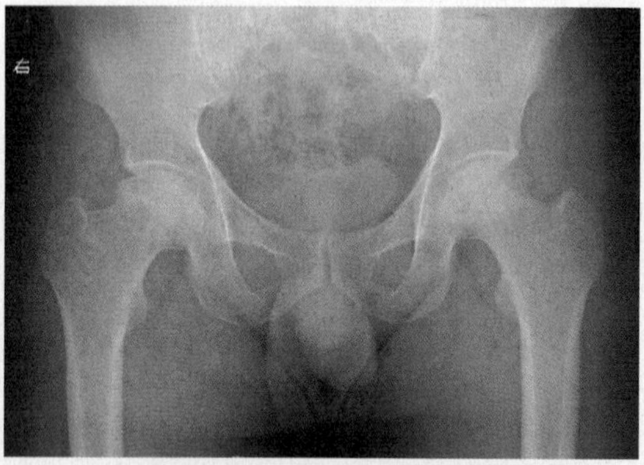

附图-46　双髋关节正位

股骨头缺血坏死，双侧股骨头密度不均，股骨头变形。

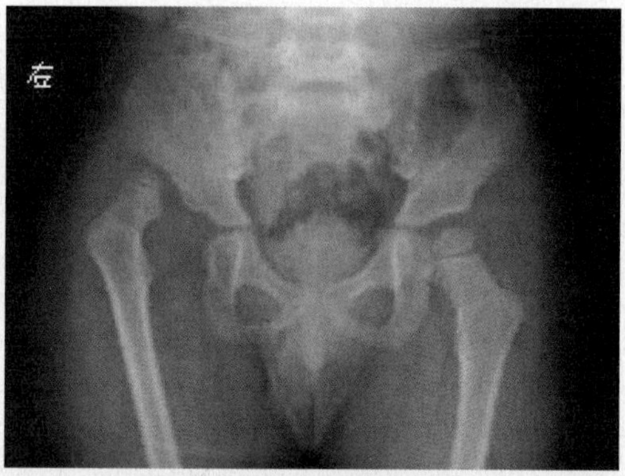

附图-47　双髋关节正位

先天性髋关节脱位，右股骨头上移，沈通线不连续。

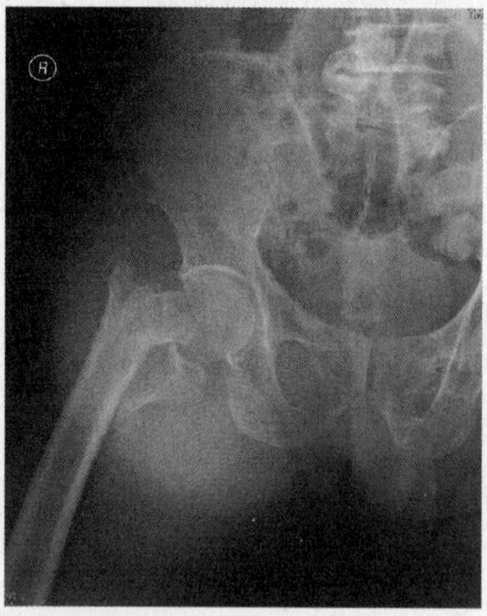

附图-48　右髋关节正位

粗隆间骨折，右股骨粗隆间可见骨折线，可见碎骨片。

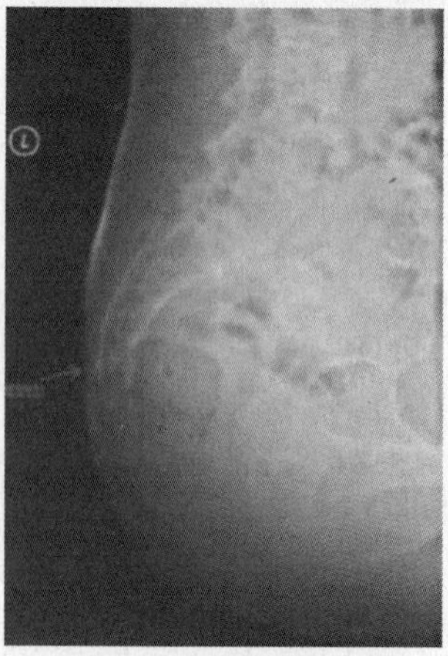

附图-49　尾骨侧位

显示尾骨骨折。

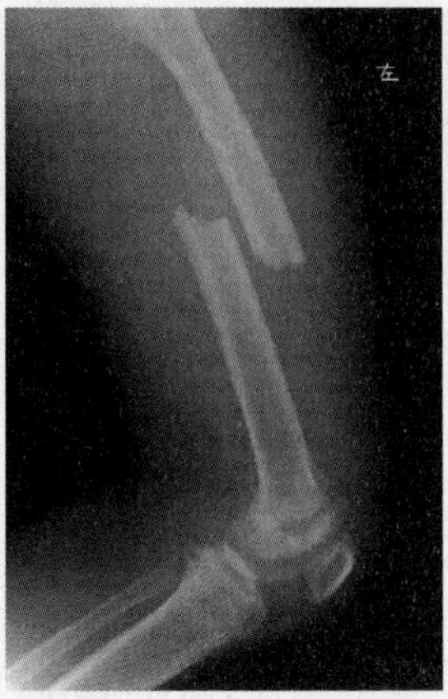

附图-50　左股骨干侧位像

左股骨中段骨折，远断段向后上移位。

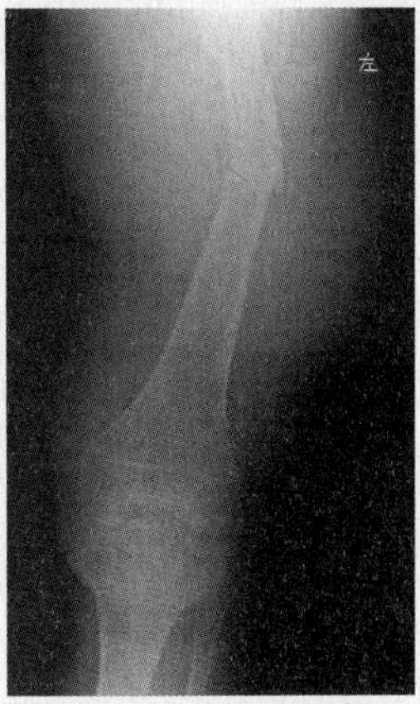

附图-51　左股骨正位

股骨骨折，左股骨中段骨折，成角移位。

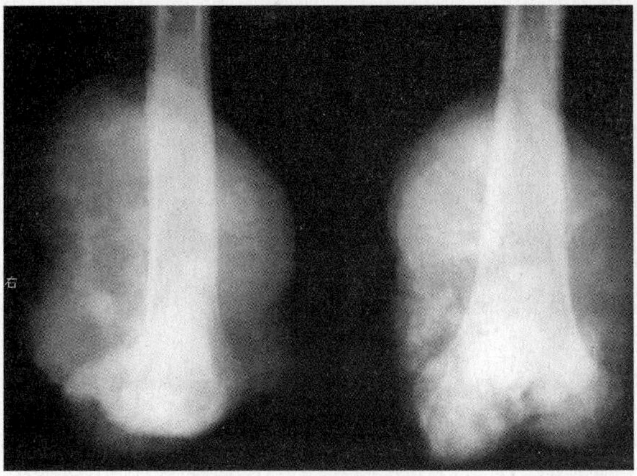

附图-52　股骨中下段正侧位

成骨型骨肉瘤。股骨中下段可见象牙样肿瘤骨，软组织肿块。

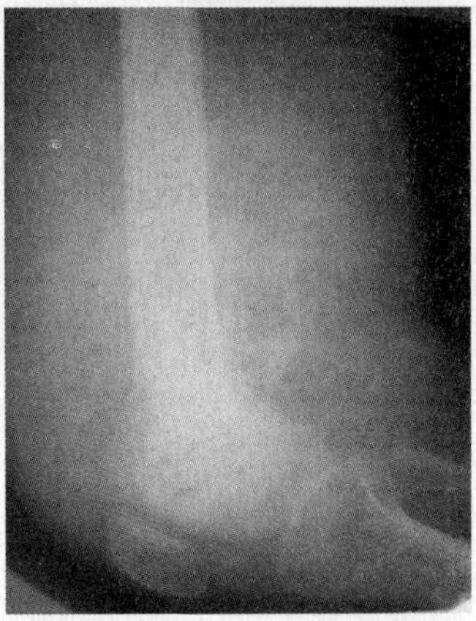

附图-53　膝关节侧位

骨肉瘤，右股骨下端可见肿瘤骨，软组织肿块。

A　B

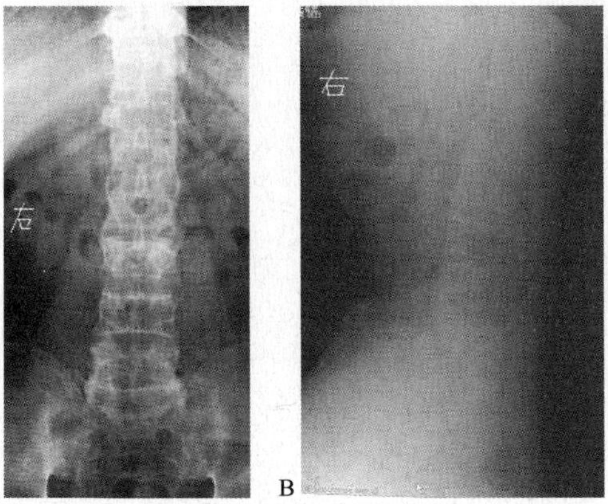

附图-54　腰椎正侧位

显示强直性脊柱炎“竹节状”脊柱。

A　B

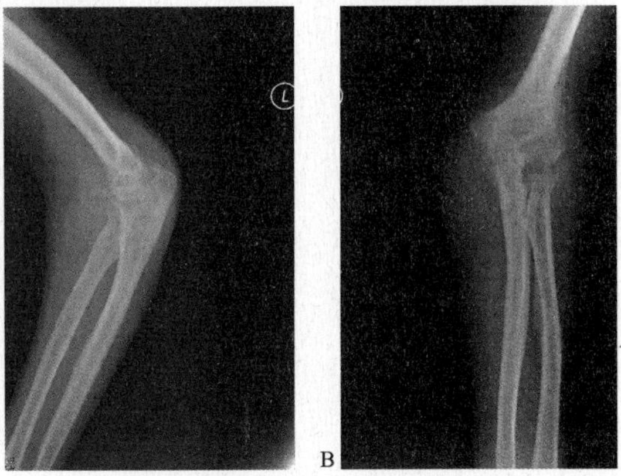

附图-55　左肘关节正侧位

化脓性关节炎。脓胸病史，左肘关节间隙变窄，关节面破坏。A（正位）；B（侧位）。

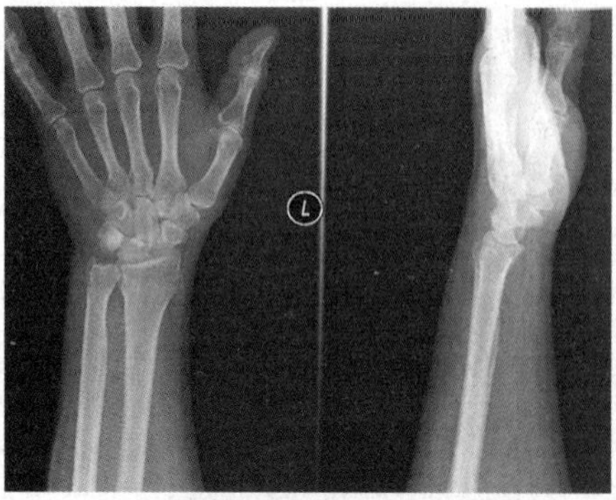

附图-56　左腕关节正侧位

血管壁钙化，左腕部软组织可见条形钙化影。

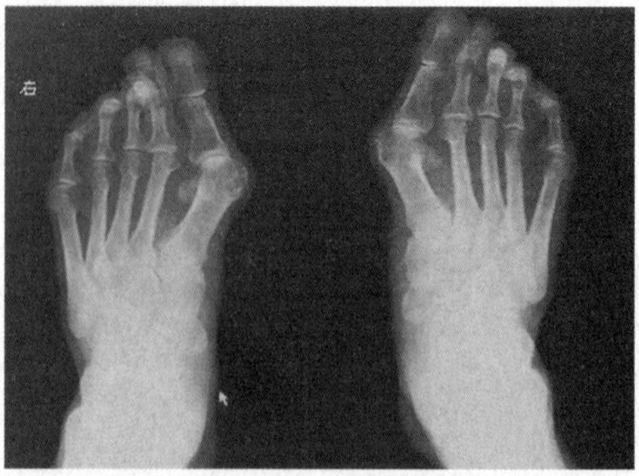

附图-57　双足正位，踇外翻

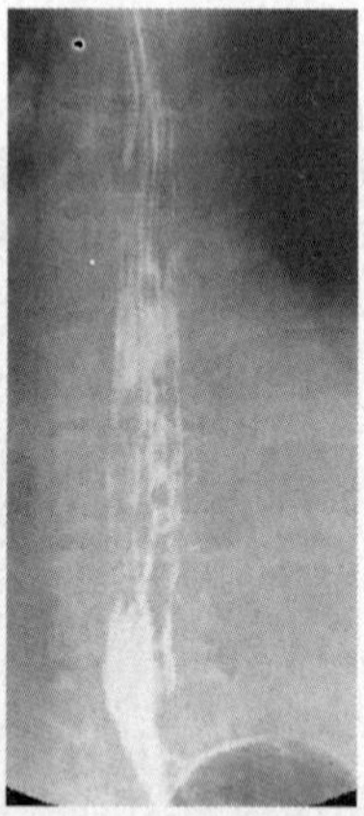

附图-58　食管钡餐造影，食管静脉曲张

食管下段黏膜增粗，可见圆形充盈缺损。

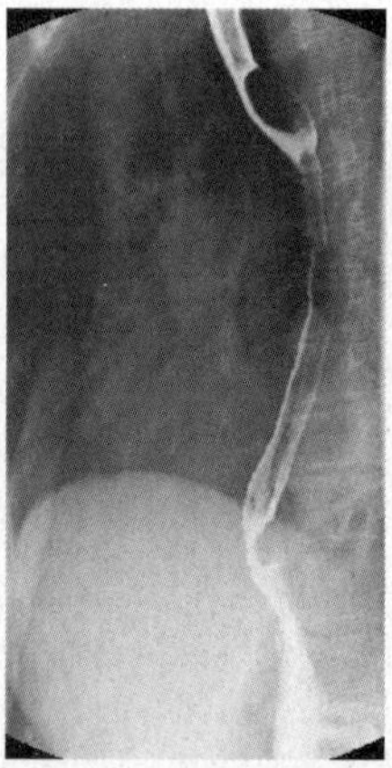

附图-59　食管钡餐造影，食管平滑肌瘤

食管中段可见椭圆形充盈缺损，边缘光滑。

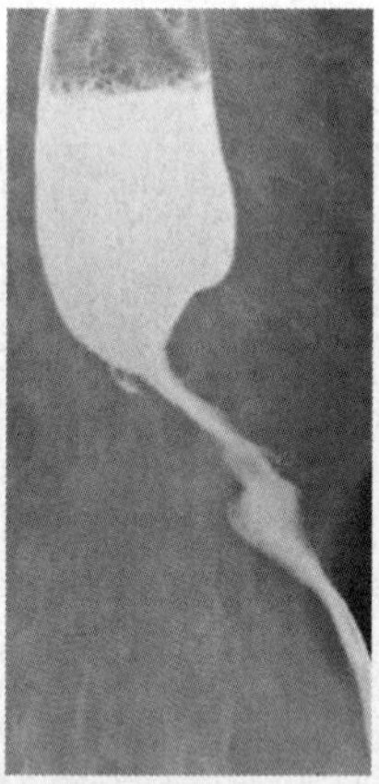

附图-60　食管钡餐造影，食管癌

食管中下段不规则充盈缺损，管腔狭窄，上段食管扩张。

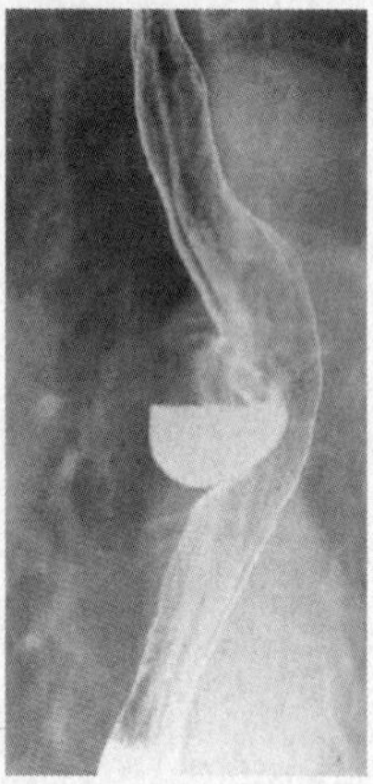

附图-61　食管钡餐造影，食管憩室

食管中段可见管壁囊袋状向外突出。

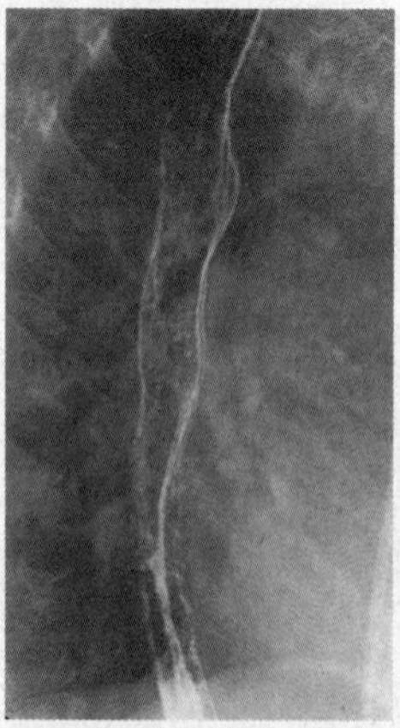

附图-62　食管钡餐造影，食管炎

食管黏膜皱襞模糊，可见点状龛影。

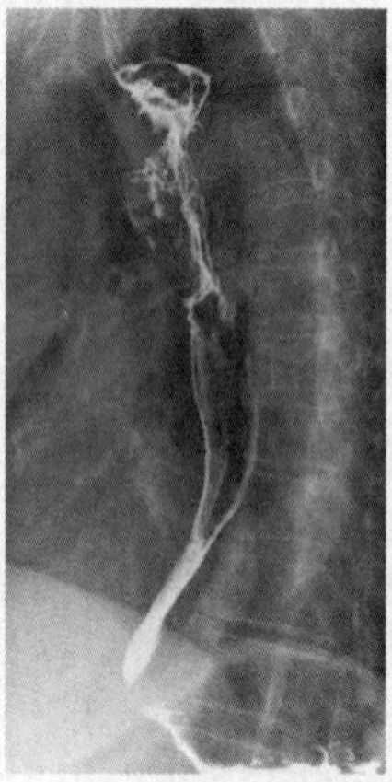

附图-63　食管钡餐造影，食管癌

食管中段可见不规则充盈缺损，黏膜皱襞破坏，管腔狭窄。

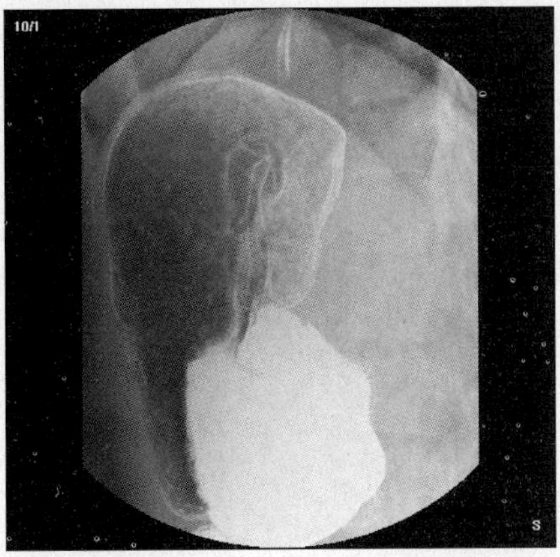

附图-64　上消化道造影

显示正常贲门形态。

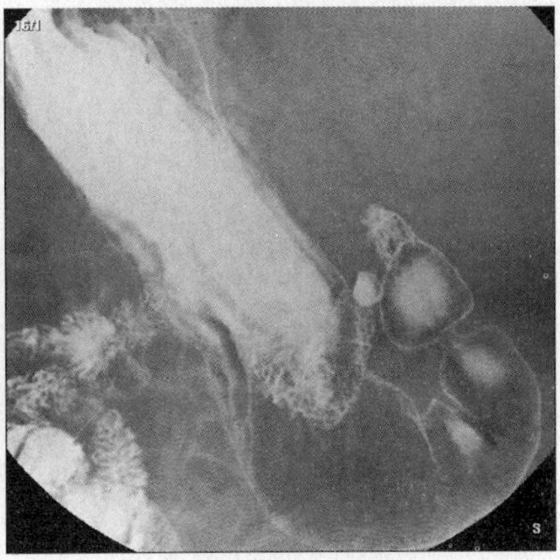

附图-65　上消化道造影

显示正常十二指肠球部。

A　B

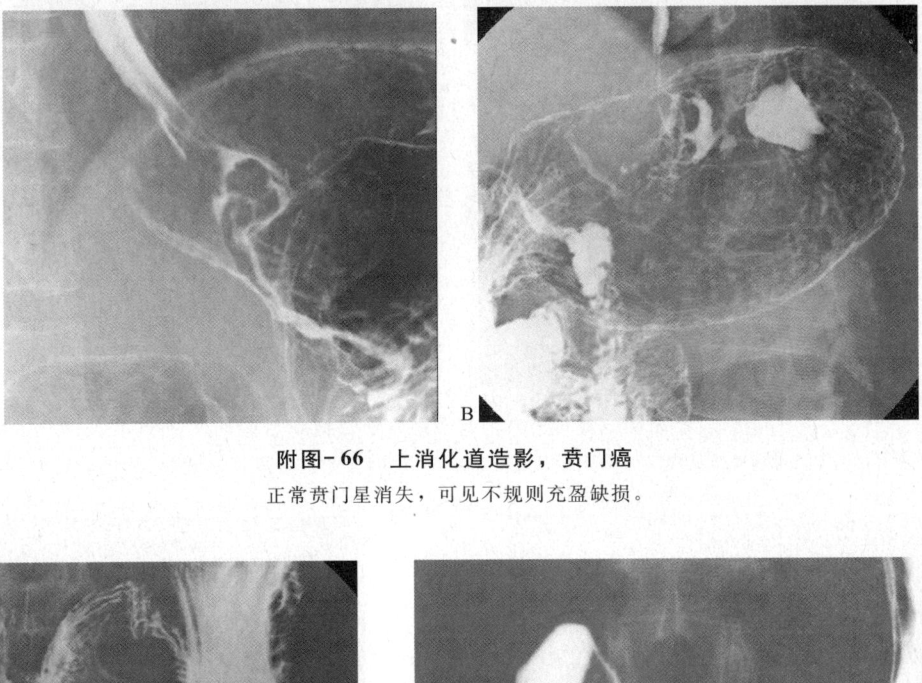

附图-66　上消化道造影，贲门癌

正常贲门星消失，可见不规则充盈缺损。

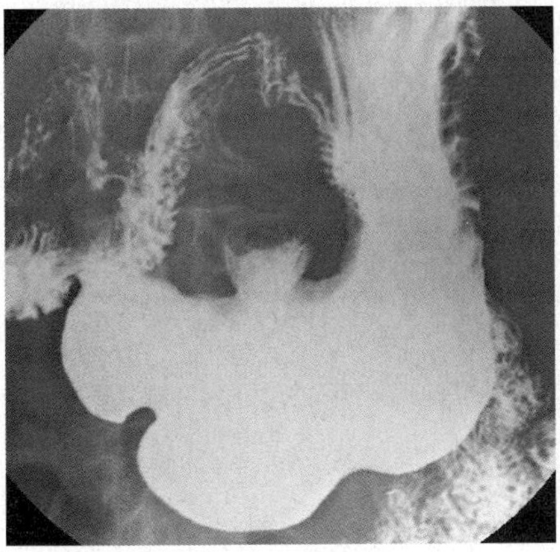

附图-67　上消化道造影

胃溃疡，胃小弯可见向腔外突出的龛影。

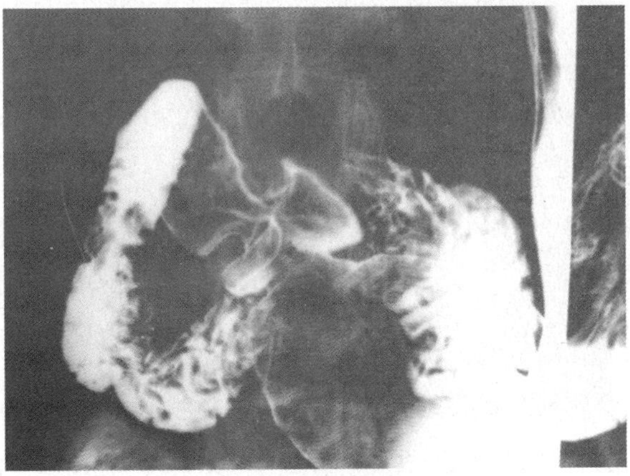

附图-68　上消化道造影

十二指肠球部溃疡，十二指肠变形，黏膜纠集。

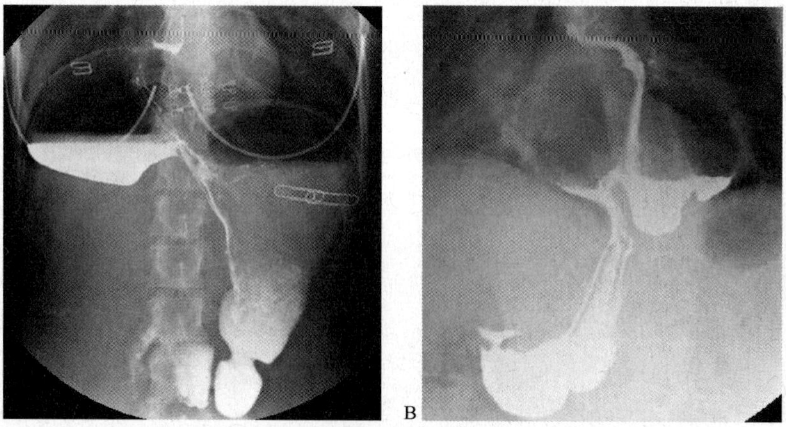

A B

附图-69 上消化道造影，食管裂孔疝

胃底通过食管裂口进入胸腔，可见双胃泡影。

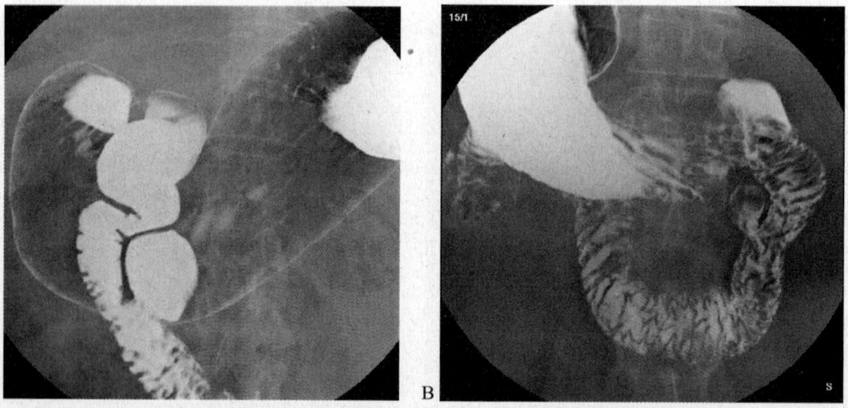

A B

附图-70 上消化道造影，十二指肠憩室

十二指肠壁可见囊袋状向外突出，边缘光滑，颈部细小，可见十二指肠黏膜出入。

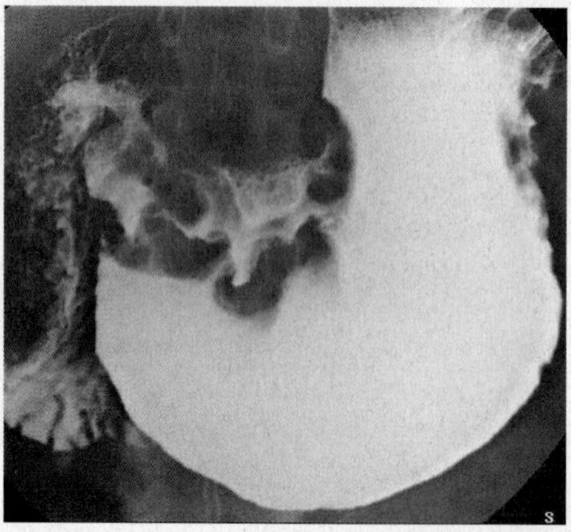

附图-71 上消化道造影，胃癌（Borrmann-2 型）

胃窦部小弯侧可见不规则充盈缺损，可见指压迹，裂隙征、环堤征及半月综合征。

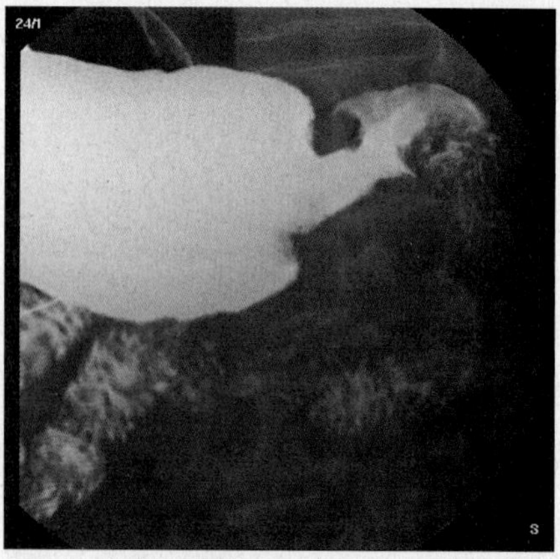

附图-72 上消化道造影，胃癌（Borrmann-4 型）

胃窦可见充盈缺损，管腔狭窄。

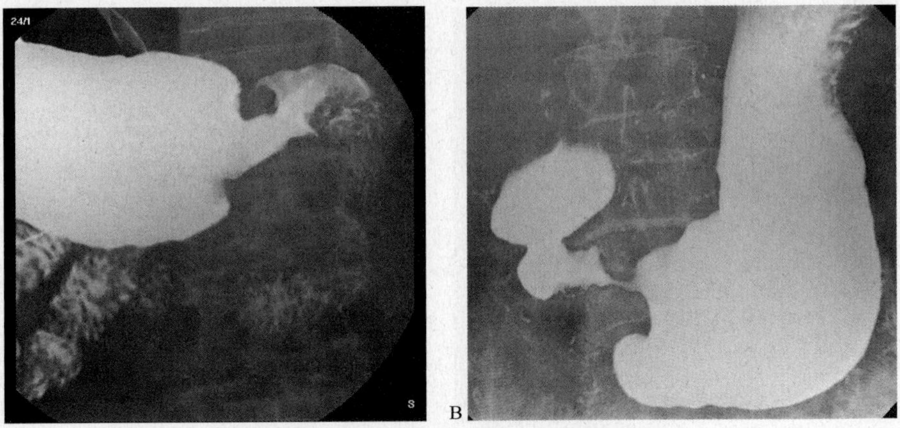

A　B

附图-73　上消化道造影，胃窦癌

胃窦可见不规则充盈缺损，管腔狭窄，黏膜皱襞破坏消失。

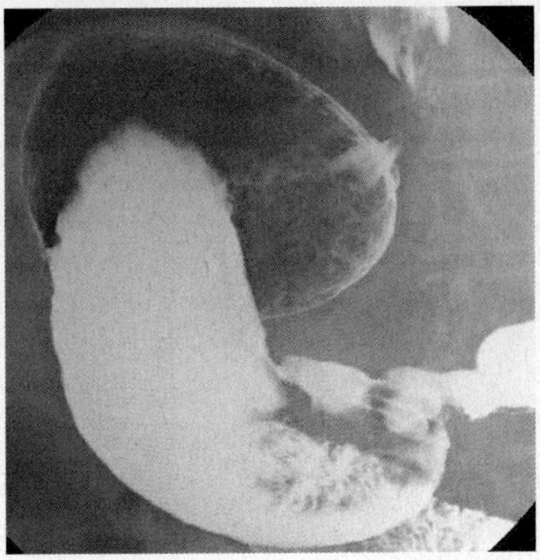

附图-74　上消化道造影，胃癌（Borrmann-2 型）

胃窦可见不规则充盈缺损，可见半月征、裂隙征、环堤征及指压迹。

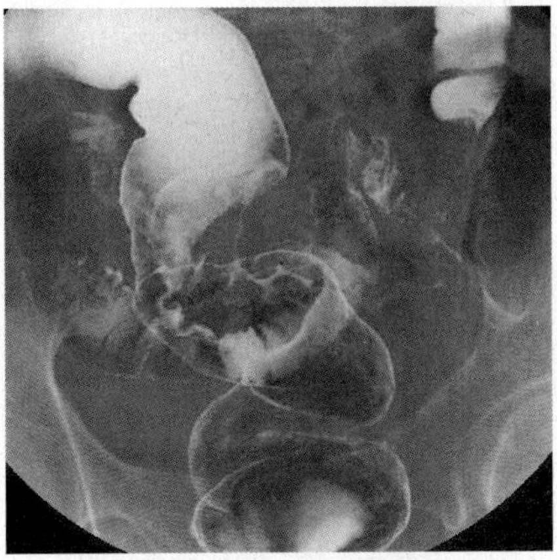

附图-75　钡灌肠，结肠癌

直肠乙状结肠交界部可见充盈缺损，表面不光滑，管腔狭窄。

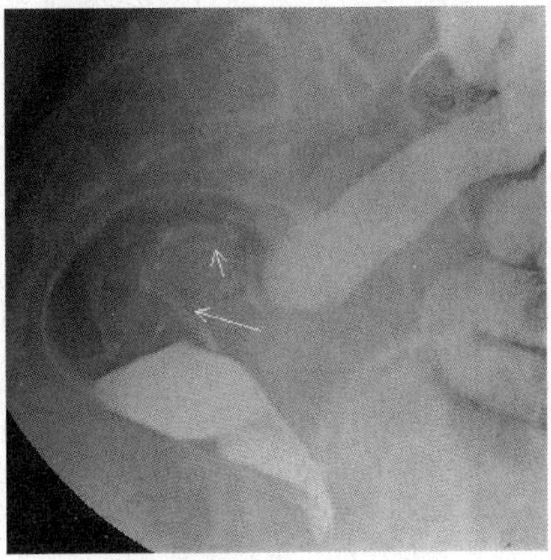

附图-76　钡灌肠，直肠癌

直肠上段可见不规则充盈缺损，管腔狭窄。

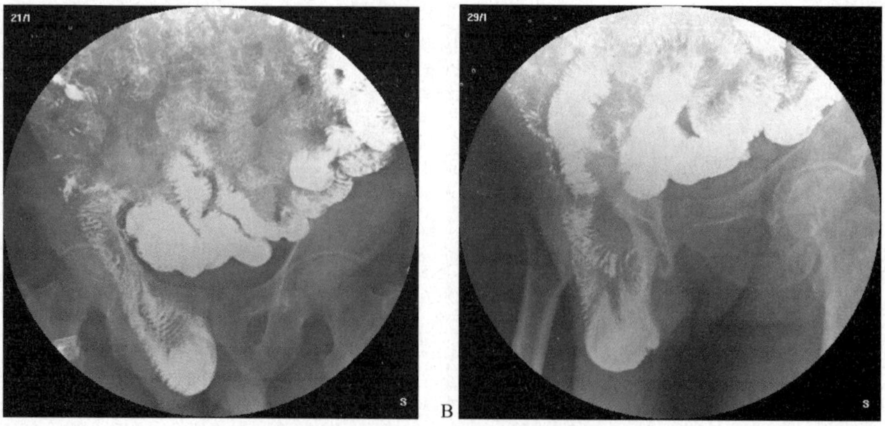

附图-77　全消化道造影，腹股沟疝

右侧腹股沟可见小肠疝入阴囊。

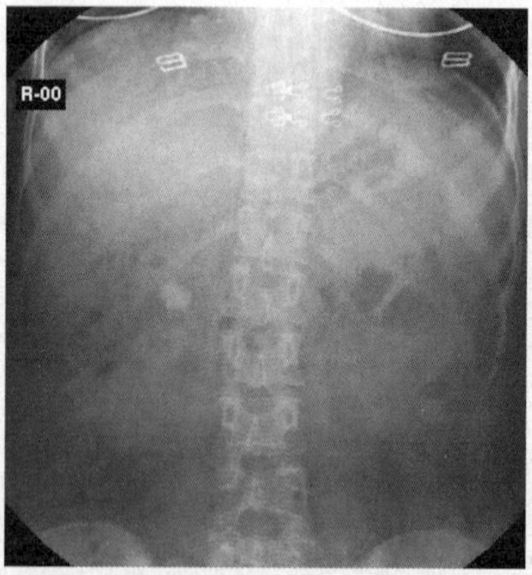

附图-78　泌尿系腹平片，肾盂结石

右肾区可见蚕豆样结石影，边缘光滑。

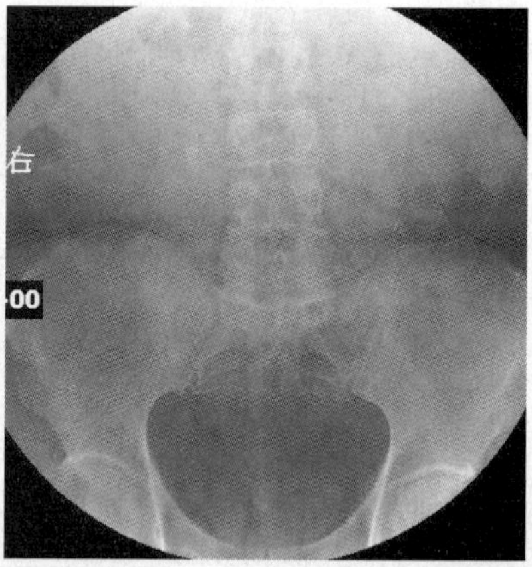

附图-79　泌尿系腹平片，输尿管结石

右侧输尿管中段走行区可见黄豆大小结石影。

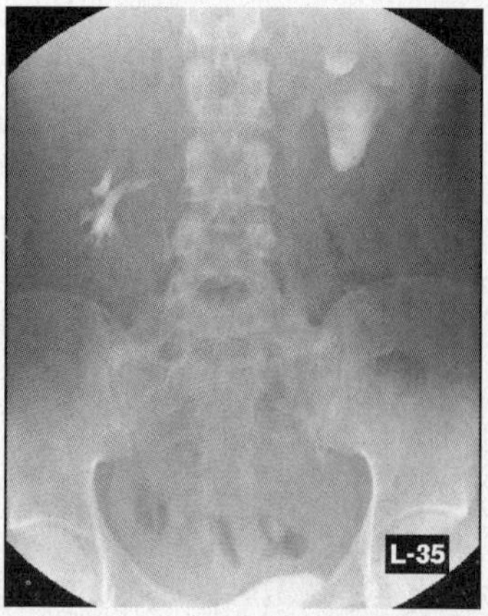

A

附图-80　静脉肾盂造影

肾积水、肾下垂，注射造影剂 35 min 时，左肾显影延迟，肾盂、肾盏扩张；右肾明显下移（卧位）。

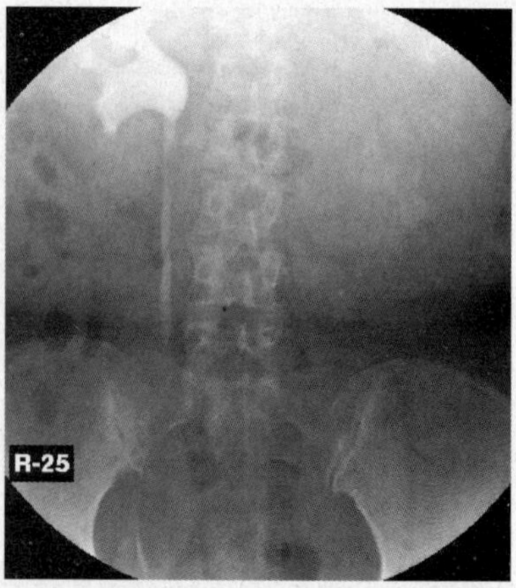

B

附图-80　静脉肾盂造影

肾自截，注射造影剂后 25 min，左肾仍未显影，左肾区可见多发钙化，右肾显影正常。

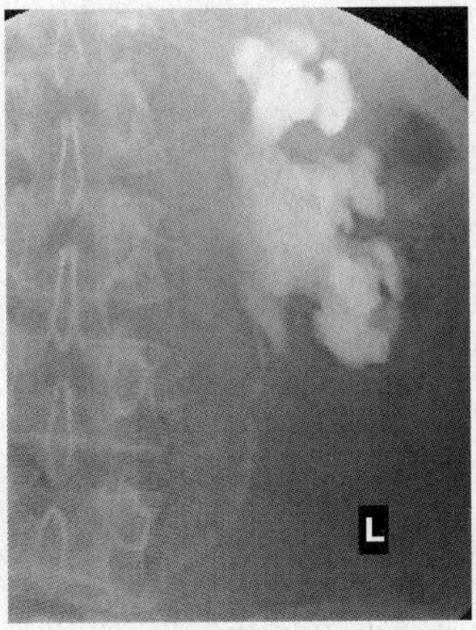

附图-81　静脉肾盂造影，肾积水

左侧肾盂、肾盏扩张。

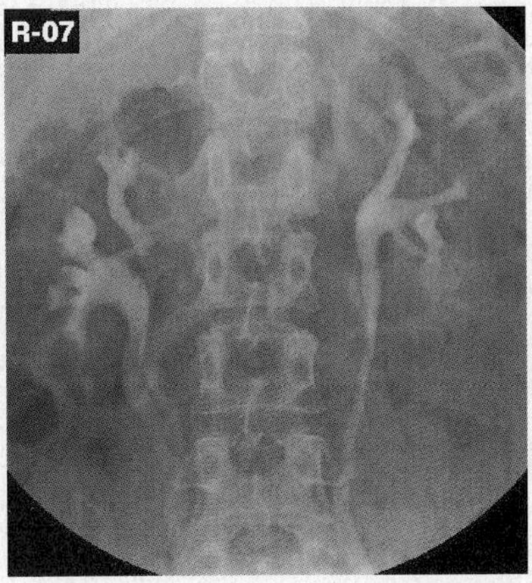

附图-82　静脉肾盂造影，双肾盂双输尿管畸形

注射造影剂后 7 min 可见右侧双肾盂双输尿管显影。

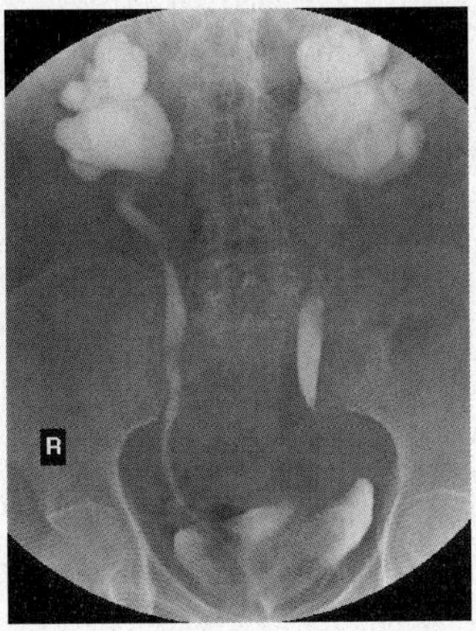

附图-83　静脉肾盂造影，肾盂积水

双侧肾盂、肾盏扩张。

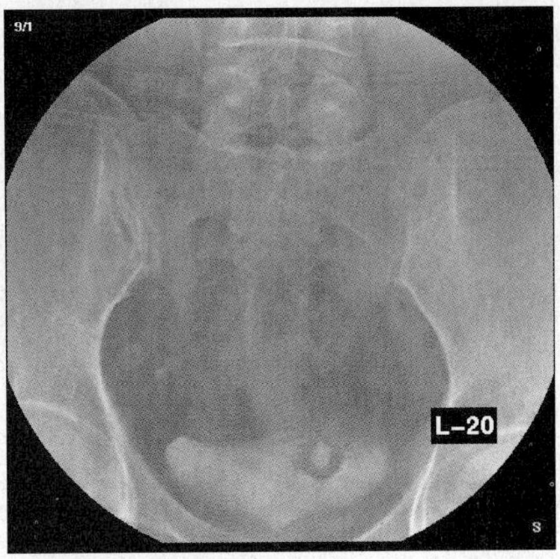

附图-84　静脉肾盂造影，输尿管囊肿

左侧输尿管下段膀胱入口处囊样扩张。

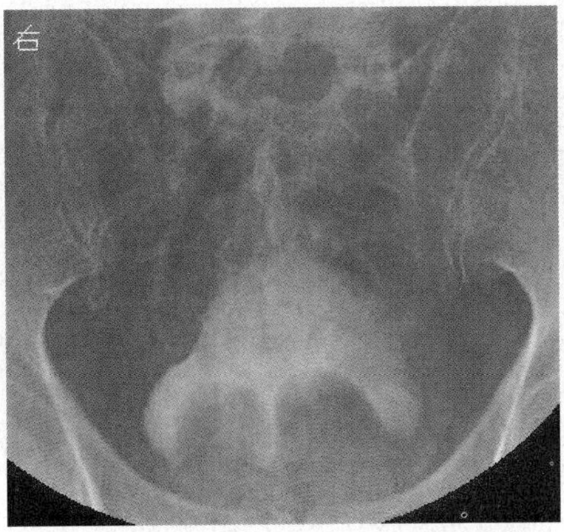

附图-85　静脉肾盂造影，前列腺肥大

膀胱可见对称性椭圆形充盈缺损。

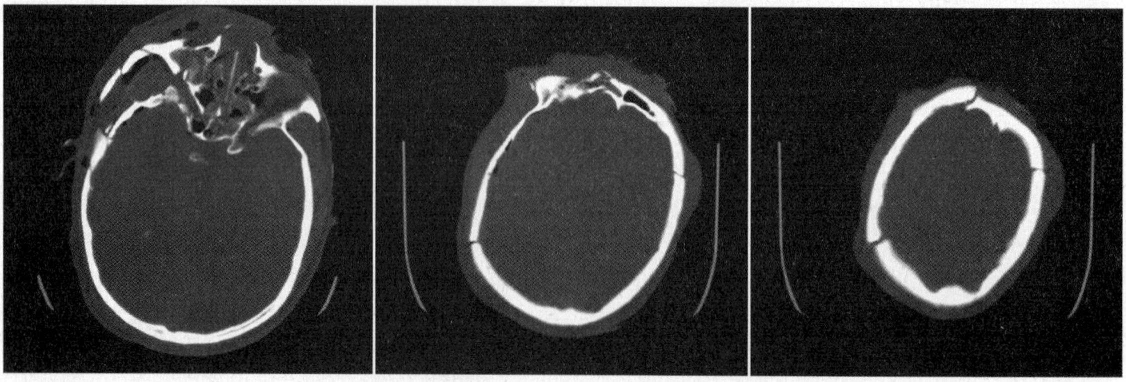

附图-86 CT平扫，骨窗

颅骨多发骨折，不同层面可见颅面骨多发骨折。

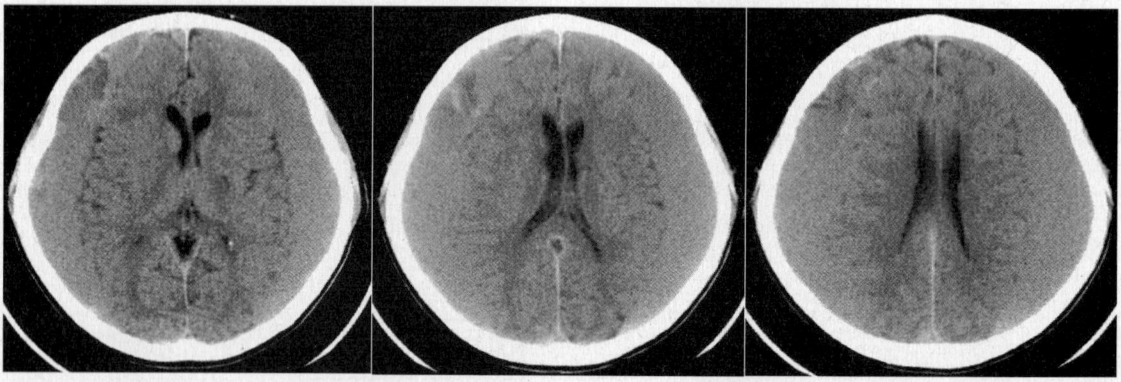

附图-87 CT平扫，双侧慢性硬膜下血肿

双侧颞顶部内板下可见条形等密度灶，脑实质受压内移，侧脑室受压变形。

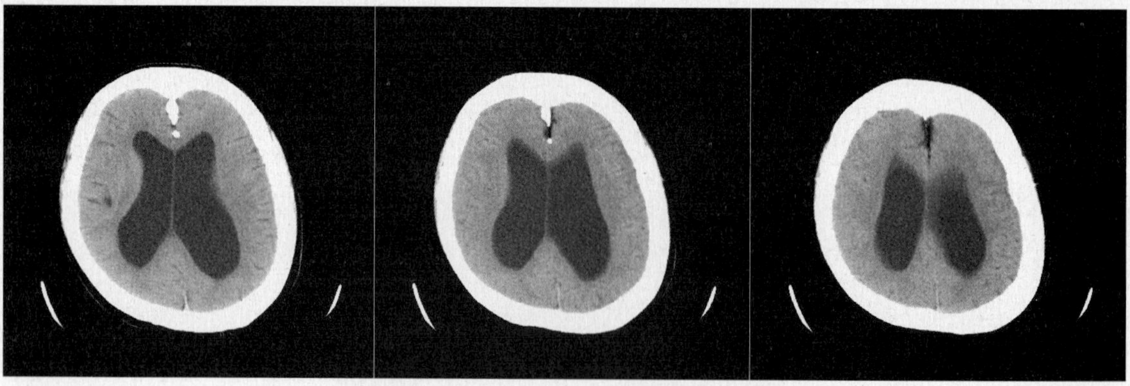

附图-88 CT平扫，脑积水

显示侧脑室明显化扩张。

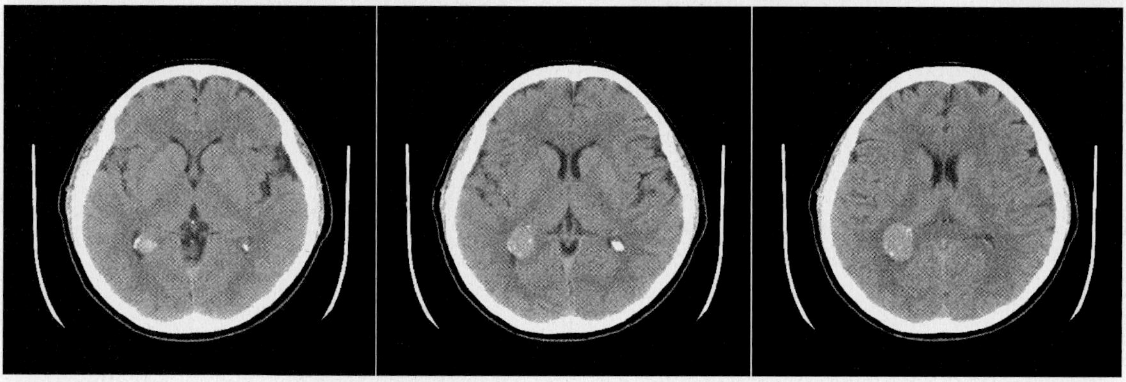

附图-89　CT 平扫，脑膜瘤

右侧侧脑室三角区可见圆形高密度灶，边缘光滑，密度不均，其内可见点状钙化，右侧脑室三角区变形。

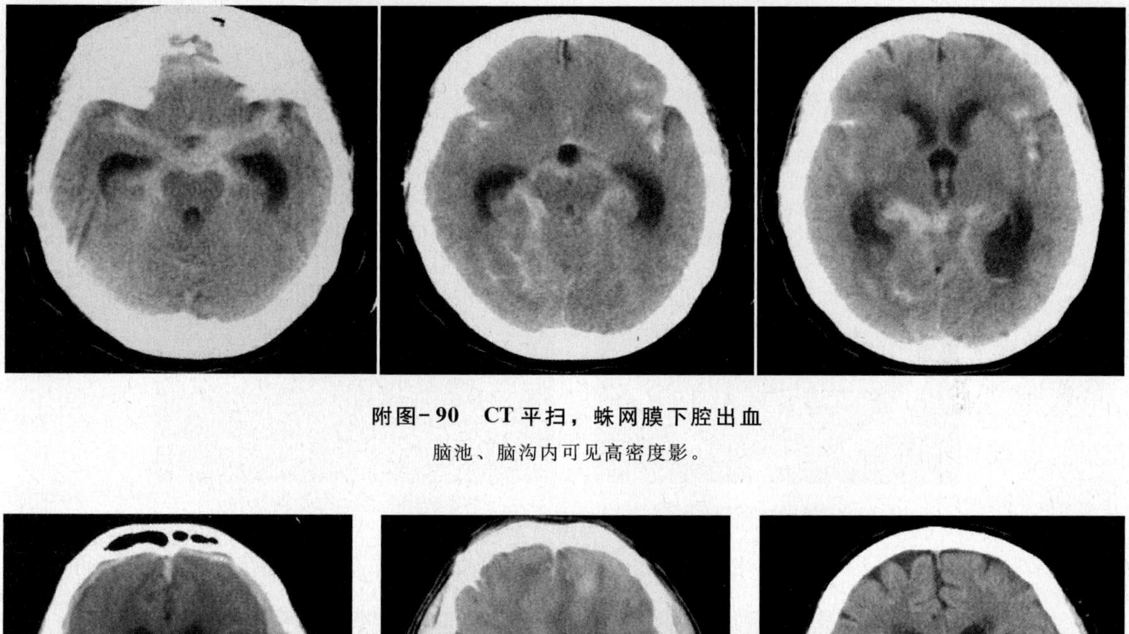

附图-90　CT 平扫，蛛网膜下腔出血

脑池、脑沟内可见高密度影。

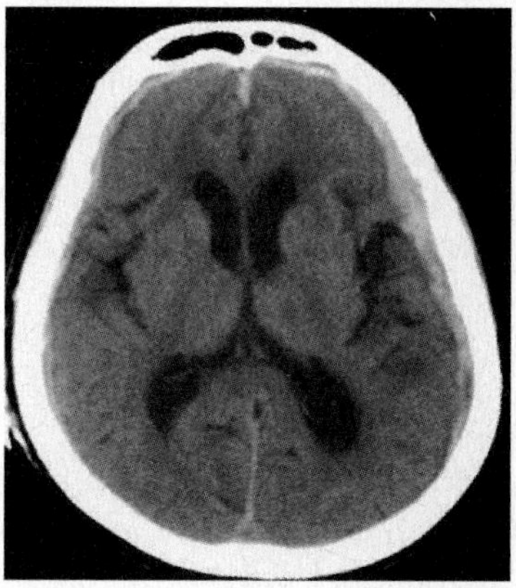

附图-91　CT 平扫，硬膜下血肿

双侧颞顶部内板下可见条形高密度影，脑实质略向内移位。

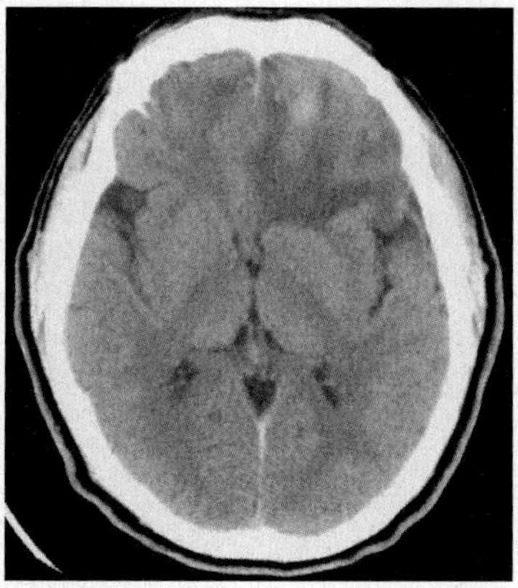

附图-92　CT 平扫，脑挫裂伤

左额叶可见斑点状高密度灶，周围可见低密度区。

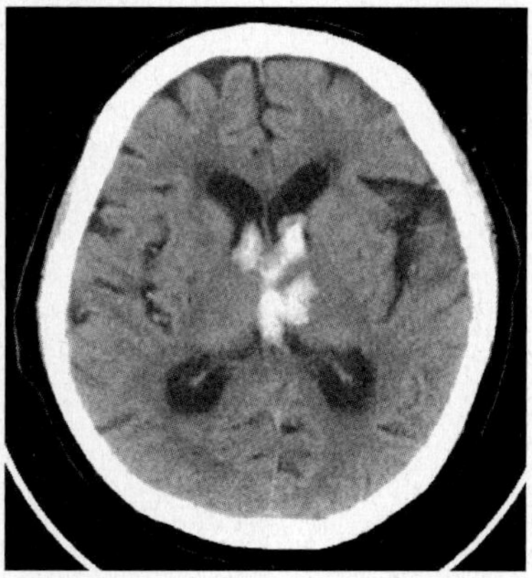

附图-93　CT 平扫，脑出血破入脑室

左侧丘脑内可见高密度灶，边缘清晰，脑室系统亦可见高密度影。

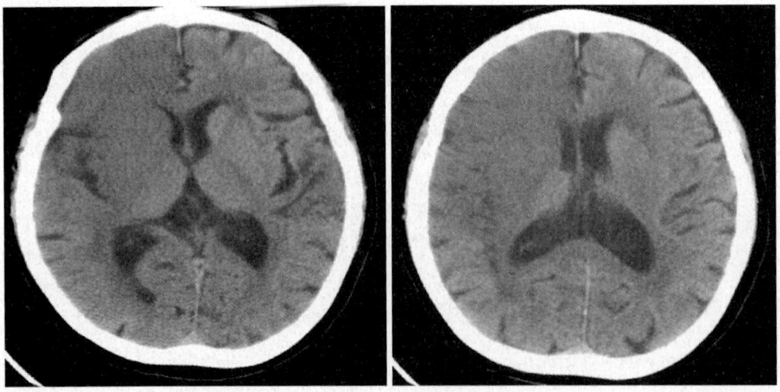

附图-94　CT平扫，大面积脑梗死

右侧额颞顶叶可见密度减低，右侧裂池、侧脑室受压变形。

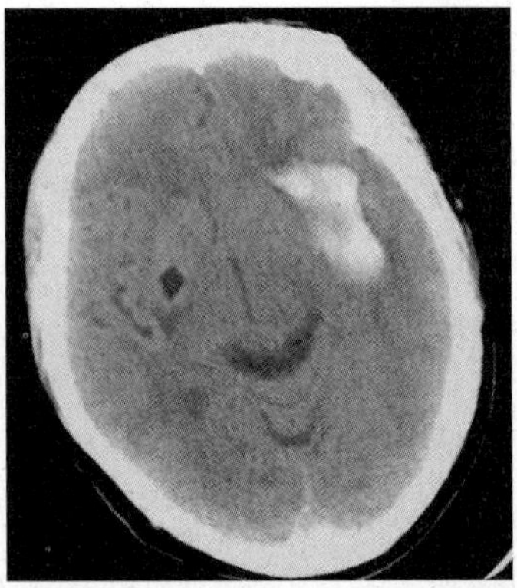

附图-95　CT平扫，脑出血、脑软化灶

左侧基底节区高密度灶，右侧基底节区低密度灶，密度与脑脊液密度相似，边缘清晰。

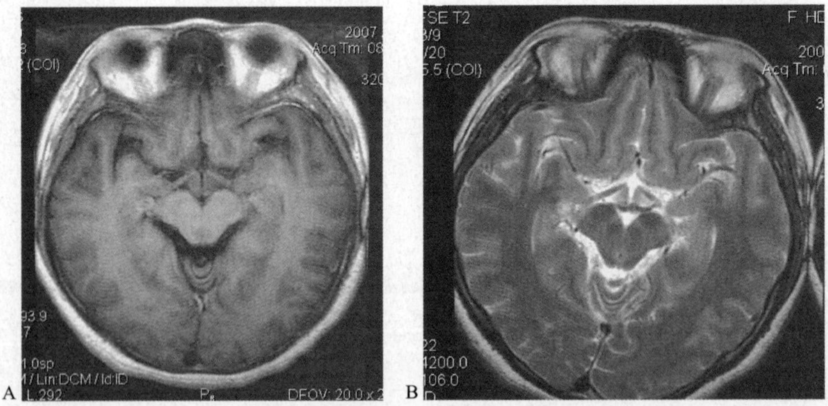

附图-96　MRI正常轴位图像

A. T1加权像；B. T2加权像。

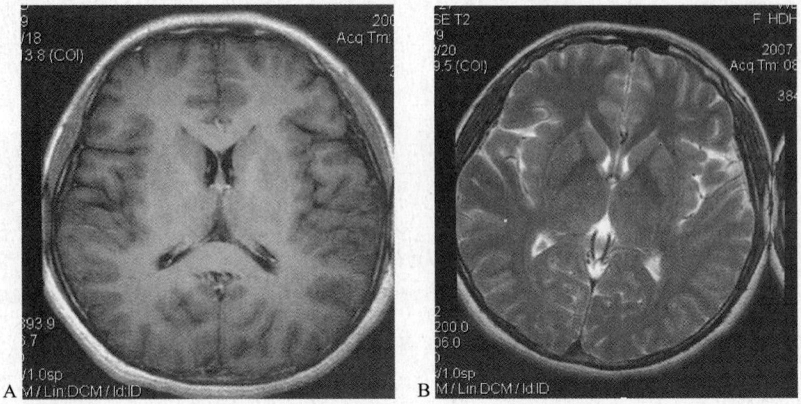

附图-97　MRI正常头颅轴位图像

A. T1加权像；B. T2加权像。

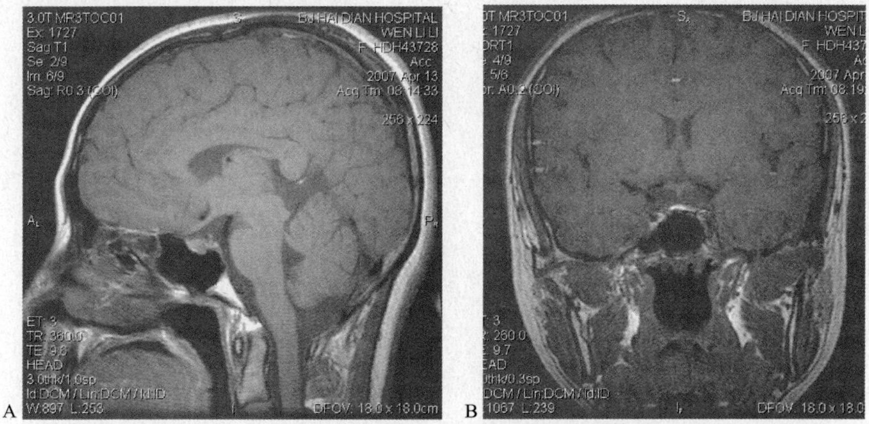

附图-98 MRI 头颅正常图像

T1 加权像。A. 矢状位；B. 冠状位。

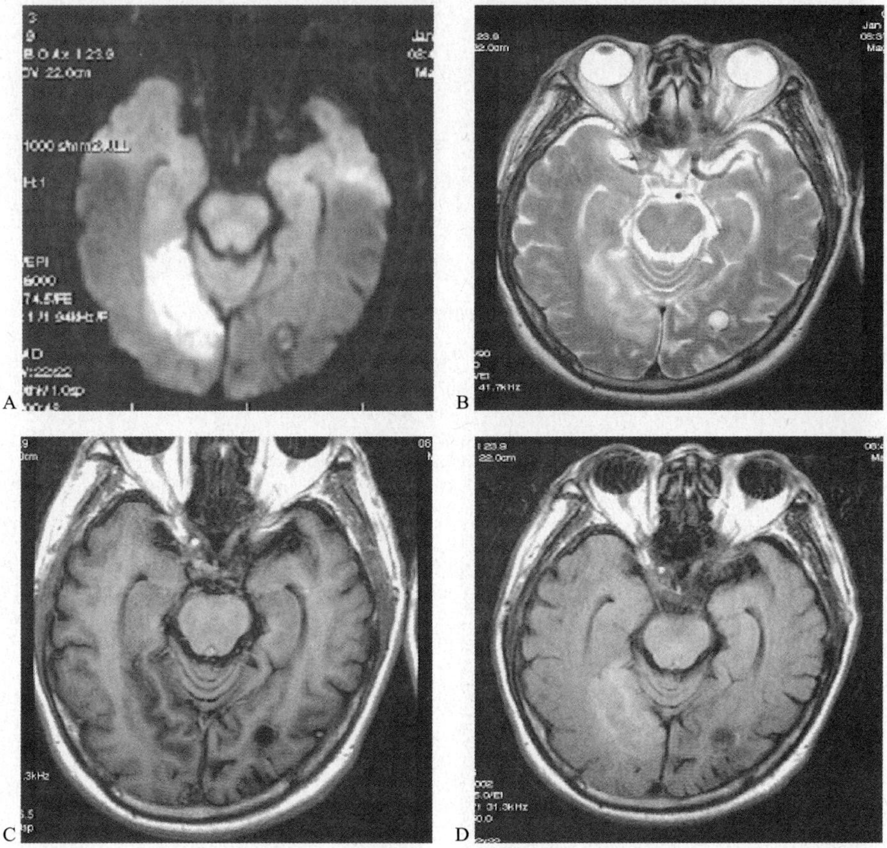

附图-99　脑梗死（急性期）MR 平扫

A. DWI，右侧枕叶高信号影；B. T2WI，右侧枕叶略高信号影；C. T1WI，右侧枕叶略低信号影；D. FLAIR，右侧枕叶略高信号影。

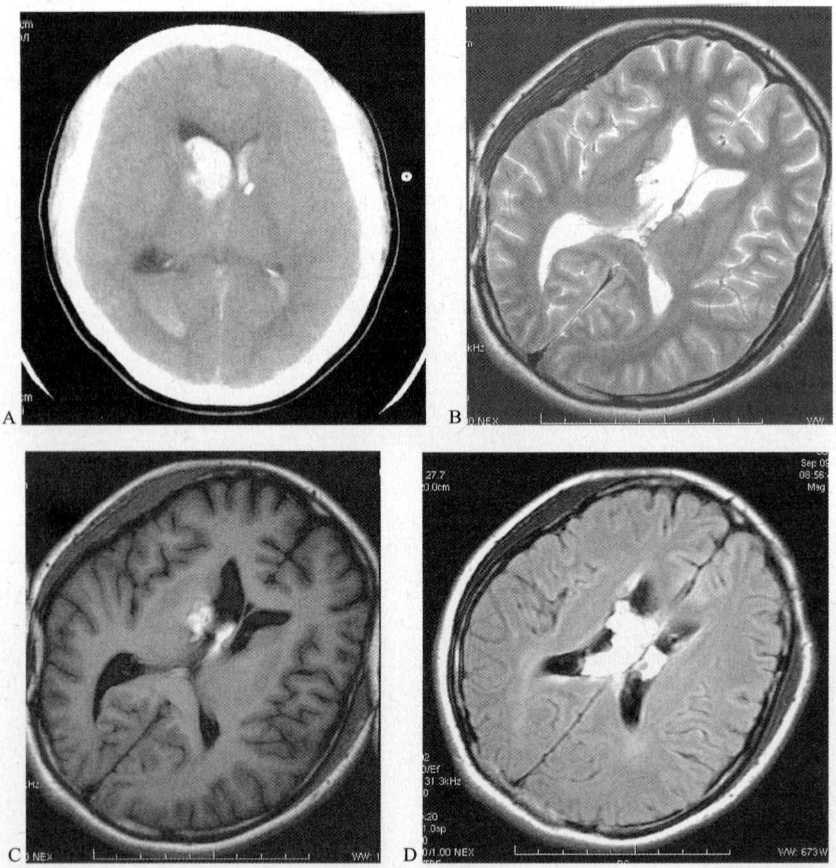

附图-100　脑出血

A. CT平扫，脑室内高密度影；B. MR平扫，T2WI，脑室内高信号影；C. MR平扫，T1WI，脑室内高信号影；D. MR平扫，FLAIR，脑室内高信号影。

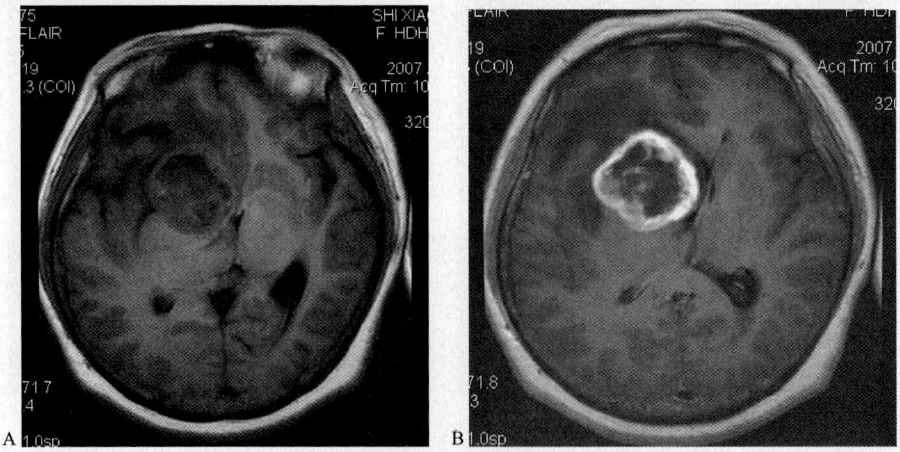

附图-101　MRI平扫及增强扫描，胶质瘤

A. FLAIR；B. T1WI增强扫描。

附　件

社区X线专业人员岗位培训大纲

一、培训目标

通过岗位培训，社区X线专业人员应达到掌握X线与X线成像的基本论知识，熟悉X线投照设备的使用及其日常维护、掌握X线防护的方法与操作，掌握胸部X线透视与胸腹部、骨关节常规X线投照的方法，包括常用体位、投照操作与临床应用，掌握胸部、腹部与躯干四肢常规X线的正常影像解剖，掌握胸部、躯干四肢常见病变的一般临床、常规X线诊断与鉴别诊断，能够书写规范的常规X线诊断报告，达到医学影像专业高年住院医与初年技师水平。

二、培训对象

具有大专及以上医学专业学历，热爱本职工作，在社区卫生服务机构从事X线专业岗位，具有执业助理医师及以上资格的医师。

三、培训方法

采取半脱产或集中培训方法，加强技能操作和读片与诊断训练，同时进行理论授课，巩固并系统化理论知识。

参考学时数240学时。

四、培训内容与要求

（一）影像诊断

1. 熟悉X线基本概念，与X线成像原理。

2. 掌握成人与儿童呼吸系统的正常X线影像解剖与常见变异，掌握支气管、肺与胸腔常见病变的影像表现与呼吸系统常见病（肺炎，结核，支气管扩张，肺间质纤维化，胸部外伤，肿瘤，结节病）的X线诊断与鉴别；掌握纵隔常见肿瘤的X线表现与诊断。

3. 掌握成人、儿童、老年心脏大血管的正常影像解剖与常见变异，掌握心脏大血管基本病变（不同心腔增大，肺充血或淤血）的影像表现，掌握心脏大血管主要疾病（心脏瓣膜病，高血压性心脏病，肺原性心脏病，主动脉夹层与动脉瘤，心包积液）的X线诊断。

4. 掌握成人躯干与四肢骨关节的正常解剖与影像解剖，掌握不同年龄段儿童骨与关节影像特点，掌握骨关节常见病变（感染，骨折，良性与恶性肿瘤，退行性变）的X线典型表现，掌握骨关节常见疾病（骨折与脱位，急、慢性骨髓炎，结核，类风湿性关节炎，退行性骨关节病，椎间盘病变，骨纤维异常增殖症，常见骨与软骨良、恶性肿瘤）的X线诊断与鉴别诊断。

5. 掌握腹部X线平片的适用范围与正常影像解剖，掌握常见X线腹平片适应症与病变（急、慢性肠梗阻，腹腔积液与积气，小儿肠套叠，尿路结石，腹部异物）的X线表现与诊断。

6. 熟悉食管、胃的钡餐造影检查方法与正常影像解剖，了解常见食管、胃病变（食管静脉曲张，食管异物，食管癌，食管裂孔疝，反流性食管炎，胃消化性溃疡，胃癌）的影像表现与诊断。

（二）技术与操作

1．掌握影响X线照相影像质量的原因及其原理与影像质量控制的原则与方法。

2．熟悉X线投照设备的基本组成，掌握使用方法与日常维护。

3．熟悉放射防护法的相关内容，掌握在投照中X线防护原则与措施。

4．掌握胸、腹、脊柱与四肢不同部位的投照体位、方法与X线剂量（条件），掌握上述部位与体位X线片的质量评价标准。

5．自觉维护患者利益与隐私，争取患者最大程度的合作。

第二版编后记

在卫生部科教司的关注和支持下，社区卫生服务中康复、口腔、X线、检验、药学、心电图、超声诊断（B超）7种专业人员岗位培训系列教材，经过各专业专家编写组近8个月的辛勤工作，终于完成第二版修订，正式与广大社区卫生专业人员见面了。

本套系列培训教材的第一版是北京市卫生局为适应上述专业岗位人员培训的试点工作需要于2004年组织专家编写的，在北京地区已试用5年。目前出版的专业岗位培训教材是以卫生部科教司2009年6月颁布的社区康复等7个专业的社区卫生人员岗位培训大纲为依据，在北京市使用的系列教材的基础上修订而成，故称为第二版。

参与本套教材编写的专家由三部分人员组成，大部分是北京大学和首都医科大学附属医院的专家，还有一部分是一些二级医院的学科主任，少数是社区卫生服务中心的骨干。这三部分人员经过5年的共同工作，形成了一个热爱社区卫生工作，了解社区卫生专业人员需求，并愿意为社区发展积极奉献的专家团队。自2004年北京市开始社区康复等7个专业岗位培训试点工作以来，他们认真学习国家关于社区卫生服务的政策和机构功能定位；多次深入社区，了解各专业岗位的服务内容、服务模式和要求；对各专业岗位的人员、设备、开展工作现状、存在的问题等进行全面调查。通过历时近一年的多次论证和广泛征求意见，制订出各专业的岗位培训目标，并据此制订出各专业的岗位培训大纲，编写出第一版岗位培训系列教材。2004年至2009年，北京辖区使用这套教材参加岗位培训的社区卫生人员已逾万人，有8200余人参加了北京市统一组织的理论考试和技能考核，4400余人取得了岗位培训考试合格证书。本套教材在使用过程中，学员普遍反映教材内容比较实用，针对性比较强，适宜社区卫生人员学习。

北京市通过全方位开展全科医师以及社区康复等7个专业的岗位培训工作，加强了社区卫生服务人员的团队建设，提升了整体服务能力，对社区卫生事业的发展起到了积极的促进作用。

卫生部科教司对北京市的这项工作十分重视，从试点至全市的推广过程中，始终给予密切关注和具体指导。鉴于北京市的成功实践，2008年卫生部科教司正式委托北京医学教育协会组织制订康复、口腔、X线、检验、药学、心电图、B超（超声诊断）7个专业的岗位培训大纲。在制订卫生部社区卫生专业人员岗位培训大纲的同时，编者即开始对第一版教材进行修订。第一版教材每个专业都编写了《技能操作指南》作为配套教材。再版时考虑到学员翻阅学习的便利，把涉及的技能操作融合到一本教材中。在病种方面尽量考虑到各省市的情况，力求适应不同需求。第二版教材依据卫生部公布的培训大纲要求，以最基本、最实用、最常用的知识和技能作为教材重点，突出内容的针对性、实用性、可操作性。目标是使学员通过培训，达到胜任本专业岗位工作的基本要求。总之，第二版教材融入了编写专家5年的实践经验，也反映了专家们对社区卫生服务工作的体会与思考。尽管他们为再版教材倾注了大量心血，付出了艰辛劳动，但教材中的不足和缺陷在所难免，真诚欢迎同行们提出意见和建议，以期日后修订完善。

社区卫生专业人才培养是一项全新工作，可以探索的空间很大。各省、市、地区可以因地制宜，充分发挥自己的优势，开拓创新，建立具有中国特色和地方特点的社区卫生人才培训的教学体系。

让我们携手，为我国社区卫生服务这一造福于民的朝阳事业作出贡献。

贾明艳　蒋保季

2009年8月